研修医のための

[編集]
森田孝夫
東条 尚

外科の周術期管理

ズバリ☞おまかせ！

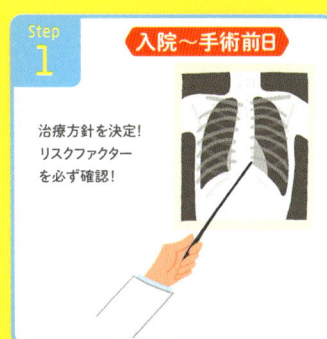

Step 1 入院〜手術前日
治療方針を決定！リスクファクターを必ず確認！

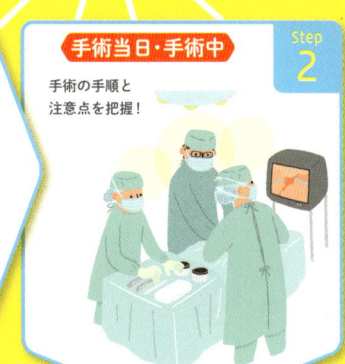

Step 2 手術当日・手術中
手術の手順と注意点を把握！

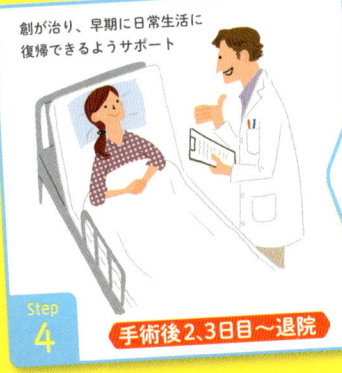

Step 4 手術後2、3日目〜退院
創が治り、早期に日常生活に復帰できるようサポート

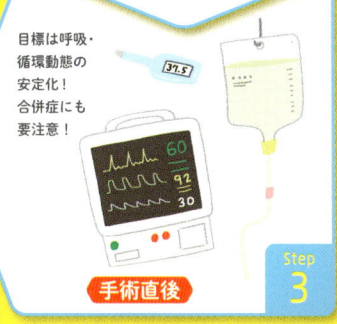

Step 3 手術直後
目標は呼吸・循環動態の安定化！合併症にも要注意！

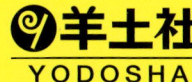
羊土社 YODOSHA

謹告

本書に記載されている診断法・治療法に関しては，発行時点における最新の情報に基づき，正確を期するよう，著者ならびに出版社はそれぞれ最善の努力を払っております．しかし，医学，医療の進歩により，記載された内容が正確かつ完全ではなくなる場合もございます．

したがって，実際の診断法・治療法で，熟知していない，あるいは汎用されていない新薬をはじめとする医薬品の使用，検査の実施および判読にあたっては，まず医薬品添付文書や機器および試薬の説明書で確認され，また診療技術に関しては十分考慮されたうえで，常に細心の注意を払われるようお願いいたします．

本書記載の診断法・治療法・医薬品・検査法・疾患への適応などが，その後の医学研究ならびに医療の進歩により本書発行後に変更された場合，その診断法・治療法・医薬品・検査法・疾患への適応などによる不測の事故に対して，著者ならびに出版社はその責を負いかねますのでご了承ください．

改訂の序

　2006年に発刊された本書の初版（「入院から退院までの外科必修マニュアル」）は研修医諸君が効果的な外科研修を行えるように企画されましたが，その後の臨床研修制度の見直しと外科医療の進歩に鑑みて改訂が必要となりました．

　2004年にスタートした総合診療方式（スーパーローテート）の新しい臨床研修制度ではすべての初期研修医に外科研修が義務付けられていました．本書の初版は，研修医諸君が外科研修を効果的に進められるように執筆されました．

　しかし，この臨床研修制度の導入は，より質の高い医師を効果的に養成するという点で効果がありましたが，その一方で，地域における医師不足問題を顕在化させました．その見直しのために，2010年度より「研修プログラムの基準の弾力化」が行われました．現行の研修制度では，必修科目は内科，救急，地域医療の3つに絞られ，従前の研修制度で必修であった外科，小児科，産婦人科，精神科は選択必修科目となりました．さらに，初期研修2年目から専門の診療科での研修が可能となったのです．つまり，「将来的に外科医療に進みたいと考える研修医」は初期研修の段階から密度の高い外科研修を行える体制になりました．したがって，各研修施設では初期研修の段階から手術をはじめとする外科治療学の知識とスキルを修得できるような研修プログラムが組まれています．初期研修期間中に初執刀する「若き外科医」も増えることと思います．

　一方，この9年間で外科治療学の進歩とともに新たな知見も増えました．わが国の外科手術やがん登録のデータの膨大な蓄積により，「診療ガイドラインによる診療の標準化」が進みました．技術面では拡大から縮小・低侵襲手術への潮流があり，コンピュータ技術による手術支援が進み，周術期管理におけるさまざまな工夫が生まれました．

　今回の改訂では，より現状に即した形に内容の更新をはかりました．外科医をめざす初期研修医を対象として，周術期管理，術前診断と手術法の選択，手術の手順，手術のポイント，ハイリスク患者への対応と術後合併症予防などについてより専門的に解説し，外科研修が効果的に進められるよう配慮しました．具体的には，

1. 全体の目次構成を見直すとともに，「第2章　主な疾患の治療の流れ（初版第3章）」に心臓・血管外科疾患，脳外科疾患を追加しました．
2. 「第2章　主な疾患の治療の流れ（初版第3章）」のStep1とStep2の手術に関する記載を充実させました．

　1，2の改訂により初版から大きく内容が進化したことを受け，タイトルも「研修医のための外科の周術期管理ズバリおまかせ！」と一新いたしました．

　研修医諸君！　初執刀を目指して頑張ってください！

2015年5月

森田孝夫

初版の序

　外科治療の根幹は「手術」です．つまり外科医は実際に手を使って患者さんの治療にあたるのです．今から約2500年前，医学の祖であり，哲学者でもあったヒポクラテスは，著書「箴言」のなかで，「医術はすべての技術の中で最も卓越したアートである」と記しています．彼は医術の技を「アート」と呼んだのですが，これは単なる知識やテクノロジーのことではなく，人間の癒しの技をも含めた奥の深い言葉なのでしょう．しかし，この言葉は外科領域に当てはめてみるとわかりやすいかもしれません．皆さんはきっと芸術的とも思えるすばらしい手術(巧みの技)を目の当たりにすることができるでしょう．

　さて，外科臨床研修の目標は厚生労働省の新臨床研修医制度ガイドラインに書かれていますが，どのように研修を進めたらよいのかについては示されていません．それは各研修施設あるいは研修医諸君に任されているのです．そして，グローバルスタンダードに見合った外科研修が達成できるのが理想です．

　本書は，外科をローテートする研修医諸君がどのように研修を進めていったらよいのかを理解できるように構成されています．

　第1章では，研修の進め方について段階的に解説しました．特に，研修医諸君のニーズに合わせた研修をどう実現していくかについて詳しく述べています．第2章では外科診療の治療の流れを理解できるように，胃癌患者さんを例にして，入院〜手術〜退院までを具体的に解説し，研修医としてなすべきことをまとめました．第3章では開腹手術を要する症例，開胸手術を要する症例，その他の手術・処置を要する症例，緊急手術を要する症例，整形外科的な症例などについて，周術期管理を中心に治療の流れを解説しました．外科臨床研修で出合うであろう代表的な疾患について解説してありますのできっと役に立つと思います．第4章では，外科の輸液と外科治療で使われる薬についてまとめてあります．外科治療のなかで用いられる輸液には外科特有の考え方がありますので，それを理解するのに役立つと思います．また，忙しい外科研修の中では外科で使われる薬についてまとめる時間がないと思われますので，外科治療に特徴的な薬の使い方について解説しました．第5章では，基本手技とトラブルシューティングをまとめました．それぞれの手技にはコツがあり，その道のエキスパートが解説しています．

　外科臨床研修では，「手を使った治療」を実際に行うことが大切です．研修医諸君が実施できる処置はたくさんありますので，是非積極的に参加して「外科医」を実感してください．

2006年1月

森田孝夫

研修医のための 外科の周術期管理 ズバリ☞おまかせ！

contents

◆ 改訂の序 .... 森田孝夫

◆ 初版の序 .... 森田孝夫

◆ Color Atlas 9

第1章　主治医としてすべきこと

◆ 本章を読む前に .... 森田孝夫　12

① 周術期管理の4step

- Step 1　入院してから手術前日までに行うべきこと .... 森田孝夫　15
- Step 2　手術当日・手術で研修医が注意すること .... 森田孝夫　28
- Step 3　手術直後から術後1日目までに行うべきこと .... 森田孝夫　35
- Step 4　手術後2～3日目から退院までに行うべきこと .... 森田孝夫　41

周術期管理の流れがステップでわかる

本書では，入院から退院までを4つのステップに分け，主な外科系疾患の治療の流れを解説しています．

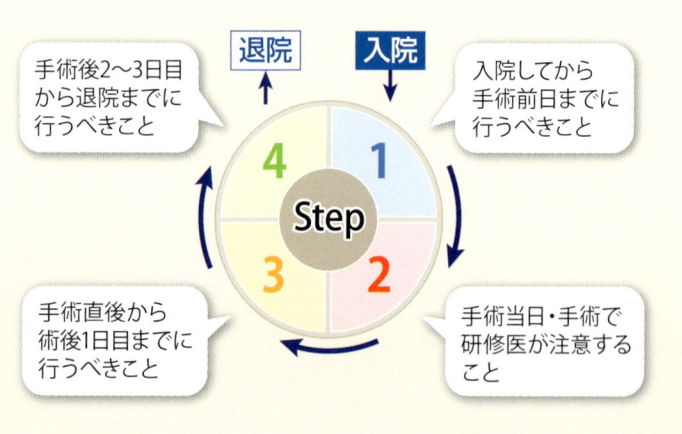

② その他に知っておくべきこと

1 周術期の疼痛管理 ……………………………………… 森田孝夫　48
2 周術期の栄養管理 ……………………………………… 森田孝夫　55
3 手術部位感染と対策 …………………………………… 森田孝夫　61

第2章　主な疾患の治療の流れ

① 消化器系の疾患

1 上部消化管 食道癌 ……………………………………… 岡村維摩　68
2 上部消化管 胃癌 ………………………………………… 森田孝夫　81
3 下部消化管 大腸癌 ……………………………………… 辻　美隆　90
4 下部消化管 イレウス（腸閉塞） ……………………… 辻　美隆　99
5 下部消化管 急性腹症（腹膜炎） ……………………… 辻　美隆　105
6 胆道系 胆石症 …………………………………………… 岡村維摩　111

② 胸部・血管の疾患

1 気胸 ……………………………………………………… 東条　尚　119
2 肺癌 ……………………………………………………… 東条　尚　125
3 大動脈解離・大動脈瘤 ………………………………… 多林伸起　131
4 冠状動脈バイパス術 …………………………………… 多林伸起　140

③ 整形外科的な疾患

1 骨折 ……………………………………………………… 若林真司　146
2 関節疾患・変形性膝関節症 …………………………… 若林真司　155
3 骨粗鬆症・大腿骨近位部骨折 ………………………… 若林真司　164
4 脊椎脊髄疾患・腰椎椎間板ヘルニア ………………… 若林真司　172

④ 脳外科的な疾患

1 慢性硬膜下血腫 ………………………………………… 中瀬裕之　180
2 クモ膜下出血（クリッピング術） …………………… 中川一郎　187

contents

⑤ 研修医が執刀する可能性がある疾患

1 急性虫垂炎 ………………………………………………………… 森田孝夫 194
2 痔核 ……………………………………………………………… 森田孝夫 202
3 鼠径ヘルニア …………………………………………………… 森田孝夫 210

第3章 基本知識とトラブルシューティング

1 外科系診療での輸液 …………………………………………… 森田孝夫 220
2 胃管の挿入と管理 ……………………………………………… 森田孝夫 232
3 胸腔ドレーンの挿入と管理 …………………………………… 東条 尚 237
4 創部とドレーン管理 …………………………………………… 森田孝夫 240
5 切開・縫合 ……………………………………………………… 辻 美隆 250
6 包帯法 …………………………………………………………… 若林真司 254

◆ 付録　知っておくべき手術器具の名前 ……………………… 森田孝夫 260

◆ 索引 ………………………………………………………………………… 270

Column

・創の治癒状況を知る …………………………………………………………… 47
・ドレーンはストレス？ ………………………………………………………… 239
・ギプス？ ギブス？ …………………………………………………………… 258

Color Atlas

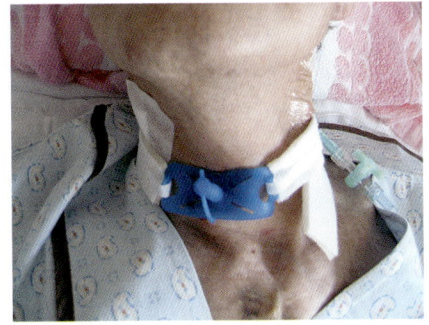

①ミニトラックの挿入
［128ページ参照］

A

B

C

D

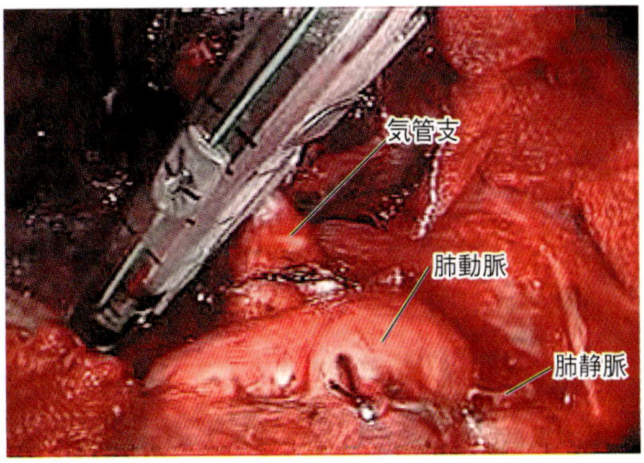

②右肺上葉の切除
［129ページ参照］

A）右肺上葉の肺静脈を自動吻合器で切離するところ
B）肺静脈を自動吻合器で切除した断端
C）右肺上葉肺動脈を二重結紮後切離
D）右肺上葉気管支を自動吻合器で切離するところ

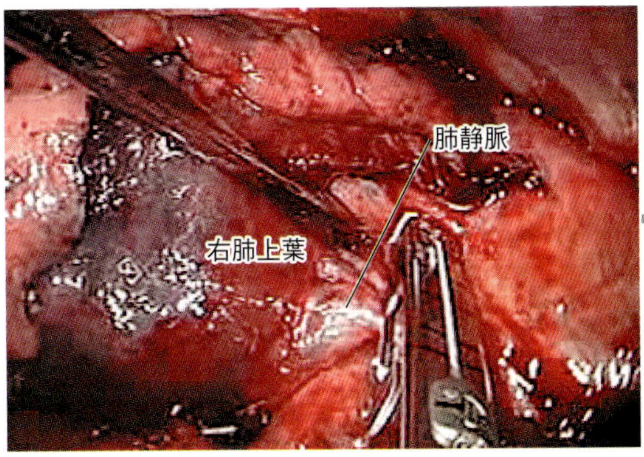

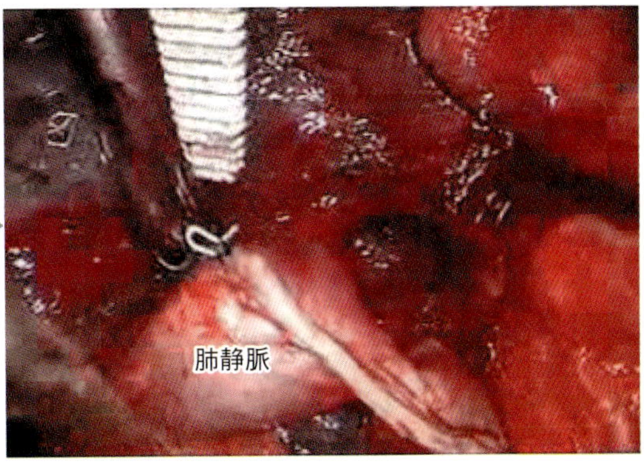

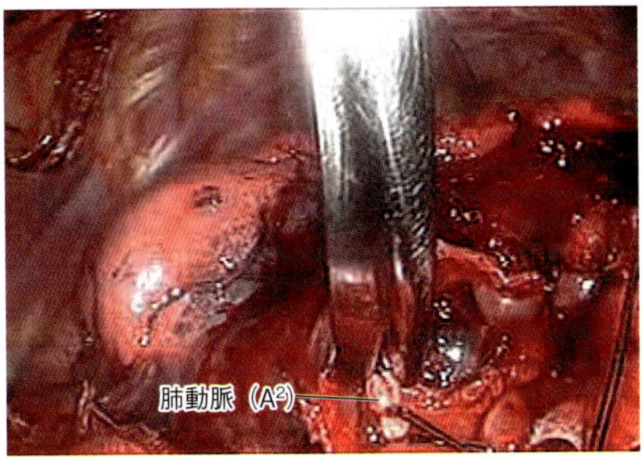

Color Atlas

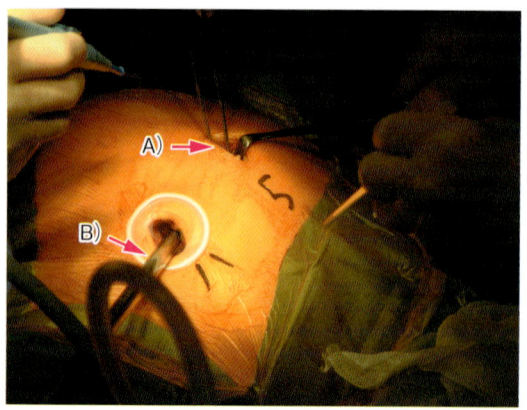

③胸腔鏡下手術
［123ページ参照］
皮膚切開は2カ所（第8肋間，第5肋間で手術を行った）．
A) 操作孔（第5肋間），B) 胸腔鏡（第8肋間）

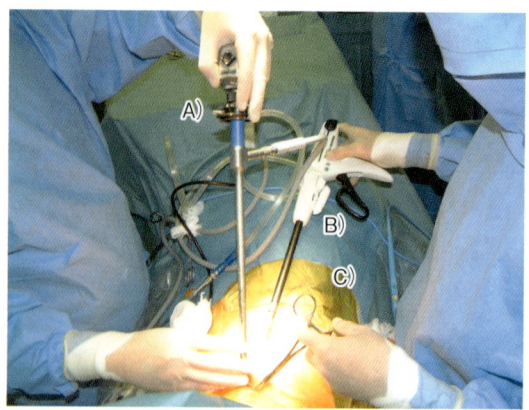

④胸腔鏡手術操作
［123ページ参照］
ブラを鉗子で把持し自動吻合器（stapler）で切除している．
A) 胸腔鏡，B) stapler，C) 鉗子（ブラを把持している）

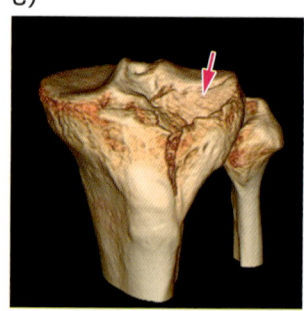

⑤高所からの落下を契機に受診した39歳男性の画像診断
［147ページ参照］
c) 3D-CTでは脛骨外側関節面の落ち込んだ範囲がよくわかる

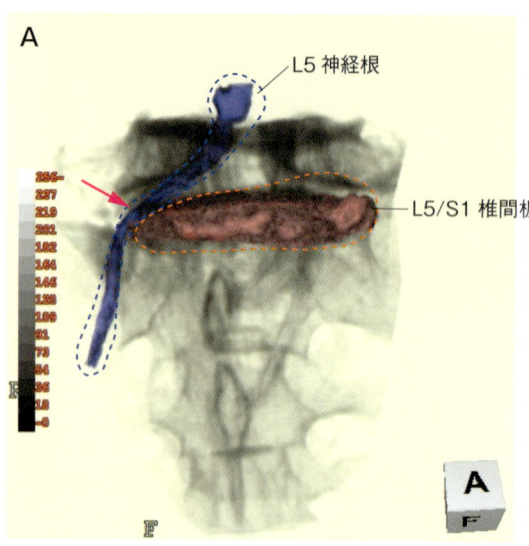

⑥高位診断のためのさまざまな画像検査（腰椎椎間板ヘルニア L5/S1 外側型ヘルニアの症例）
［174ページ参照］
A) 椎間板造影と神経根造影を行った後にCTを撮影し3D解析した．L5/S1椎間板の外側が突出してL5神経根を圧迫している（→）

第1章
主治医としてすべきこと

第1章　主治医としてすべきこと

本章を読む前に

森田孝夫

Point

▶ 「手術ができてこその外科医」という言葉があるように，手を動かすスキルが外科治療の中心であることを理解しよう
▶ 治療に外科医の手が直接かかわるので，「治療している」という実感をより得ることができるし，治療後の達成感も大きいことを知ろう
▶ 外科医に命を委ねている患者の気持ちを理解し，安全に安楽に手術が行われ，無事に退院できるように支援しよう

外科系診療の特徴を理解しよう

1. 外科医とは

　外科系診療の最大の特徴は"手術"である．メスを用いて病巣を取り除く，あるいは失われた機能を再構築するなど，治療に外科医の手が直接かかわるのである．おそらく外科医は「治療している」という実感を内科系の医師よりも強く体感していると思う．また，手術時の患者の生命は外科医に委ねられているのであり，さらに治療の良し悪しはすぐに結果として現れるので，手術は緊張の連続である．しかし，これが外科なのである．限られた研修期間であるが可能な限り外科医に近づいていただきたい．そして外科医の気持ちを理解してほしい．

2. 外科診療を受ける患者の病態

　外科診療を受ける患者の身体的・精神的状態は**手術侵襲**によって分単位，時間単位（場合によっては秒単位）でダイナミックに変化する．これは手術によって人為的に生じるもので，疾患に由来する本来の病態とは無関係である．本来の病態に加えて手術侵襲が混在するので，手術直後の患者の状態は非常に複雑である．初めて外科系の患者を受け持つ研修医にとってはとまどうことが多いと思うが，基礎疾患にもとづく病態か，それとも手術侵襲によって生じる病態か，さらに合併症が起こったための病態かを分けて考えることが必要である．実際には短時間に大量に発生する情報を短時間に見極めて整理するという困難な作業となる．
　また，どんなに軽い手術であっても，手術をしたまま患者を放置すると患者は死んでしまうのであり，この事実は医療が飛躍的に進歩した現在においても変わっていないので，**術後管理**には細心の注意を払う必要がある．

3. 患者の精神的ケア

　手術は患者にとって命がけであり，人生最大の危機でもある．この表現は決して大げさではない．手術を前にした患者は精神的にも急迫している．主治医をはじめとする医療スタッフは，患者が手術を無事に過ごすことができるようにと精神的なケアにも力を注いでいる．

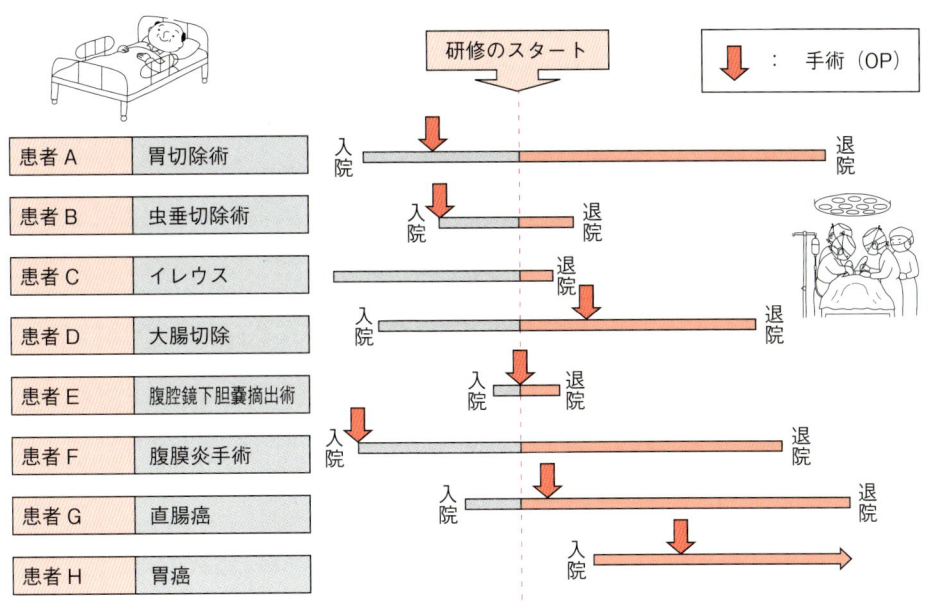

図1● 研修のスタート時点とチームの患者の診療経過
手術のタイミングは患者の病態と関連していて一定ではない．手術が重なる（多い）週は本当に忙しくて大変である．

4. 外科系診療の流れ

外科系診療の流れの特徴は，「入院─手術─退院」という患者診療の流れのなかで手術が最優先課題であること，次に診療チームが抱える患者の診療の流れが個々に異なることである．

例えば，ある研修医が研修をスタートする時点で所属チーム（消化器外科）に7人の患者がおり，5日後に1人の患者Hが入院予定である場合を想定する（図1）．

患者A（胃癌）は胃切除後1週間を経過している．患者B（急性虫垂炎）は緊急入院・緊急手術となり術後6日目である．患者Cはイレウスで保存的に治療され，近日中に退院予定である．患者D（大腸癌）は閉塞性呼吸障害があり，状態の改善を待って手術予定である．患者E（胆石症）は腹腔鏡下胆嚢摘出術を本日行い，3日後に退院予定である．患者F（大腸穿孔）は10日前に緊急で腹膜炎手術を行った．患者G（直腸癌）は2日後に手術が予定されている．

7人の患者はさまざまな治療の段階（phase）にいるわけであるが，この時点ではチームとして患者E，Fに重点をおいて診療している．それは手術後の患者に何の処置も講じなければ患者は死んでしまうからである．患者を分け隔てしているわけではないが，**手術したかしないか，手術直後かどうか**が外科での診療上の大きなポイントなのである．このことを考慮して診療の現状を把握する必要がある．手術のタイミングは患者の病態と関連していて一定ではない．手術が重なる（多い）週は本当に忙しくて大変である．

外科研修の進め方

外科系診療科ではじめて研修を行う研修医はどのように研修を進めていったらよいのであろうか．研修を効果的に進めるためのポイントを述べる．

1. 病棟スタッフに認知してもらう

新たに研修を開始する研修医は病棟スタッフにとって馴染みのない新メンバーである．明るくさわやかに挨拶し，誠実に振る舞って早くチームに溶け込もう．

2. 病棟のシステム，設備・備品の保管場所を確認する

病棟では備品の保管場所や設置については特定の決まりがある．基本的な手技を行うための器具・消耗品の在り処などは研修開始後すぐに把握しておく．

> **memo** 所属チームのスタッフ（医師）に認知してもらうコツ
>
> 所属するチームが備品を必要としたときに，通常は看護師がサポートしてくれるが，何かの都合で人手が足りないときもある．あなたがすぐに調達できるとその瞬間からあなたのチーム内での評価は高まるだろう．

3. 患者とのコミュニケーションをはかる

患者が受け入れてくれるまでには約1週間を必要とする．朝晩は必ず顔を出し，廊下ですれ違うときにも必ず声をかける．1日10分間でよいので必ず患者と話す時間を作る．

> **memo** 患者による認知
>
> なんとなくよそよそしい感じで1週間を過ごしたようでも，2週間目の月曜日の朝，患者と顔を合わせたときニコリと微笑むようであれば順調にコミュニケーションが取れていると考えてよい．

4. 外科系診療に必要な基本的な技能（創処置，皮膚縫合，糸結び，包帯交換など）を積極的に修得する

Skillの練習が外科医の第1歩である．現在では皮膚縫合のためのスキンシミュレーターなどが用意されていることが多いので，先輩（指導医）の前でとにかく練習をする．あなたが技能を行えることを指導医に認識してもらうことが実際の患者で行うための第一歩である．

5. 典型的な症例について，入院から退院までの診療の流れを疾患ごとに把握する

これにはクリニカルパスが役に立つ．代表的な疾患についてのその科での診療の流れや経過をおおよそ把握できる．具体的には，退院できるようになるにはどんなプロブレムを解決する必要があるのか，退院まであと何日かなどが重要なポイントである．

6. 手術を受ける患者の精神的なサポートをする

そんなに難しいことが要求されているわけではない．患者の話に耳を傾けているだけでよいのである．とにかくよく話を聞くことである．

第1章 主治医としてすべきこと

① 周術期管理の4 step

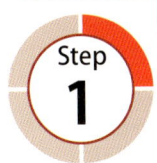

入院してから手術前日までに行うべきこと

森田孝夫

Point

- ▶ 患者は手術までに，病棟に慣れ，治療（手術）を理解して受け入れ，手術の心構えをしなければならない．主治医はそれをサポートするのである
- ▶ 手術を安全に行うためには術前のリスクファクターのチェックが欠かせない．リスクファクターがあった場合には専門医にコンサルテーションして万全の体制で手術に臨む．術前管理を怠りなく実施しよう
- ▶ 手術は患者にとって命がけの大イベントである．精神的なサポートをしよう．とにかく話を聞くことを心がける
- ▶ 患者はおそらく生まれて初めて，体を張って「体のしくみ，働き」を学習しているのである．あなたはそれをサポートするresource personであることを自覚しよう
- ▶ 手術前日は自分の体調管理を心がけ，万全の体制で手術に臨もう
- ▶ 治療方針，手術法，手術適応について理解を深めよう

　手術の安全性を高めるため，可能な限り全身状態を良好に保つとともに，手術に悪影響を及ぼす薬を中止し，他剤へ変更するなどの処置・管理が必要である．

　外科医の一番重要な役割は疾病の正確な診断と適切な手術法の選択であることは論をまたないが，個々の疾患の診断・治療は2章以下に譲り，本稿では術前の一般管理について概説する．初診から入院・手術前日までの診療の流れ，一般管理を表1に示す．

生活行動の確認と指導

　入院当日，食事のオーダー，安静度のオーダーを出す．これまで内服していた薬があれば原則として継続する．喫煙習慣があれば必ず禁煙とする．

1. 病院食のオーダー

　病院食は大きく**一般治療食**と**特別治療食**に分けられる．一般治療食は食事とは関係のない疾病の患者に提供される食事で，栄養成分には特別な特徴はないが食事の形態により普通食，軟食，流動食などに分類されている．

　特別治療食は栄養成分を中心に食種が分類されている．個々の患者の病状に合わせてより適した食事（塩分コントロール食・たんぱく質コントロール食・脂質コントロール食など）を提供する（表2）．

　食事アレルギー（卵禁，牛肉禁，牛乳禁など）なども考慮し，患者の年齢，病状に応じて食事箋を発行する．

2. 安静度のオーダー

　安静度には医学的な根拠はないが，患者医療を安心・安全に進めるために各病院病棟の状況

表1 ● 初診から手術前日までの診療の流れ

	初診〜入院まで	入院〜手術前日
処置	・外来診察 ・病歴聴取 ・麻酔科診察	・入院 ・麻酔科診察 ・リスクファクターへの対応 　専門他科への受診，治療 ・呼吸・循環・栄養管理
検査	・疾病の診断，治療方針確定のための検査 ・術前ルーチン検査 　胸部単純X線撮影 　心電図 　血液検査（血算，生化学，感染症） ・検査データチェック	・治療方針決定にかかわる検査 　⇒治療法の決定 ・リスクファクターのチェック
投薬	・常用薬の確認	（手術前日） ・就寝時に睡眠導入薬などを服用
食事	・制限なし	（手術前日） ・夕食後より絶食，就寝時まで水分可
検温	・バイタルサイン測定	・バイタルサイン測定 ・排尿・排便確認
安静 活動 創処置	・フリー	・食事・安静度のオーダー （手術前日） ・入浴 ・除毛処置
説明	・スケジュール説明 ・術前検査説明 ・治療方針（手術，麻酔）についての大まかな説明	・入院時オリエンテーション ・手術についての詳細な説明 ・麻酔についての詳細な説明
書類	・入院チャート作成 ・検査伝票提出 ・麻酔科予約	・手術伝票提出 ・手術承諾書

表2 ● 特別治療食の栄養成分別分類の例

食種	適応症
エネルギーコントロール食	肥満，糖尿病，脂質異常症，脂肪肝，高尿酸血症，心疾患 慢性肝炎，代償性肝硬変症，高血圧症
たんぱく質コントロール食	肝炎，膵炎急性期，肝不全，非代償性肝硬変，腎不全 糸球体腎症，糖尿病性腎症，透析，ネフローゼ症候群
脂質コントロール食	膵炎（急性・慢性），胆石胆嚢炎 急性肝炎，脂質異常症

表3 ● 安静度と行動範囲

安静度	行動範囲
1度	拘束（絶対安静）
2度	隔離（ベッド上安静）
3度	病室内安静（病室内フリー）
4度	病棟内安静（病棟内フリー）
5度	院内家族同伴で行動可
6度	院内単独で行動可（院内フリー）
7度	院外単独で行動可

に応じて取りきめられている．絶対安静，ベッド上安静，病室内フリー，病棟内フリー，院内フリーなどというように行動範囲が定められる．安静度を7段階で表示することも多い．各病院病棟の安静度を把握し，患者の病態に応じて主治医が指示を出す（表3）．

- **絶対安静**：すべての身辺介助を必要とし，終日ベッド上で仰臥する．
- **ベッド上安静**：トイレや洗面時のみは歩行してもよいが，1日30分程度のベッド上の起座以外は仰臥で過ごす．

3. 持病（併存疾患）に対する内服薬の継続

今回の入院治療に際して，持病（併存疾患）があり治療が継続している場合には内服薬が処方されていることが多い．手術に悪影響を与える薬についてはあらかじめ中止して，手術に影響を及ぼさないようにする．それ以外は手術直前まで服薬することが望ましい．**循環作動薬，副腎ステロイドホルモン，抗凝固薬**を服用している場合には麻酔・手術に対する影響を担当科と十分に協議する．

> 例1：抗凝固薬の影響をなくすためには一定の休薬期間を要する．
> 　　　休薬期間は抗凝固薬によって異なるため担当科と相談する．
> 例2：副腎ステロイドホルモンを入院の直近に1週間以上投与されていたか，6カ月以内に1カ月以上の投与を受けていた場合はステロイド補充が必要である．

4. 喫煙習慣

ニコチンは交感神経を緊張させ，血管の収縮や不整脈の出現が起こる．心負担の増加は狭心症発作の危険性を増加させ，また，タールによって起こされる肺の慢性的炎症は術後肺炎などの危険性を増加させる．喫煙者の術後肺合併症の確率は，非喫煙者の約4倍といわれている．全身麻酔の前には4〜6週間の禁煙が必要である．

患者からの情報収集と術前ルーチン検査

外来で聴取された病歴，紹介状，これまでの検査結果などに必ず目を通す．疾病の診断および治療法の選択にかかわる情報はもちろんであるが，それ以外に身体状況を把握する必要がある．手術に際して生体には大きな侵襲（ストレス）がかかるため，さまざまな生体反応が起こる

表4 ● ルーチン検査の目的と評価項目

評価項目	検査の目的	既往歴チェック	ルーチン検査	(検査結果)	精密検査
体液バランス	手術に伴う体液の変動に対する代償機能の評価	・脱水・嘔吐・下痢	①血液検査：血清電解質，酸塩基平衡 ②尿量・尿比重		
感染症	感染症の有無	・38℃以上の発熱	①血液検査：血算，CRP，血液像		
		・肝炎 ・梅毒 ・HIV感染	②HBs抗原，HCV抗体 ③STS法 ④HIV-1抗原，HIV-1抗体/HIV-2抗体の同時測定	異常有⇒	⑤梅毒が疑われた場合はTS抗原法
肺機能	慢性閉塞性肺疾患の有無	・喫煙歴 ・呼吸器疾患	①スパイロメーター：%VC＜40%，1秒率＜1.5Lは異常	異常有⇒	④肺野条件CT
			②動脈血ガス分析：PaO$_2$＜60 mmHg，PaCO$_2$＞45 mmHgは異常		
			③胸部単純X線撮影		
心機能	虚血性心疾患の有無	・心疾患 ・抗凝固薬の使用	①安静時心電図	異常有⇒	②負荷心電図 ③心エコー ④心臓カテーテル検査
肝機能	肝機能障害の有無	・アルコール多飲者 ・肝炎の既往	①血液検査：肝・胆道系酵素	異常有⇒	②Child-Pugh scoreで肝予備能の評価 ③ICG負荷試験（15分値）で肝機能評価
腎機能	腎機能障害の有無	・腎疾患	①血液検査：血清クレアチニン，血清BUN	異常有⇒	②クレアチニン・クリアランス試験
耐糖能	耐糖能異常の有無	・糖尿病	・血液検査：空腹時血糖，HbA1c，尿糖尿ケトン体		
止血能	出血傾向の有無	・抗凝固薬の使用	・凝固時間：PT，APTT		

（本章-①-Step3参照）．手術侵襲を無事に過ごすためには心・肺・肝・腎・脳血管系・内分泌系などの各機能が正常であること，体液バランス，栄養状態が良好であること，感染症がないことが望ましい．この時点で収集すべき情報は，手術侵襲に対する生体反応を阻害する因子（リスクファクター）に関するものである（表4）．

表5 ● 臨床危険因子（clinical risk factor）

リスク因子	疾患	備考
a. 活動性の臨床危険因子（active cardiac condition または，active clinical risk factor）	・不安定な冠症候群 ・非代償性の心不全 ・著明な不整脈 ・重症弁膜症	2002年ACC/AHA分類ではMajor clinical predictorsに相当する
b. その他の臨床危険因子（clinical risk factor）	・心疾患の既往 ・代償性心不全の既往 ・脳血管疾患の既往 ・糖尿病 ・腎不全	2002年ACC/AHA分類ではIntermediate predictorsに相当する

注：2007年ACC/AHA分類ではMinor clinical predictorsの概念は除外されている．

表6 ● 運動耐容能（functional capacity）

運動・作業の種類	代謝当量（MET）
日常生活動作（洗面，着替え，トイレなど）	1〜4 METs
2階までの階段上がり	5〜6 METs
平地の早足歩行（200 m）	6〜7 METs
300〜400 mのジョギング	7〜8 METs

リスクファクターとリスク評価

既往歴および術前ルーチン検査のデータをもとにリスクを評価しよう．

1. 心血管系のリスク評価

2007年の米国心臓病学会（ACC）／米国心臓協会（AHA）の「非心臓病手術のための周術期心血管系の評価に関するガイドライン」は臨床危険因子，運動耐容能，手術特異的リスクの3つの要素からリスク評価を行うもので，主たる目標を非侵襲的検査の適応決定に置いている[1]．

a）臨床危険因子（clinical risk factor，表5）

2007年のACC/AHAガイドラインでは，高度な臨床危険因子を「活動性の臨床危険因子（active cardiac condition，またはactive clinical risk factor）」と名付けてその他のリスク因子と区別して取り扱っている．

b）運動耐容能（functional capacity，表6）

患者の運動能力について，どの程度の運動や作業が可能であるのかを代謝当量（MET）を指

> **memo** 代謝当量（metabolic equivalent：MET）とは？
>
> 運動や作業時にどのくらいのエネルギー消費がされるのか，基礎代謝を基準に定めたものである．
> 安静坐位の酸素摂取量（3.5 mL/kg体重/分）を1 Metとして活動時の摂取量が何倍かを示し，活動強度の指標として用いる．
>
> METS＝運動・作業時代謝量／安静時代謝量

表7 ● 手術特異的リスク（surgery-specific cardiac risk）

リスク分類	手術例
高リスク手術（血管手術）	・大血管手術 ・末梢血管手術
中リスク手術	・開胸手術 ・開腹手術 ・頸動脈血栓内膜剥離術 ・頭頸部手術 ・整形外科手術 ・前立腺手術
低リスク手術	・内視鏡手術 ・体表手術 ・眼科手術 ・乳腺手術 ・外来手術

標として評価する．

c）手術特異的リスク（表7）

手術特異的リスクは手術自体の侵襲の大きさと術中の血行動態変化の2つの因子に影響される．高リスク手術は一般に報告された心合併症発症率が5％以上，中リスク手術は1～5％，低リスク手術は1％未満である．

d）心血管系のリスク評価のアルゴリズム（図1）

2007年ACC/AHAガイドラインより心血管系のリスク評価のアルゴリズムを示す．
① 非心臓病手術の緊急手術では心血管系のリスク評価を行わずに直ちに手術を施行し，ICUなどで周術期の循環管理を徹底的に行い，心合併症の早期発見とその対応処置を実施する．
② 活動性の臨床危険因子（active cardiac condition）をもつ症例では非心臓手術を延期または中止を考慮するか，心エコー図や冠動脈造影を考慮し，所見や治療結果によってその後の治療を決定すべきである．
③ 低リスク手術（白内障，内視鏡手術など）または運動耐容能が4METs以上では術前検査は不要とされている．
④ 運動耐容能が4METs未満（あるいは不明）であっても臨床危険因子がない場合には術前検査は不要である．
⑤ 運動耐容能が4METs未満（あるいは不明）で臨床危険因子1～2である非心臓手術患者では，心血管系のリスク評価は非侵襲性検査により行う．また，これらの患者の多くは，β阻害薬による心拍数（HR）のコントロールを行うことで，中～高リスク手術は問題なく実施できるとされている．
⑥ 高度な臨床危険因子を伴う血管手術（高リスク手術）が必要な症例では，必要であれば冠動脈造影を施行し，その所見や治療結果によって手術を決定すべきである．

2. 呼吸器系のリスク評価（表8）

Hugh-Jonesの分類を示す．

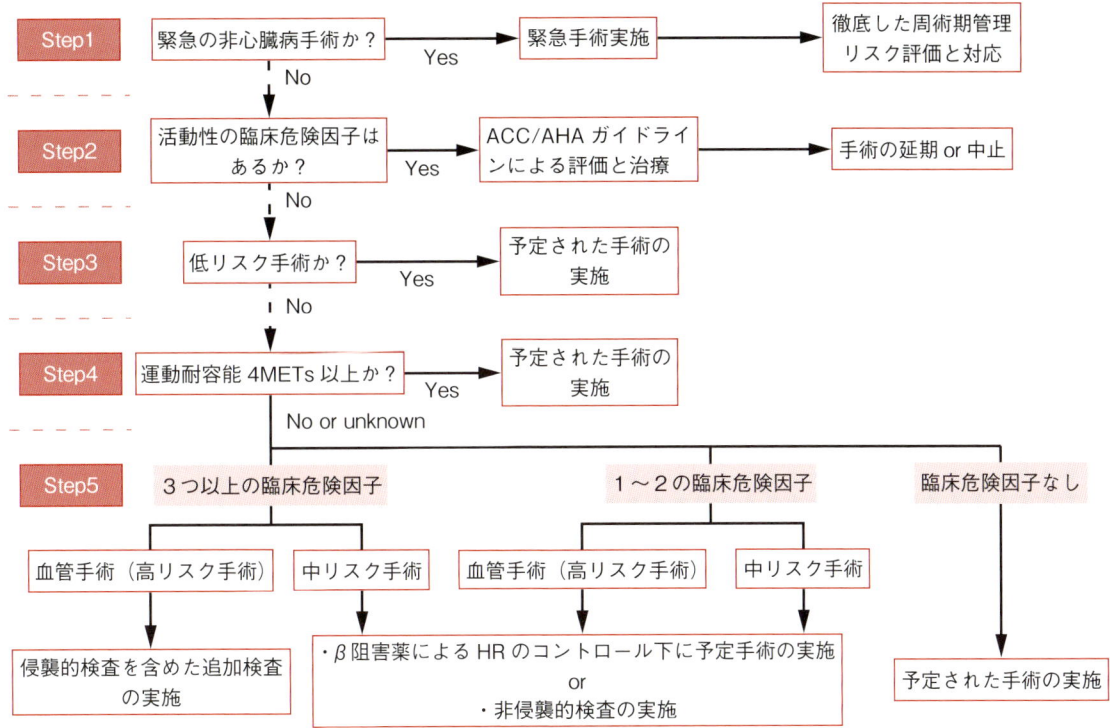

図1 ● 心血管系のリスク評価のアルゴリズム
文献1を参考に作成

表8 ● 呼吸困難度の分類（Hugh-Jonesの分類）

分類		現症	麻酔との関連
1度	正常	同年齢の健常者と同様に歩行，通勤，仕事ができる	問題なし
2度	軽度の息切れ	平地歩行は同年齢の健常者と変わりないが，階段や坂道では息切れする	問題なし
3度	中等度の息切れ	平地歩行でも健康者と同じ速さでは歩けない．自分のペースなら1km以上歩行可能	問題なし
4度	高度の息切れ	休み休みでも50m程度しか歩行できない	合併症が起こる可能性大
5度	超高度の息切れ	着替えや会話，ベッド上の動作時にも息切れする	危険性大

3. 肝機能の評価（Child-Pugh分類）（表9）

アルコール多飲者，肝炎の既往，肝炎ウイルス陽性，肝胆道系酵素の異常を認めた場合には，Child Pughスコアで肝予備能を，ICG負荷試験（15分値）検査で肝機能を評価する．

4. 患者の全身状態の評価

全身状態に関するアメリカ麻酔学会（ASA）分類を表10に示す．

1.〜4. のデータをもとに"surgical risk"（表11）を評価する．

表9 ● Child-Pugh分類

スコア	1	2	3
脳症	なし	Grade1-2	Grade3-4
腹水	なし	軽度	中等度
血清ビリルビン（mg/dL）	＜2	2〜3	3＜
（PBCの場合）	1〜4	4〜10	10＜
血清アルブミン（g/dL）	3.5＜	2.8〜3.5	＜2.8
プロトロンビン時間（秒）	1〜4	4〜6	6＜
またはプロトロンビン活性（％）	80％＜	50〜80％	＜50％

Grade A： 5〜6点
Grade B： 7〜9点
Grade C： 10〜15点

Child-Pughと肝硬変の予後との関係：スコアが8〜9点の場合には1年以内に死亡する例が多く，10点以上になるとその予後はおよそ6カ月となる．
PBC：原発性胆汁性肝硬変

表10 ● ASA分類

分類	患者の術前状態
1	全身的には健康な患者（鼠径ヘルニア，乳癌など）
2	軽度の全身疾患を有する患者（貧血，高血圧，糖尿病など）
3	高度の全身疾患があり，日常生活が制限される患者（高度の閉塞性肺疾患など）
4	常に生命を脅かすような重症の全身疾患があり，日常生活が著しく制限される患者（重症心不全など）
5	手術の有無にかかわらず24時間以内に死亡すると思われる瀕死の患者（大動脈瘤破裂など）
6	脳死状態で移植のドナーとして臓器が切除される患者

表11 ● surgical risk

① good risk	他臓器に合併障害がなく，手術に危険がない
② fair risk	1つあるいはそれ以上の不利な因子はあるが，手術にはたいした危険を伴わない
③ poor risk	術前に十分な準備をしなければ危険を伴うもので，できるだけ手術侵襲を少なくし，麻酔薬も無害なものを選ばなければならない
④ serious risk	重要臓器に重篤な機能不全があり，手術侵襲を加えると生命の危険がある場合

術前一般管理

　手術を無事に終え，術後合併症の発生なく経過するためには，手術前にリスクファクターを取り除く，あるいは軽減を図る必要がある．

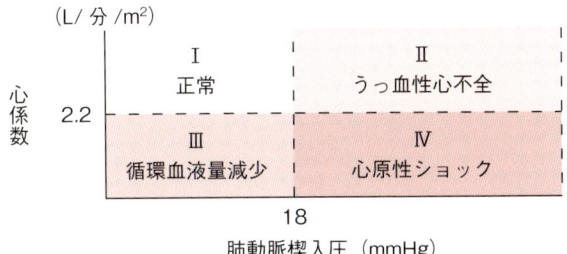

図2 ● Forrester分類

<治療>
Ⅰ群：経過観察
Ⅱ群：利尿薬＋血管拡張薬
Ⅲ群：輸液　必要に応じて　強心薬
Ⅳ群：強心薬＋血管拡張薬　必要に応じて　補助循環

1. 呼吸管理

麻酔，手術によって気道の反射は抑制され，気道粘液の線毛輸送能も低下して**排痰が困難に**なるため，次のような処置を行う．

①気道ネブライザー吸入による気道浄化を行う
②腹式呼吸，排痰法を練習する
③インセンティブスパイロメトリーを用いた呼吸訓練を行う

2. 循環管理

術中・術後は全身の循環動態の変動がみられ，適切な対応が取れなければ重篤な合併症を起こす．術前に循環系の予備力を十分に把握することが必要である．心疾患の既往や安静時心電図に異常がある場合には負荷心電図，Holter心電図，心エコー，冠動脈造影などの追加検査を行う．専門医の指示を仰いで**Forrester分類に従って治療する**（図2）．

3. 肝機能管理

Child scoreでclass A（5～6点），ICG負荷試験（15分値）検査で20％未満あれば耐術性は十分である．

肝予備能，肝機能が悪い場合には縮小手術を考慮する．

4. 腎機能管理

腎は，①糸球体における限外濾過によって代謝産物や異物を排泄し，②尿細管における再吸収・分泌によって酸塩基平衡および体液の浸透圧を調節して体液の恒常性を保っている．腎機能の予備力は大きいので通常の手術では耐術性に問題はない．**糸球体濾過値（GFR）が正常の1/5以下となる症例**では，手術侵襲によって腎血流量が減少した際に，**尿毒症**となる可能性がある．

5. 感染症

①術野となる皮膚から離れた部位の感染（遠隔感染）を検索し，あれば処置する．遠隔部位感染の治療が終わるまで定時手術は延期する．
②肝炎，梅毒，HIV感染患者では，これらの感染自体が手術の妨げになることはない．「すべての

患者の血液，体液は潜在的に感染力を有するものである」を銘記し，「針刺し事故防止のCDCガイドライン」などに準拠して，手術時には二枚手袋を着用するなどの対策をとることが大切である．

6. 体液バランス

術後数日間は正常例でも尿量減少，電解質（特にNa，Cl）排泄率の低下がみられる．貧血，浮腫，胸水，腹水といったサードスペースへの水分の移動などをチェックし，異常がある場合には電解質バランス・酸塩基平衡の補正を行う．低タンパク血症の治療も行う．

7. 術前栄養管理

手術後はエネルギー消費が増大する．術前は体内にエネルギー必要量に見合う栄養を蓄積していることが望ましい．術前の栄養状態が良好に保たれ，かつ術後1週間までに経口摂取が再開できる場合には術前の栄養療法の必要はない．

一方，術前の低栄養状態および周術期の経口摂取の制限は，手術後に創傷治癒の遅延，感染防御能の低下などを起こす．栄養障害が高度な症例では，手術前に経腸栄養，高カロリー輸液によって2週間の栄養管理を行う．

低タンパク血症では膠質浸透圧が低下するため，栄養療法あるいはアルブミン製剤の投与によって改善する．

> 目標：血清総蛋白6.0 g/dL以上，血清アルブミン値3.5 g/dL以上

8. 耐糖能

耐糖能異常が認められた場合には，①空腹時血糖100〜200 mg/dL未満，②HbA1c濃度7％以下，③1日尿糖排泄量10 g未満，④尿ケトン体陰性を目標に血糖コントロールを行う．

9. 輸血の準備

一般的な外科手術の出血では，**循環血液量の20％を超えた場合に輸血を考慮する**．不適切な輸血は致命的な合併症を起こすので，十分に準備する．患者の病態に応じ適切なタイミングで成分輸血を行うのを基本とする．

a) インフォームドコンセント

輸血が必要となる理由，輸血の代替療法，輸血の副作用などについて説明し，同意を得る．

b) 血液型，不規則抗体の検査を行う

c) 血液供給方法の選択

待機的外科手術（表10参照）の場合には，T＆S，MSBOS，SBOEのうちから1つの血液供給方法を選択する．

◆ 血液型不規則抗体スクリーニング法（type＆screen：T＆S）

輸血の必要性が低い手術・症例で用いる（出血量500〜600 mL以下）．術前検査でRho（D）陽性で不規則抗体陰性の場合には，事前にはクロスマッチ済の輸血剤を用意せず，輸血が必要となった段階で生理食塩法によるクロスマッチを行って輸血用血液を供給する．

◆ 最大手術血液準備量法（maximum surgical blood order schedule：MSBOS）

術中輸血の可能性が高い手術・症例に用いる．定型的手術における平均的な輸血量の1.5倍の

血液製剤をクロスマッチして準備しておく．

◆手術血液準備量計算法（surgical blood order equation：SBOE）

患者の術前のHb値と術中に許容できる下限のHb値（Hb7～8g/dL）から許容できる血液喪失量を計算し，術式別の平均出血量との兼ね合いで輸血量を決定する．煩雑であるがより無駄のない血液準備法である．

ハイリスク患者への対応〜リスクの回避

1. 高血圧の患者

拡張期血圧が110mmHgより低い軽度の高血圧で心，腎，脳障害などの合併症がなければ手術に対するリスクは低い．収縮期血圧が単独で手術危険因子となるのは200～250mmHgである．拡張期血圧が110mmHg以上の場合は降圧薬で治療し，収縮期血圧／拡張期血圧が100～140mmHg／60～90mmHgの範囲になるようにコントロールしてから手術に臨む．

2. 急性心筋梗塞の既往のある患者

待機手術では急性心筋梗塞発症6ヵ月以降に行うことが望ましい．準緊急手術では梗塞創が回復する発症4～6週以後に行う．

3. 糖尿病の患者

耐糖能異常があっても経口糖尿病薬で血糖コントロールが良好な場合にはインスリンに変更する必要はない．術前の禁食時に低血糖が起きないように配慮する．血糖管理不良症例では術前より即効型インスリンによるスライディングスケールで管理する．

4. 脳血管障害の患者

a) 出血性脳血管障害

脳循環代謝改善薬および降圧薬による血圧のコントロールが行われていることが多い．急性期でなければ血圧のコントロールを中心に管理する．

b) 閉塞性脳血管障害

血小板機能抑制薬をはじめとした抗凝固薬療法や血管拡張薬の投与を行っていることが多く，術中出血を起こしやすい．抗凝固薬の影響をなくすための休薬期間は薬によって異なるが，3日～1週間を必要とする．

5. 出血性素因をもつ患者

手術時の出血に対し外科的止血処置だけでは止血しきれない可能性がある．手術開始時に止血障害が改善されていることが望ましい．

治療は出血性素因の原因となった基礎疾患の改善と欠乏凝固因子の補充である．

- 欠乏している血小板あるいは凝固因子を止血レベルまで補充する
- ビタミンK欠乏による凝固障害ではビタミンK 10～30mgの静注を行う．4～6時間後に改善がみられる

表12 ● 手術適応・手術時期・手術の種類

手術適応	
1. 絶対的適応	手術以外の治療では救命または治癒の見込みがなく，手術が最もよい治療法である場合
2. 相対的適応	手術による方が優れた効果を期待できる場合
3. 社会的適応	相対的適応の一部．手術以外では長期の治療が必要であるなど職業上または経済的に手術適応となった場合．患者の自己決定権の尊重を反映して，患者側の強い要請で行うこともある
手術時期（時間的余裕があるか？）	
1) 緊急・救急手術	来院後十分な準備時間がなく手術する場合
2) 待機手術	よりよい条件となるように術前準備を行って，かつ手術日を定めて行う場合
手術の種類	
①救命的手術	緊急事態で救命を目的とした手術．止血，気道確保など
②姑息的手術	根治的手術ができない場合で，患者QOLを高める目的で行う場合
③根治的手術	原因疾患を治癒させるために行う場合

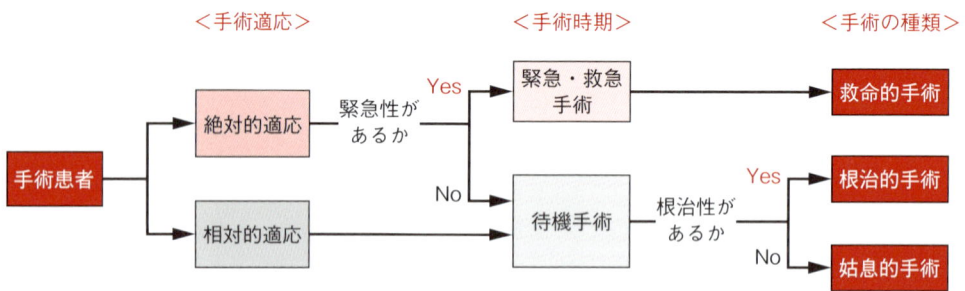

図3 ● 手術適応・手術時期・手術の種類の相互関係

治療方針の確認

　手術を行う際には，行おうとしている手術の目的・意義を再度確認することが大切である．手術以外の治療法はないのか，十分な準備ができているのか，原因疾患を治癒できるのかなどである．
　通常の手術は，原因疾患の治癒を目指し（**根治的手術**），手術以外の治療法もあるが手術による方が優れた効果を期待できるために行うことが多く（**相対的適応**），十分な準備期間をおいて望んでいる（**待機手術**）．しかし，救命のために行う**緊急・救急手術**では準備も不十分で，リスクを負うのを覚悟して行う．**姑息的手術**は患者のQOLを高めることを目的としているので，低侵襲であることが最優先される．手術適応，手術時期，手術の種類の関係を表12，図3に示す．

患者とのコミュニケーション

手術までに患者が到達していることが望ましい状態は，

- 病気を理解し，治療を納得し，受け入れている
- 病棟に慣れている
- 病状説明と治療（手術）を理解している
- 手術の心構えができている

などである．主治医は安全に手術が行えるように準備を進めるとともに患者と良好なコミュニケーションを図り，この目標に到達できるように支援することが重要である．

文献

1) Fleisher et al：ACC/AHA 2007 Guidelines on Perioperative Cardiovascular Evaluation and Care for Noncardiac Surgery：Executive Summary. Circulation, 116：1971-1996, 2007

第1章 主治医としてすべきこと
① 周術期管理の4 step

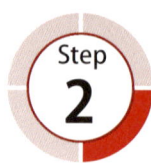

Step 2 手術当日・手術で研修医が注意すること

森田孝夫

Point

- ▶ 患者が安全に安楽に手術を受けることができるように配慮しよう
- ▶ 患者が病室から手術室へ，さらに手術台へ移動するすべての場で必ず付き添うようにしよう
- ▶ 手術部位感染（surgical site infection：SSI）の概念を理解し，防止策を修得しよう
- ▶ 手術方法，手術の手順，手術の基本操作を確認し，初執刀に備えよう

　手術当日・手術（Step 2）での目標は「患者が安心安全に手術を受けることができる」である．手術は外科医の高度な専門的能力と高い倫理観のうえに成り立っているのであり，どんなに小さい手術であっても不用意に行えば患者さんの命を危険にさらすことになる．また，手術は外科系診療の最大のイベントであり，外科医チーム，麻酔医，手術室の看護師など手術に関係するスタッフはこの目標の達成に全力を注ぐ．研修医諸君もチームの一員として積極的に貢献してほしい．

手術室入室前の注意点

1. 入室前の準備

① 手術室入室2〜3時間前：グリセリン浣腸を行い，排便を促し，腸内容を減少させる．
② 手術前日の除毛は行わない．除毛を必要とする場合は脱毛クリームや電気クリッパーを用いて，手術直前に除毛する．
③ 手術前夜と当日朝にシャワー浴あるいは入浴を行う．
④ 術前の絶食期間を短くするため，**飲水は術前2時間前まで，固形食は術前6時間前までの摂取が許可される**．
⑤ 手術時に細胞外液の喪失があるため，入室前の輸液は細胞外液型の輸液剤がより望ましい．
⑥ 患者は排尿を済ませ，移動のためのストレッチャーに横たわり，前投薬を受けて，家族と面会する．主治医は必ず入室前に患者に顔を見せることが重要である．
⑦ 手術室への患者移動の際には必ず付き添い，転倒・転落の防止などの安全面に注意する．

2. 入室に際しての注意点

① 手術に対する患者の不安・恐怖心が増強しないようにする．不注意な雑音や私語，笑い声などは患者の不安を増強させる要因となるので慎む．
② 移動時の安全確保は重要で，手術室への搬入のどの過程においても**絶対に患者を1人にしない**．
③ 患者確認は最重要であり，手術室前室で麻酔医・手術室看護師に引き継ぐまではそばを離れない．
④ 更衣室で所定の手術着に着替えた後は，直ちに手術前室に向かい患者と合流して手術室入室に立ち会う．患者にとって手術室は恐怖を感じる場所であり，見慣れた研修医諸君の顔が見える

ことは大変心強いのである．

手術室（麻酔導入前）での注意点

1. 手術室看護師の役割

手術室での看護師の業務は大きく2つに分かれている．業務内容を把握して，円滑なチームワークを図ろう．

a) 器械出し看護師
①術前に患者情報を評価し，手術に必要な器械，器材を準備する．
②手術に際しては必要な器械，器材をタイミングよく術者に手渡し，安全かつ円滑な手術を術者とともに展開する．

b) 外回り看護師
①患者が手術を安全に受けることができるように，手術にかかわる各職種間の調整や手術室の環境整備を行う．
②術前の病棟訪問の際に患者と顔見知りになり，手術室でのコミュニケーションを円滑にして患者の不安を軽減する．
③麻酔器，医療機器，器械台などを適切に配置し，手術に必要な物品を状況に応じて提供する．

2. 手術体位

麻酔導入後に行われる体位固定は，手術に必要な術野の確保を目的にしている．体位固定や体位変換時に患者が手術台から転落しないように，また，体位固定により組織・神経がダメージを受けないように，外回り看護師と協力して行う．

3. 手術時手洗い

手術時手洗いの目的は，術中に手袋が破損した場合に備えて，術野が汚染される細菌数を最小限とすることである．
①爪は短く切り，手や腕に装身具をつけてはならない．
②手術時手洗い法として，従来のブラシを用いるスクラブ法，またはブラシを使わずに擦式消毒用アルコール製剤を手指から前腕に擦り込むラビング法を行う（memo参照）．通常は5～6分間の手洗いが推奨される．

> **memo　ラビング法とスクラブ法**
>
> 両者の間に消毒効果に差がないこと，手術部位感染の発生に差のないことが明らかになっている．スクラブ法施行時のブラシによる皮膚のダメージは手荒れの原因となり，また細菌増殖の温床となるため手術部位感染の発生率を高める危険性がある．ラビング法の特徴は，手洗い直後だけでなく，6時間後でも菌の増殖が抑えられる点である．そのため，最近ではラビング法が推奨されている．

第1章　主治医としてすべきこと

表1 手術野消毒に使用する生体消毒薬とその濃度

対象	薬物
正常皮膚	・0.1〜0.5％クロルヘキシジンアルコール ・0.5％クロルヘキシジン ・7.5，10％ポビドンヨード
皮膚創傷部位	・0.05％クロルヘキシジン ・10％ポビドンヨード ・原液あるいは2〜3倍希釈オキシドール ・0.025％塩化ベンザルコニウム ・0.025％塩化ベンゼトニウム
粘膜およびその他の創傷部位	・10％ポビドンヨード ・0.025％塩化ベンザルコニウム ・0.025％塩化ベンゼトニウム

③手術用手指消毒剤としては，従来から4 w/v％クロルヘキシジングルコン酸塩スクラブ剤，もしくは7.5 w/v％ポビドンヨードスクラブ剤が使用されてきたが，最近は生体消毒薬が配合された擦式消毒用アルコール製剤が採用されている．アルコール製剤の速効性とととともにクロルヘキシジンの持続殺菌効果が期待されている．

④手術時手洗いには滅菌水を用いる必要はなく，水道水を用いても同様の効果が得られる．

4. 手術野皮膚消毒

皮膚に付着あるいは常在する細菌数を可及的に減少させ，SSIを防止するために手術野皮膚消毒を行う（第1章-②-3参照）．

a) 手術野皮膚消毒に用いる薬剤

アルコール製剤，ポビドンヨード製剤，クロルヘキシジン製剤などが使用されている（表1）．

◆アルコール製剤

安価で殺菌効果が高く，速効性がある．ただし芽胞を形成する微生物には無効である．引火性があるので電気メスの使用にあたっては注意が必要である．完全に乾燥させるか，拭き取ってから電気メスを使用する．

◆ポビドンヨード製剤

広範の微生物に対して殺菌作用を有する．着色するので消毒範囲がわかりやすい．皮膚に付着している限り静菌作用をもつが，血液や血清タンパクにより不活化されやすい．

◆クロルヘキシジン製剤

広範の微生物に対して殺菌作用を持っている．ポビドンヨード製剤よりも持続的な殺菌効果を持ち，血液や血清タンパクによっても不活化されない．

b) 手術野皮膚消毒の塗布方法

前処置として皮膚を物理的に洗浄して目に見える汚れを落とす．消毒薬を含ませた綿球を皮膚切開部を中心にして，同心円状に渦を巻くように中心から外側に向けて順次塗布していく．**いったん外側を消毒した綿球でそれよりも中心部を塗布してはならない**．3回程度塗布することが望ましい（図1）．

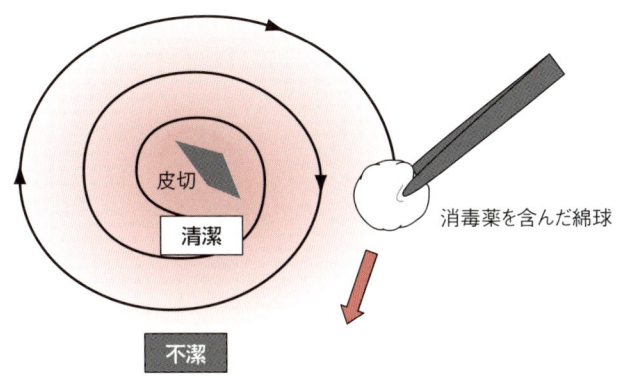

図1 清潔・不潔を考慮した術野消毒の手順
術野の消毒は一番清潔を保ちたい創部の中心（清潔）からはじめて渦巻状に周辺（不潔）へ消毒の範囲を拡大していく

c) 消毒効果の発現

消毒薬が十分な効果を示すまで2～3分間の時間をおく必要がある．ポビドンヨードは拭き取ると殺菌効果がなくなるので拭き取らない．

d) 粘膜の消毒

粘膜の消毒は刺激性の少ないポビドンヨード製剤，0.01～0.025％塩化ベンザルコニウムなどを用いる．クロルヘキシジン製剤はアレルギーの危険があり粘膜の消毒には使用できない．

5. 予防的抗菌薬投与

予防的抗菌薬投与の目的はSSIの発生頻度を低下させることである．

a) 抗菌薬の選択

術野を汚染する可能性の高い菌を対象として薬剤を選択する．
- 清潔手術：皮膚常在菌を対象としてセファゾリンやペニシリン系抗菌薬
- 消化器系手術：グラム陰性桿菌や嫌気性菌を対象としてセフメタゾールやフロモキセフ

b) 投与方法

手術開始時に血中濃度，組織内濃度が上昇していること，手術中の有効血中濃度を維持することが重要である．
- 初回投与は手術開始60分以内に行う．
- 術中追加投与は3～4時間ごとに行う（半減期の2倍程度の時間を目安とする）．

c) 投与期間

清潔手術では手術当日のみ，その他の手術では術後3日程度を投与の目安とする．

表2 ● 手術創の汚染度の分類

手術創分類	創の状態
クラスⅠ／Clean 清潔	感染していない手術創で炎症のないもの．ただし，呼吸器，消化器，生殖器，感染していない尿路の手術は含まない．心臓外科，脳神経外科，整形外科の手術
クラスⅡ／Clean-Contaminated 準清潔	呼吸器，消化器，生殖器，感染の手術創で，よく管理され異常な汚染がないもの
クラスⅢ／Contaminated 汚染	開放性の新鮮外傷，消化器内容物の多量の漏出，無菌操作の大きな破綻があった手術．非化膿性の急性炎症のある部位の切開創
クラスⅣ／Dirty-Infected 不潔または感染	術後感染を起こす細菌が手術前から術野に存在している場合．処置の遅れた壊死組織のある陳旧性外傷．臨床的な感染症の存在や内臓穿孔がある場合．肛門の手術

手術中（執刀後）の注意点

1. 術野に入るときの注意点

手術時に研修医諸君が一番注意しなければならないのは「清潔操作」である．
① 手術室には清潔領域と不潔領域があり，まずそれを確認する．滅菌した手術器具などに誤って触れると「清潔なもの」が「不潔」になるのですべて清潔な器具に取り替える必要が生じる．手術開始が遅れる場合もあるし，患者に麻酔がかかっている場合には余分な麻酔をかけることになるので十分に注意する．
② 手洗い・ガウンテクニック・滅菌手袋装着など所定の手順を済ませて術野に入る準備を整える．この段階では逆に「不潔」にならないようにする．先輩医師，手術室のスタッフのアドバイスを参考に遵守する．

> **memo** 手術中のルール
>
> 術野に入った後では「清潔」を保つためのルールがある．
> ・両手は手術が終了するまでは肘の高さより下におろしてはいけない．
> ・手は常に視野の中に置く．
> ・急に振り向いてはいけない．
> ・汗が出て流れ落ちそうなときは「外回りの看護師」に話して，汗を拭いてもらう．研修医ではなかなか頼みにくいが非常に重要なことであるから遠慮してはいけない．
> ・気分が悪くなるなど何か不都合な事態が生じたら直ちに口に出して言葉で言う．言葉より先に行動してはいけない．また，無理をして我慢していてはより大事に至る可能性がある．

2. 手術野汚染の防止

手術はその汚染度に応じて，クラスⅠ（清潔）〜クラスⅣ（不潔または感染）に分類される（表2）．
汚染度の高い手術，特に消化器系手術では腸内細菌による手術野・創縁の汚染を防ぐ対策をとることが重要である．

a）創縁保護ドレープ（インサイズドレープ）の使用

執刀前に薄い透明または半透明の膜を皮膚に貼り付け，その上から切開するようにして，皮膚常在菌による創部の汚染を防ぐ．清潔手術でSSIの予防に効果を発揮する．

b）手術中の対策

手術操作は愛護的に行い，止血を十分にし，死腔をなくす．壊死組織や異物（縫合糸，電気メスの凝固物質など）の遺残を最小限とする．手術中は定期的に，また不潔操作を行ったときに手袋を交換する．

c）手術終了時の対策

手術終了時は生理食塩水を用いて腹腔内洗浄および創部皮下洗浄を行う．また，閉腹は手術器械を新しいものと交換して行う．

3. 手術に際して見るべきポイント

手術は外科系医療の核心であり，執刀医・麻酔医・手術室看護師など手術を行うスタッフは全神経を集中させ，全精力を注いでいる．研修医諸君にとっても緊張する場面の連続であろう．そのなかで次の点に注意しよう．

① 外科医の見事な技能（operational skill）とともに手術をサポートするチームワーク，手術を安全に進めるためのさまざまな方策を知ってほしい．
② 患者に行われている手術侵襲（ストレス）の大きさを漠然とでもよいので感じてほしい．「お腹の中でこれだけの操作・処置を行うと術後の患者はどうなるのか？」といった視点で手術を見て考えることは，患者の術後の回復過程を観察，評価する際の参考になる．
③ 手術によって欠落あるいは低下するであろう生体機能は何かを考えよう．例えば，胃が3分の1に小さくなる，胆嚢がなくなるなどの変化が患者にどのような影響を与えるだろうか．これは回復過程にある患者に機能回復の指導を行ううえで役立つのである．

4. 手術中の研修医の役割

手術中の研修医の役割は「**術野の確保**」と「**手術の立会い**」である．手術は必要最小限の切開創で行う．系統解剖のように大きく切開できれば視野も広く手術もしやすいのであるが，患者への侵襲を最小にするために切開創は通常小さい．助手が鈎を引き，手術するポイントにあわせて術野を作るのである．研修医の諸君も積極的に手術をアシストしてほしい．また，「手術立会い者」として手術の流れ，全容を把握することは術後の患者管理を行ううえで不可欠である．

手術後（手術終了から退室まで）の注意点

麻酔覚醒時には患者の呼吸・循環の変動が起こりやすく，体動によるカテーテル抜去や転落の危険もある．必要時には迅速な支援が行えるようにスタッフ（外科医，麻酔医，看護師）は手術室内に待機する．手術終了から退室までの注意点を列記する．

① 手術終了時にはガーゼあるいは他の被覆材を用いて手術創を清潔に被覆し，ドレーン類の固定を確認する．
② 器材やガーゼの最終的なカウント，X線撮影による遺残物の確認を行う．
③ 手術台からの患者移動時には，転落を防止するため十分な人手をかける．ドレーン，カテーテル類が汚染，抜去されないように注意する．

④患者退室の許可は，麻酔科管理手術においては麻酔医が，局所麻酔手術では外科医が行う．
⑤手術検体は各施設の取り扱い規定に従って処理する．

> **memo** ぜひ皮膚縫合を！
>
> 皮膚縫合は基本的な外科手技であり，まず最初に身に付けてほしい．また，縫合を実際に行うことは「手術に参加した」という実感をもつことになり，また，「自分の縫った創に責任をもつ」といった意識が芽生えるので，術後の創傷処置や患者管理を行ううえで大きな励みとなる．外科診療のなかに自分の役割や責務を積極的につくって行く姿勢をもつことが，外科研修をより効果的に進めるコツである．

第1章 主治医としてすべきこと

① 周術期管理の4 step

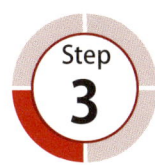

Step 3 手術直後から術後1日目までに行うべきこと

森田孝夫

Point

- ▶ 手術によって生まれた重症の「怪我人」を安楽に安全に回復させることが最大の目標である
- ▶ 呼吸・循環動態の安定化が最重要である
- ▶ 患者の除痛を積極的に行おう
- ▶ 常に観察し，情報を整理し，合併症の兆候をより早くつかもう

手術が理想的に行われるのであれば，手術前の患者は「病人」であるが，手術によって病巣を除かれた後はいわば「怪我人」ということになる．患者は注意深く計画的につくられた重症の怪我人であり，主治医の仕事はこの怪我人を救助することである．

しかし，医師の立場で基本的に行えることは，患者が一刻でも早く手術侵襲から脱することができるように，できるだけ安楽な状態を提供して，注意深く見守ることである．

手術侵襲と生体反応

手術時に患者に加わる侵襲（ストレス）には局所の**神経刺激**，**出血と脱水**，**飢餓（絶食）**，**局所の細胞変性・壊死**，**精神的ストレス**などがある．これらの侵襲によりダメージを受けた生体は内部環境維持のためのさまざまな代償機転を働かせる（表1）．

a) 循環系の変化

手術による体液と循環血液量の減少に対しては心拍出量および末梢血管抵抗の増加によって血圧を維持する．機能的細胞外液量の減少に対しては抗利尿ホルモン（ADH）やアルドステロン分泌を促し，体液を保持する．

b) 代謝系の変化

手術侵襲によって抗インスリン系のホルモン（エピネフリン，コルチゾール，グルカゴン）が分泌され，グリコーゲン分解，ブドウ糖および脂肪の動員が起こる．インスリン感受性は低下して**術後仮性糖尿病**（postoperative pseudo-diabetes）の状況となる．

c) 免疫系の変化

手術による組織損傷は免疫細胞を活性化させ，サイトカインが放出され，組織修復と病原体排除が行われる．

手術直後～術後1日目の管理

患者は手術侵襲のために呼吸・循環機能が非常に亢進し，かつ不安定な状態である．呼吸・循環動態の安定と疼痛コントロールが治療の最大の目標であり，ICUまたは回復室で厳重に管

表1 ●生体への侵襲の種類と基本的な生体反応

侵襲の種類	病態	基本的な生体反応	期待される効果
1. 局所の神経刺激	①知覚神経・自律神経の刺激 ②third spaceへの水分の移行	a) 交感神経副腎髄質系（交感神経端末）➡ アドレナリン分泌➡ ・グルカゴン分泌↑ ・インスリン分泌↓	・心収縮力増強 ・気管支拡張 ・血糖上昇
		➡ ノルアドレナリン分泌↑	・末梢血管収縮
		b) 下垂体副腎皮質系 ➡ ACTH, コルチゾール分泌↑	・タンパク異化，糖新生 ・ストレス軽減
		➡ 成長ホルモン分泌↑	・細胞の修復 ・血糖上昇 ・遊離脂肪酸動員
		➡ 抗利尿ホルモン↑	・水・Na^+保持
		➡ アルドステロン分泌↑	・Na^+, HCO_3^-保持 ・K^+排泄，血圧維持
2. 出血と脱水	①循環血液量の減少 ②機能的細胞外液量の減少	a) 圧受容体刺激➡交感神経興奮 ➡心拍出量増加・細動脈収縮	・血圧維持
		b) 抗利尿ホルモン，アルドステロンの動員	・血圧維持，Na^+保持
3. 飢餓（絶食）	栄養源の補給停止	抗インスリン系ホルモン分泌↑ （アドレナリン，コルチゾール，グルカゴン）	・グリコーゲン分解，糖新生 ・筋タンパク分解・異化の亢進 ・体脂肪の分解・動員
4. 局所の細胞変性・壊死	マクロファージ，リンパ球，血管内皮細胞などからサイトカインの放出	IL1➡体温調節中枢➡発熱 IL6➡リンパ球B細胞を刺激➡抗体産生 IL8➡好中球の遊走能↑	・生体の免疫力↑
5. 精神的ストレス	興奮・不安・恐怖	コルチゾール分泌↑	・ストレス耐性の増強

理する（表2）.

1. 麻酔からの覚醒と監視

a）麻酔法の確認

局所麻酔法（脊椎麻酔，硬膜外麻酔）か**全身麻酔法**かを確認する．
①脊椎麻酔，硬膜外麻酔の場合には効果レベルを確認する．まだ高レベルにあるときは体位変動や少量の出血で容易に血圧低下を起こすので注意する．
②全身麻酔法で覚醒が不十分の場合には舌根沈下による気道閉塞，誤嚥に注意する．

b）覚醒状況の確認

患者の名前を呼び返答を待つ．苦しそうであっても通常は声を出して答えてくれる．この返答は帰室直後より時間を経るに従って次第に力強く，よりはっきりとしてくる．

表2 ● 手術直後から1日目までの管理

	手術当日・術後	手術後1日目
処置	・酸素投与 ・心電図モニター	・酸素中止 ・心電図モニター中止 ・胃管抜去 ・ネブライザー
検査	・血液検査（血算，血液ガス分析） ・胸部・腹部X線写真	・血液検査（血算，生化学，CRP） ・胸部・腹部X線写真
投薬	・手術室よりの輸液続行 ・抗菌薬投与 ・疼痛コントロール	・維持輸液 ・抗菌薬投与 ・疼痛コントロール
食事	・欠食	・水分摂取可
検温	・帰室後バイタルサインチェック（1日6回） ・尿量の確認（2時間ごと）	・バイタルサイン（1日4回） ・尿量の確認 ・膀胱カテーテル抜去，自尿の確認
安静 活動 創処置	・ベッド上安静 ・創部，ドレーン滲出確認 ・弾性包帯着用（下肢）	・歩行可 ・創部，ドレーン観察 ・歩行後弾性包帯除去
説明	・主治医から家族へ手術結果について説明	・主治医から本人へ手術結果説明

2. 呼吸の管理

手術侵襲の直接的影響，術後疼痛により呼吸機能は低下する．機能の低下は術後1日目が最大で，およそ3日間続き，その後次第に回復する．

a）呼吸の補助

呼吸と循環動態の安定のために**仰臥位**とする．覚醒が悪い患者では枕を取り，気道を直線化する．呼吸運動が10回/分以上滑らかに行われていることを確認する．酸素マスクで酸素を3L/分で投与する．パルスオキシメーターを用いてPaO_2を持続的に計測し，80〜100 Torrを保つようにする．呼吸数10回/分以下，$PaCO_2$ 50 Torr以上の場合は人工呼吸の適応となる．

b）喀痰排出の補助

全身麻酔の影響によって，①気道の乾燥，②線毛運動の障害，③咳嗽反射の低下が起こり，気道感染に弱い状況となっている．ネブライザーによって気道の十分な加湿を行い，体位ドレナージおよび胸部叩打法などの胸部理学的療法によって喀痰の排泄を助ける．

c）呼吸器合併症の予防

術後合併症で一番高頻度なのは呼吸器合併症である．定期的に呼吸音を聴取し，無気肺のないことを確認する．胸部および腹部の創の痛みのために痰の喀出ができないことが多く，頻回に痰を吸引し除く．

3. 循環の管理

手術時の体液と循環血液量の変化を代償するために心機能は活発になり，また体液動員がな

されていて，循環動態はきわめて不安定である．

a) バイタルサインの測定

心電計によるモニターと持続的な血圧モニターを行う（24時間モニタリング）．術直後のバイタルサインは不安定であるが通常は1～2時間ほどで安定する．また，血圧，脈拍数，呼吸数，体温はともに手術侵襲によって通常より高いレベルにあるが，高いなりに安定していることを確認することが重要である．急激な血圧の低下は急性循環不全を意味する．

b) 血圧のコントロール

術後は，術後疼痛・過度の輸液・換気不全などによりほとんど高血圧となる．十分な鎮痛を図り，血液ガス分析により呼吸状態を確認する．収縮期圧を150～160 mmHg以下にコントロールする．過度の血圧上昇には硝酸イソソルビドやニトログリセリンを貼付する．緊急時はニフェジピンを舌下で投与する．

4. 体液管理と輸液

術中の出血量，尿量，輸液量，輸血量を確認し，患者の体液の過不足を判断する．

術前の心・腎機能に異常を認めない場合には**尿量**が非常に重要な指標となる．腎臓は体液量が多すぎる場合には尿量を増加させ，少ない場合には尿量を減少させる．したがって適正な時間尿量（体重1 kg当たり1 mL）が保たれているかどうかが体液管理の指標になる．輸液は脱水に注意し，手術当日は細胞外液補充液を50 mL/kg/日程度，術後1日目以降は維持輸液を50 mL/kg/日程度を投与する．術後の後出血の予防として止血薬を輸液に混入して点滴ラインから投与する．

> **memo 体液管理の難しさ**
>
> 術中および術後の体液の出納は非常に複雑である．出血を含む術野からの体液喪失，また術中に腹腔内臓器が空気にさらされることによって不感蒸泄が起こる．さらに，術後はドレーン類からの排液がある．これに対して輸液と輸血が行われる．バランスシートなどを用いても体液バランスを正確に把握する方法はないのである．

5. 疼痛管理 （詳細は第1章-②-1 周術期の疼痛管理を参照）

術後疼痛は患者にとって一番の関心ごとである．疼痛は深呼吸と喀痰排出を制限し，肺合併症の原因となるばかりでなく，早期離床を妨げ創傷治癒も遷延させる．術直後より十分な除痛を図ることが重要である．痛みが原因で血圧上昇をきたすことも多いので，急に血圧が上昇した場合には除痛も考慮する．除痛の必要な時期は長くても3日間であり，また，初期に十分な除痛を行うと，結果として使用した鎮痛薬の量は少なくなるといわれている．

①**硬膜外カテーテルが留置されている場合**：硬膜外カテーテルより局所麻酔薬または麻薬オピオイド類を注入する．最も効果的な除痛の方法である．手術時に麻酔の一貫として実施されているので，術後も除痛に利用する．

> レペタン®（非麻薬系鎮痛薬）1 A＋0.25％マーカイン®（アミド型局所麻酔薬）40 mL 注入

②硬膜外カテーテルが留置されていない場合：ペンタゾシンなどを筋注または静注する．

> **memo** こんな除痛はNG！
>
> 最も適切でない除痛の方法は，患者に我慢させたうえで少なめの投与を行うことである．痛みに対する恐怖・不安が増大し，なおかつ投与量が少ないので除痛されたと感じないのである．早期離床が行われ，歩行を始めると患者は痛くても除痛を求めなくなる傾向がある．

6. 抗菌薬の投与 （詳細は第1章-②-3　周術期の感染症対策を参照）

1999年の米国疾病管理予防センター（CDC）によるガイドラインおよび2013年の日本手術医学会による「手術医療の実践ガイドライン」に準拠する．

清潔手術では手術当日のみ，その他の手術では術後3日程度を投与の目安とする．術後3〜4日の創部には，投与した抗菌薬に耐性のある菌が出現するので，それ以降投与を継続する意味はない．

7. 創傷処置，ドレーン処置

創傷処置とドレーン処置には2つの目的がある．第1は**手術後の局所状態の確認**である．腹腔内の手術部位付近に挿入したドレーンは，後出血や手術時には気づかなかった副損傷（肝胆道系の損傷，膵の損傷）などに関する情報を提供してくれる．帰室後の早い時期に創やドレーンからの排液の性状を確認する．

第2は**局所の感染予防**である．手術直後の創からは滲出液が多量に出る．これを創内に溜めないで創外に誘導することが基本である．ドレーンは排液を効果的に行うために屈曲しないように注意する．

> **memo** ドレナージはなんのために行うのか？
>
> 体内に貯留した滲出液は細菌感染の温床となる．なぜなら体内に貯留した滲出液は細菌にとって絶好の培地であり，体内は最も適した培養器となるからである．創傷治癒を阻害する最大の原因は感染であることに注意する．

観察のポイント

手術直後の患者を注意深く観察することは最も重要なことである．患者の呼吸は荒く，うめき声を上げていて，傍で見ていると本当に大丈夫なのか，手術にトラブルはなかったのかと心配になるかもしれない．手術侵襲によって患者の全身状態はダイナミックに変化し，患者からいわゆる「異常な身体状況を示唆する大量の情報」が溢れてくる．これが手術侵襲によるものなのか，それとも合併症が生じたためなのかを判別することが必要となる．手術侵襲に対する生体反応は人それぞれなので，データの絶対値（「点」）で判断を下すことは難しい．術前検査値と比較するなど「点」ではなく「線」で見極めていくことが最大のポイントとなる．

研修医として求められるのは，患者の全身状態が安定するまでそばにいて情報を把握し，記録すること，そして，それを指導医（上級医師）に伝えるメッセンジャーとしての役割である．

> **memo** 手術後6時間は患者のそばを離れない
>
> 術後の患者状態の安定には約6時間が必要だといわれている．手術終了時の止血確認で，髪の毛ほどの細い血管からの出血を見逃した場合には，次第に血圧が低下し，6時間後にはショック状態になるといわれている．これは明確な根拠に基づくものではないが経験的に外科医の間で言われていることである．とにかく「手術後6時間は患者のそばを離れない」というのが外科医の基本である．6時間を経過して状態が安定していたときにはじめて外科医は安堵し緊張を解くといわれている．

術直後に行う検査

術直後の患者の状態をより詳細に把握するために最小限の検査を行う．

1. 緊急血液検査

一番重要なのは**貧血の有無**を確認することである．帰室後の早い時期にどの程度の血液が不足しているのか，貧血の状態を確認する．これは輸血した場合でも必ず行う．

2. 血液ガス分析

血液中の酸素分圧，二酸化炭素分圧から呼吸状態を確認する．また，術後は代謝性アシドーシスとなることが多い．正常を大きく逸脱している場合には補正する．

3. X線検査

胸部X線撮影，腹部単純X線撮影は必ず行う．手術終了時に手術室で行われる場合もある．胸部・肺野の異常（特に無気肺の有無），胃管および挿入ドレーンの位置および「術野への忘れ物」のないことなどを確認する．

教育・指導・説明

患者は手術直後で集中治療室または回復室でベッドに横たわっているわけであるが，必ず声をかけ手術が無事に終わったことを伝える．また，患者の家族は手術が終わるまで待機しているので，帰室直後の患者への処置が一段落した時点でなるべく早く手術の説明をする．そして患者に面会してから帰宅してもらう．患者家族への説明は通常，指導医が行うが，必ず同席して家族の理解度や家族からの質問内容を把握する．後日，術後経過について研修医であるあなたが説明することを念頭に立ち会う．

第1章 主治医としてすべきこと
① 周術期管理の4 step

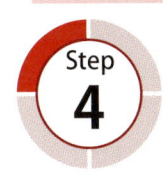

Step 4 手術後2〜3日目から退院までに行うべきこと

森田孝夫

Point

- ▶ 術後管理のポイントは患者の痛みが早く取れて，創が治って，食事が摂れるようになるのをサポートすることである
- ▶ 手術の効果（結果）を確認して，今後の治療のための参考資料を作成する

手術後の回復過程における生体反応

手術後の回復過程における生体反応については多くの研究がある．しかし，古典的ではあるがMooreらの理論[1, 2]がわかりやすく実用的であるので引用する．手術侵襲は通常術後1〜3日で脱することができる．回復期の生体反応は表1に示すように複雑である．創傷治癒に要する期間は1〜2週間であり，手術によって縮小あるいは欠落した臓器の機能回復にはさらに長い時間が必要である．例えば胃部分切除では，本来胃がもっている「食物を貯留する機能」，「殺菌機能」が落ちることになるわけで，術後はこの機能の低下に対して体が順応していくことが必要である．回復期に起こる生体反応を無事に起こさせることが術後管理の中心となる．

Step 4における術後管理

手術侵襲からの離脱を無事に行い，呼吸循環機能も落ち着きを取り戻しつつある時期である．この時期に行う術後管理は，①**不必要となった呼吸，循環，創管理を漸次中止する**，②**創傷治癒と機能回復を効果的に進める**，③**合併症を予防する**ことである．

Step 4で行う治療・処置の要点

1. 術後一般管理（図1）

a) 酸素吸入の中止

酸素吸入は呼吸状態が安定すれば中止する．通常は術後1病日まで行う．

b) ネブライザー，喀痰の吸引

喀痰の排出状況をみて中止する．

c) カテーテル，チューブ類の抜去

尿道カテーテルは逆行性尿路感染を予防するために，経鼻胃管は誤嚥を防止するためになるべく早く（通常術後2病日までに）抜去する．創部ドレーンは排液の様子をみてなるべく早期に抜去する．

表1 ● 手術後の回復期における生体反応（Moore）

時期	第1期 傷害相 (acute injury phase)	第2期 転換相 (turning point phase)	第3期 同化相 (anabolic phase)	第4期 脂肪蓄積相 (fat gain phase)
（期間）	2～5日間	1～3日間	15日間	数週間～数カ月
代謝系反応	・副腎皮質ホルモンの分泌増加 ・炭水化物・脂肪・タンパクの貯蔵の消費（体重減少） ・窒素およびK平衡が負 ・Naと水の体内貯留	・副腎皮質ホルモン分泌減少 ・窒素負平衡の減少，Kは平衡を保持 ・水とNaの排泄開始	・副腎皮質ホルモン分泌は正常へ ・体重増加 ・窒素・Na平衡は正	・代謝系は安定
臨床	・副腎反応（1～12時間）頻脈，発汗など ・落着きなく無欲 ・無関心 ・食欲なし	・活動性が出現 ・食事・周囲への関心の出現，増加 ・腸蠕動の回復	・空腹感出現 ・体力が付き，活発に活動 ・性機能の回復 ・通常の食事	・体重・体調が正常に復帰
手術創	・フィブリン析出 ・治癒機転はまだなし	・線維芽細胞増殖 ・コラーゲン沈着の開始 ・創に抗張力が出始める	・創の抗張力が増す ・炎症・疼痛が消失する	・創は白色瘢痕になる

d) 抗菌薬の投与の中止 （詳細は第1章-②-3参照）

術後3日を経過すると，皮膚の切開創の表面が上皮化され細菌の侵入による創感染の危険性はなくなる．また，痰の排泄が減ると呼吸器感染症を合併する可能性は減少する．尿道カテーテルが抜去されれば尿路感染の危険性はなくなる．

e) 経口摂取の開始とともに点滴（補液）の量を徐々に減らす

4. 栄養管理（p.44）を参照のこと．

f) 創傷処置

皮膚の切開創の表面が上皮化される術後3日以降は特に被覆材を必要としない．創からの滲出液の有無などを確認し，異常がなければ開放とする．

g) 検査

術後1日目，3日目に血液検査，X線写真（胸部，腹部）を行って異常がなければ，その後は週に1度，スクリーニングの意味で血液検査，X線検査を行う．

h) 指導・説明・その他

①退院にあたり，栄養士による食事指導と薬剤師による服薬指導を行う．
②医師による病状説明と退院指導を行う．
③手術の効果を評価し，今後の治療に役立つ資料を作成しておく．

2. 創傷治癒を阻害する因子の除去

①**疼痛刺激**は血管神経反射を介して手術局所の虚血を誘発し，治癒を遅延させる．十分な疼痛コントロールを行う．

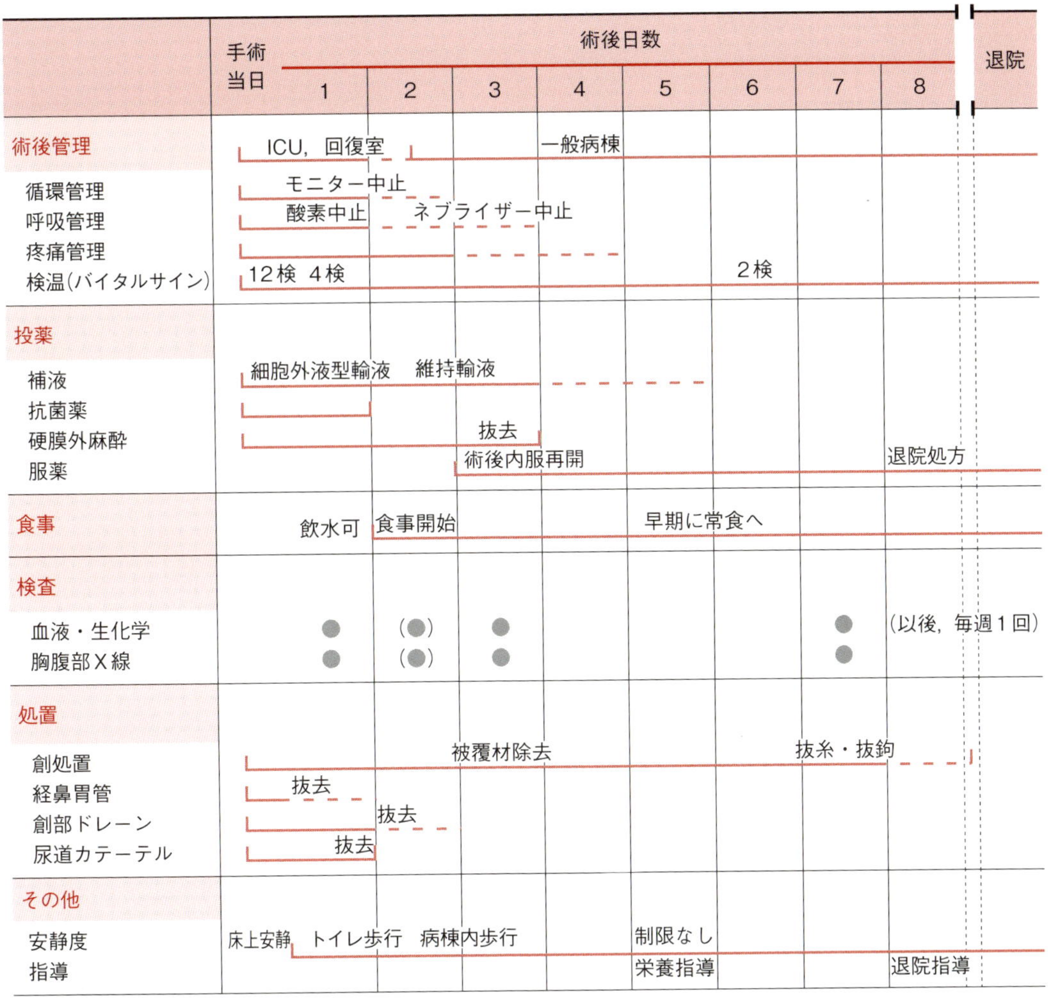

	手術当日	術後日数 1	2	3	4	5	6	7	8	退院
術後管理		ICU, 回復室			一般病棟					
循環管理		モニター中止								
呼吸管理		酸素中止	ネブライザー中止							
疼痛管理										
検温(バイタルサイン)		12検 4検					2検			
投薬										
補液		細胞外液型輸液	維持輸液							
抗菌薬										
硬膜外麻酔				抜去						
服薬				術後内服再開				退院処方		
食事		飲水可	食事開始		早期に常食へ					
検査										
血液・生化学		●	(●)	●				●	(以後, 毎週1回)	
胸腹部X線		●	(●)	●						
処置										
創処置					被覆材除去			抜糸・抜鉤		
経鼻胃管		抜去								
創部ドレーン			抜去							
尿道カテーテル		抜去								
その他										
安静度		床上安静	トイレ歩行	病棟内歩行		制限なし				
指導						栄養指導			退院指導	

図1● 術後管理の概要

②**創感染**を起こし炎症が続くとコラーゲンの合成が阻害される．創部に留置されたドレーンなどの異物も炎症を長引かせる原因となる．創傷治癒を妨げないように創感染を予防し，不必要となったドレーンを早期に抜去する．
③**糖尿病**では手術局所の血流不全が起こり，創治癒が遷延する．血糖コントロールを行う．
④**ステロイドホルモン**はコラーゲン合成を抑制し，線維芽細胞の創傷部への遊走を障害する．長期のステロイドホルモンの使用を避ける．

3. 生体の機能回復の促進

　術後48時間以内の離床を**早期離床**という．手術による疼痛は体動を制限するため早期離床が遅れる原因となる．早期離床は次に示すようにさまざまな形で生体機能の回復を促進するので，十分な除痛を行って早期離床を促すことが重要である．

〈早期離床による回復促進〉
①術後の機能的残気量を減少させ，換気・血流不全を改善して呼吸機能の回復を早める．
②腸管蠕動を刺激して術後の消化管機能の回復を促進する．消化管全体の機能回復には3～4日を

要するが，早期離床はこれを早める．
③手術および腰椎麻酔後に起こる排尿障害を改善する．

4. 栄養管理 （第1章-②-2 周術期の栄養管理参照）

　外科手術後においては腸管の蠕動運動が弱まり，経口摂取が不能となる．術後の栄養補給の目的は，回復期における代謝の変化に対応して必要なエネルギー源や窒素源を供給し，侵襲からの早期回復を図ることにある．

　体表の手術や開胸手術では，消化器機能の抑制は軽度であるため，麻酔から覚醒後ただちに経口摂取を開始することができる．開腹手術，消化管手術では従来，消化器機能の回復を意味する排ガスを確認した後に経口摂取を開始することが普通であったが，近年では術後早期（24時間以内）に経口摂取を開始する「早期経腸栄養」の考え方が生まれている．絶食期間が長くなる場合には経静脈栄養法または経腸栄養法を行う（第1章-②-2周術期の栄養管理，参照）．

a) 末梢静脈栄養法

　末梢からの栄養輸液では，浸透圧の高い輸液薬は血管炎を起こすために使用できない．そのため投与できる量は400〜800 kcal/日に限られ，必要量を十分に投与できない．手術侵襲が軽度な症例に適応となる．

b) 中心静脈栄養法

　中心静脈を経由して水分量40〜50 mL/日，カロリー30〜40 kcal/kg/日を投与する．投与カロリーの10〜20％を脂肪乳剤で投与する．アミノ酸投与量を1〜2 g/kg/日，カロリー/N比を150〜200に設定する．投与スケジュールは10 kcal/kg/日からスタートし，漸増して3〜4日かけて目標投与量へ到達する．

c) 経腸栄養法

　腸管の通過障害がなく消化吸収機能が保たれている場合に適応となる．経静脈法に比べて吸収経路が生理的であり高カロリー投与も可能である．近年は「消化管機能が正常であれば経静脈栄養より経腸栄養を優先し，早期より経腸栄養を行う」という考え方が主流となっている．

　経腸栄養には自然食品を用いた流動食から消化過程を必要としない成分栄養剤までさまざまなものが存在する．5％グルコース液より開始し，段階的に1.0 kcal/mL濃度の維持液まで漸増する．

術後合併症と管理

　不整脈，虚血性心疾患，心不全，肺梗塞など生命の危機に直結する疾患を合併したときは専門医の応援を仰いで診療に当たる．術後合併症と発症時期を図2に示す．

1. 循環器系合併症への対応

a) 術後急性心不全

①酸素投与にて$SaO_2 > 95％$（$PaO_2 > 80 Torr$）を維持する．改善しない場合はマスクによるCPAP，次いで挿管による人工呼吸を実施する．
②Forrester分類で評価し，強心/昇圧薬，血管拡張薬，利尿薬，輸液負荷などにより循環動態の改善を試みる〔step1，図2（p.23）参照〕．

| 手術当日 | 1 | 2 | 3 | 4 | 5 | 6 | 7 | 8 | (日) |

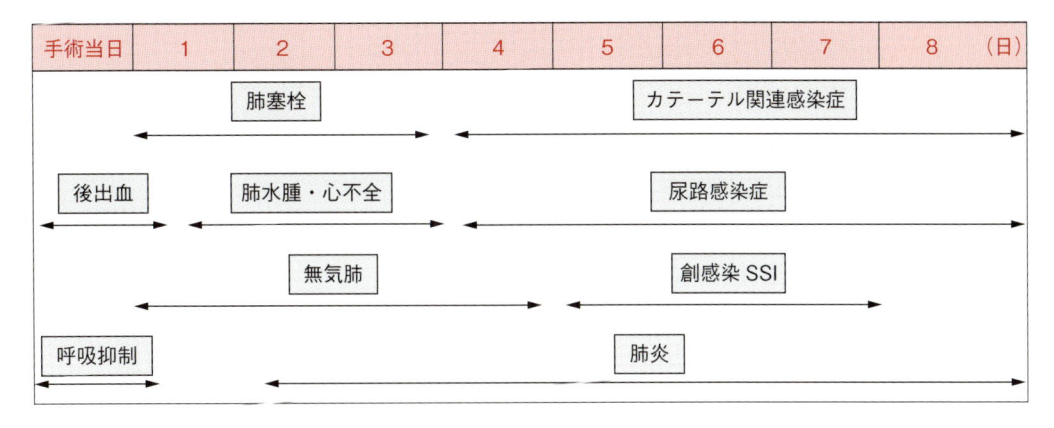

肺塞栓 ←——————————→
カテーテル関連感染症 ←——————————→
後出血 ←—→
肺水腫・心不全 ←——→
尿路感染症 ←——————→
無気肺 ←——————————→
創感染 SSI ←——————→
呼吸抑制 ←→
肺炎 ←————————————————→

図2 術後合併症と発症時期

b) 不整脈

◆ 心室性不整脈 (PVC)

血清電解質をチェックし，低カリウム血症があれば補正する．電解質バランスが適正でPVCが頻発する場合にはリドカインの持続静注を行う．

◆ 心房性不整脈

手術侵襲による内因性カテコラミンの増加を背景に心房細動が誘発されやすい．水分電解質バランスを是正しても治まらない場合には，電気的あるいは薬物的除細動を行う．

c) 虚血性心疾患 (PMI)

動脈硬化プラークの破綻による冠動脈急性閉塞が原因であり，手術侵襲による血圧上昇，頻脈，反応性の冠動脈攣縮などが誘因となる．術後48時間以内に多い．術後の疼痛コントロールを十分に行うことが重要である．治療はアスピリン内服，ヘパリン投与による血栓進展の防止と亜硝酸薬投与による冠動脈血流の増加である．緊急カテーテル治療も考慮する．

2. 呼吸器系合併症への対応

a) 非心原性肺水腫

大きな手術侵襲の後に肺胞毛細血管の透過性が亢進することによって引き起こされる．急性呼吸窮迫症候群（acute respiratory distress syndrome：ARDS）と呼ばれ，急性発症，低酸素症，両側性の肺浸潤，心不全の否定の4項目で定義される．適切な輸液管理と呼吸管理で治療する．

〈対応〉
①毛細血管内静脈圧を低下させるために輸液を制限し，肺間質への水分漏出を減少させる．
②1回換気量を低容量（6 mL/kg）とした人工呼吸を行う．

b) 無気肺

術後呼吸器合併症のなかで最も頻度が高い．原因は肺の圧迫，肺胞内ガスの吸収，サーファクタントの欠乏に伴う肺胞の虚脱による．換気血流不均衡によって低酸素血症となり，さらに肺炎を誘発する．

〈対応〉
①非侵襲的換気療法（noninvasive ventilation：NIV）による陽圧換気とPEEPによる肺の再膨張を促す．
②十分な鎮痛のもとで体位変換，早期離床を行って予防する．

c）肺炎

肺炎を疑った場合には他の手術関連感染症（SSI）の可能性も考慮し，喀痰培養，血液培養を行う．

〈対応〉
①グラム染色で起炎菌の検討をつけて治療薬を選択する．
②通常の術後肺炎では，起炎菌として緑膿菌，*Klebsiella*，*Enterobacter*などのグラム陰性菌が多いため，第3・4世代セフェム，広域ペニシリン，カルバペネム系，ニューキノロン系を投与する．

d）肺塞栓症

ほとんどは深部静脈血栓症に続発している．致命率が高く迅速な対応が必要であるが，特異的な症状に乏しく診断は困難である．

〈対応〉
①マルチスライスCT，肺動脈造影，肺シンチグラフィ，動脈ガス分析，D-dimerで診断する．
②急性初期治療ではヘパリンが，急性期を脱した後はワルファリンを用いて抗凝固療法を行う．経静脈的にカテーテルを肺動脈まで挿入して血栓の破壊・吸引，血栓溶解などのカテーテル治療も行われている．

3. 尿路感染への対応

外科手術時の尿道カテーテル留置は尿路への細菌の侵入の大きな機会となる．

〈対応〉
①無菌的カテーテル挿入，閉鎖式システムの使用が重要である．カテーテル外からの細菌の侵入には72時間以上を要すると考えられるため，カテーテルは術後できるだけ早期に抜去する．
②尿路感染の起炎菌の多くは大腸菌が占めるため抗菌薬は第2～4世代セファロスポリン，βラクタマーゼ配合ペニシリン薬を使用する．補液を十分に行って尿量を増加させる．

4. 創感染への対応

創感染と判断された場合は，創を開放しドレナージする．壊死組織や縫合糸などの異物を除去し，生理食塩水で洗浄して二次治癒を促進する．

◇文献・参考図書

1) Moore FD. Metabolic Care of the Surgical Patient. W. B. Saunders Company, Philadelphia, 1959
2) Moore FD. Homeostasis：Bodily Changes in Trauma and Surgery. In：David C. Sabiston, Jr. editor. Asian edition, Davis-Christopher Textbook of Surgery：The Biological Basis of Modern Surgical Practice. Tenth ed., W. B. Saunders Company, Philadelphia, p.26-64, 1972
◇ 臨床外科学1「外科学総論（普及版）」（森岡恭彦，他／編），朝倉書店，2006
◇ 消化器外科Vol.28 No.6「外科医が知っておくべき周術期管理のトピックス」，へるす出版，2005
◇ 消化器外科Vol.35 No.5 臨時増刊号「術前・術後管理必携」，へるす出版，2012
◇ 「手術医療の実践ガイドライン（改訂版）」，日本手術医学会，2013
◇ レジデントノート増刊「外科の基本 手術前後の患者さんを診る」（畑 啓昭／編），羊土社，2013

Column

創の治癒状況を知る

　手術によってできた創はどのように治っていくのか．創傷治癒過程についての知識はすでに学んでいるが実際はなかなか確認する手段がない．ましてや，体内の創は直接見ることはできないわけで，それをどう確認するのか外科医になりたてのころは疑問であった．これはあくまで個人的な経験にもとづく見解であるが，手術が適切に行われ（テクニカルエラーがない），結果として創が適切な状態にあるとすると皮膚の創の治癒状況がすべての創の指標になると思う．むしろ体内の創の治癒の方が皮膚よりも早く進行する印象がある．皮膚創の治癒状況を通して体内の創の様子をイメージできればもう外科医である．

第1章 主治医としてすべきこと
② その他に知っておくべきこと

1 周術期の疼痛管理

森田孝夫

Point

▶ 術後疼痛は手術患者にとって最も大きなストレスであり,できる限り軽減しよう
▶ 術後疼痛は早期離床を進めるうえでの最大の阻害要因であり,積極的に除痛しよう
▶ 重症患者で鎮痛と鎮静が必要な場合には,痛みをコントロールしたうえで,浅めの鎮静を維持しよう
▶ さまざまな鎮痛方法の長所を引き出し,副作用を最小に抑え,相乗効果が得られるように併用するというmultimodal pain therapyの考え方を理解しよう

　術後疼痛は手術患者にとって最も大きなストレスであり,できる限り軽減することは言うまでもない.近年,合併症を予防し術後の回復を早めるために積極的に早期離床を進めることが一般的となった.ICUでの治療を受けている患者ですら,手術翌日から早期離床に向けてのリハビリテーションが行われている.術後疼痛は早期離床を進めるうえでの最大の阻害要因であるとの認識から,近年さまざまな研究により,鎮痛・鎮静についての明確な指針が定まりつつある[1,2].
　本稿では術後疼痛についての基本的な考え方について述べる.

memo PADガイドライン

　2013年,米国集中治療医学会からClinical Practice Guidelines for the Management of Pain, Agitation, and Delirium in Adult Patients in the Intensive Care Unit (以下,PADガイドライン) が公表された.重症患者の鎮痛・鎮静の管理方法として,鎮痛を優先して積極的に「不快な体験」を除き,必要最小限度の鎮静で患者の安定と意思疎通を図るという方法(「鎮痛重視型鎮静」)を推奨している.

疼痛の種類と特徴

　術後疼痛は,手術操作による機械的刺激,術中の非生理的な体位による痛み,同一体位による圧迫痛(腰痛),血管・尿道などへ留置されたカテーテル類などさまざまな原因によって起こる.また,術後疼痛は体性痛と内臓痛に大きく分けられる.2つの違いを表1に示す.

術後疼痛が及ぼす身体への影響

　術後疼痛は呼吸器系,循環器系,消化器系,内分泌・代謝系など全身に悪影響を及ぼすばかりでなく,精神的ストレス(不眠・せん妄)となり全身状態をさらに悪化させる(表2).

表1 ● 疼痛の種類と特徴

疼痛の種類	原因	特徴
体性痛	①切開など皮膚・筋肉などへの機械的刺激（破壊） ②同一体位での長時間手術による筋肉痛 ③臥床による腰痛（同一部位の圧迫）	①損傷部位に痛みが限局する ②拍動性でうずくような痛み ③体動時に痛みが増強する
内臓痛	①手術操作に伴って内臓器官が受けた機械的刺激に対する生体反応（炎症など） ②内臓周囲組織への圧迫・伸展 ③管腔臓器の内圧上昇	①痛みの部位が不明確 ②重苦しい鈍い痛み

表2 ● 術後疼痛による身体への影響

循環器系	①交感神経の緊張により頻脈，血圧上昇をきたす ②心筋酸素消費量が増大し，心筋虚血が引き起こされる ③血液凝固能が亢進し，深部静脈血栓症の形成因子となる
呼吸器系	①胸部，上腹部手術では，肺活量，機能的残気量，一回換気量などが減少し，低酸素血症の原因となる ②疼痛のために深呼吸や咳が抑制され，分泌物貯留や無気肺の原因となる
消化器系	腸管の動きが抑制され，術後イレウスの原因となる
内分泌・代謝系	交感神経の緊張によってカテコラミンや異化ホルモンの分泌が促進され，代謝亢進，酸素消費量の増加をもたらす
精神・神経系	痛みによる不安・恐怖は，不眠・せん妄を引き起こす

術後疼痛に影響を及ぼす因子

創部疼痛は術後2～8時間でピークに達し，24～36時間ごろから漸次軽減するといわれているが，疼痛の大きさに影響を与える因子はさまざまであり，また，術後の経過時間によって変化する．

◆ 患者因子

患者の性格，社会性，痛みの経験の有無，術前の不安，恐怖などが術後疼痛に影響を及ぼす．術前から心理面での援助や投薬による不安除去が重要である．

◆ 麻酔因子

全身麻酔に伝達麻酔が併用された場合には鎮痛効果が持続するため疼痛コントロールが容易となる．

◆ 手術因子

手術部位，手術創の大きさ，手術時間の長さ，侵襲の程度によって術後疼痛は左右される．
開腹術・開胸術は，深呼吸・咳など呼吸運動に際して緊張がかかることなどによって痛みは強い．

鎮痛の評価

疼痛はきわめて主観的な感覚であり，術後経過のなかではさまざまな要因で変化するため，医

表3● BPSによる疼痛評価

項目	患者の状態	点数
顔の表情	落ち着いている, 穏やか 少し硬直している, 眉が下がっている かなり硬直している, きつく眼を閉じている 顔をしかめている, 渋面	1 2 3 4
上肢	動かさない, 全く動かない 一部曲げている 完全に曲げて, 指も曲げている ずっと引っこめている, 常に縮んでいる	1 2 3 4
人工呼吸との同調性	許容している, 同調している 時々咳があるがほとんどの時間は許容している 人工呼吸とファイティングしている 人工呼吸の調整が不可能	1 2 3 4

<評価の仕方>
顔の表情, 上肢の動き, 人工呼吸器との同調性につき, 各々1〜4点の点数をつけ, その合計点で評価する. 合計点5以上を痛みあり, 6以上を強い痛みと評価する.

表4● CPOTによる疼痛評価

指標	スコア	患者の容態
① 表情	0 リラックス 1 緊張 2 しかめっ面	表情筋の緊張なし 肩を寄せる, 顔をしかめる 強く閉眼, 顔の動きがない
② 四肢の動き	0 静止 1 防御 2 異常	全く動きなし 痛みの箇所をゆっくりと触る, 注意して動かす ベッドから起き上がる, 暴力行為, チューブの自己抜去
③ 筋緊張 (上肢の他動的な屈曲・伸展による評価)	0 緊張なし 1 軽度緊張 2 強い緊張	緊張なし, 他動運動に抵抗なし 他動運動に対して抵抗あり 非常に強い抵抗があり, 運動を完結できない
④-1 (人工呼吸中) 人工呼吸器への同調	0 同調 1 咳はあるが同調可能 2 ファイティング	アラームが鳴らない, 同調している 時々アラームが鳴るが自然に停止する 同調せず, アラームが頻繁に鳴る
④-2 (抜去後or非挿管時) 発語	0 会話可能 1 ため息, うめき 2 叫ぶ, 泣く	落ち着いて会話が可能, 普通の声で話す ため息をつく, うめき声を上げる 泣き叫ぶ, すすり泣く

<評価の仕方>
顔の表情, 四肢の動き, 筋緊張, 人工呼吸との同調(または発語)につき各々2点満点で点数をつける. 合計3点以上を強い痛みと評価する.

療者側がその程度を評価するのは難しい. 患者の主観的な感覚である疼痛の程度を客観的指標として医療者間で共有するための評価基準(スケール)が必要となる.

疼痛のスケールとしては, 患者とコミュニケーションが取れる場合は, 視覚アナログスケール(VAS:visual analogue scale), 数値評価スケール(NRS:numeric rating scale)などが推奨される. また, コミュニケーションが難しい場合にはBPS(behavioral pain scale, 表3), CPOT(critical-care pain observation tool, 表4)などが推奨されている.

a）VAS（視覚アナログスケール）の評価方法

10cmの直線に0〜100までの目盛りをつけ，痛みの段階を0（痛みなし）から100（最も強い痛み）で表現するスケールを作る．患者に今の痛みがどの位置かをスケール上で指してもらう．

b）NRS（数値評価スケール）の評価方法

痛みの程度を0〜10までのポイントで表す．0が痛みなし，10が最も強い痛みとしたときの今の痛みを数値で応えてもらう．4ポイント以上を強い痛みとすることが多い．

c）BPSの評価方法

表情，上肢の動き，人工呼吸との同調という3項目について，それぞれ1〜4点までのスコアをつけ，その合計で評価する．点数が高いほど疼痛が強い（12点満点）．5点以上を痛みあり，6点以上を強い痛みとする．コミュニケーションが困難な患者でも疼痛評価が行える．

疼痛管理の方法

疼痛管理には局所麻酔薬による神経ブロック，オピオイド，NSAIDsを用いるなどさまざまな方法があり，それぞれ異なった部位，機序で痛みを鎮める．それぞれの長所を引き出し，相乗効果が得られるように，また，副作用が最小となるように併用するというmultimodal pain therapy（集学的鎮痛法）の考え方が推奨されている．

1. 静脈鎮痛法

静脈鎮痛法では**オピオイド**（オピオイド受容体を介して鎮痛効果を発揮する薬剤）が用いられることが多い．

◆フェンタニルクエン酸塩

鎮痛効果は強力である（モルヒネの約100倍）．効果発現までが数分と早いが，半減期も短い．効果持続時間が短いため，持続投与する必要がある．脂溶性で蓄積効果がある．ヒスタミン遊離作用がないので喘息患者に使いやすい．

◆モルヒネ

水溶性で効果の発現は遅いのでやや調節性が悪い．フェンタニルに比べて効果の持続が長い．代謝産物にも効果があり，腎障害患者への使用には注意が必要である．ヒスタミン遊離作用があるため血管拡張作用があり低血圧を起こす可能性がある．また，喘息患者への使用は避ける．

◆NSAIDs（ペンタゾシン）

鎮痛効果は上記2剤と比較して強くなく，作用時間も2〜3時間と少ない．麻薬との併用では麻薬の作用を減弱させる．

> **＜処方例＞**
> - 手順1：ボーラス投与
>   フェンタニル原液0.5mLを投与して5分程度様子をみる．鎮痛が得られる（「痛い」と言わなくなる）まで0.5mLの追加投与を繰り返す．
> - 手順2：維持投与
>   患者が自分から「痛い」と言わなくなったら，以降はフェンタニル原液を0.5〜1.0mL/時で持続投与する．

2. 硬膜外鎮痛法

　　硬膜外腔に投与された局所麻酔薬やオピオイドによって高い鎮痛効果が得られる．体幹や下肢の手術ではオピオイド持続投与に比べて優れた鎮痛効果を発揮する．硬膜外腔への持続投与が主流であり，multimodal analgesia として局所麻酔薬とオピオイドを併用投与することが多い．また，近年はPCA（patient controlled analgesia：患者自己管理鎮痛法）が使用されるようになり，その際は効果発現の早いフェンタニルが処方されることが多い．

a) 硬膜外鎮痛法の特徴

①投与された硬膜外腔の上下数分節に限局して鎮痛効果が得られる．
②知覚神経，運動神経，交感神経が遮断されるので，運動麻痺，血圧低下がみられる．
③呼吸器能が維持され，肺合併症，心・血管系の合併症も減少する．
④腸管蠕動の回復が早く，術後イレウスの頻度が減少する．

　　近年，術後血栓形成予防に抗凝固療法が普及したことにより，硬膜外鎮痛法の適応が減少している．これは**硬膜外穿刺による血腫形成の危険性**を危惧してのことである．ただし適応を厳密にし，他の血栓形成予防法を併用しつつ使用すればその有用性は今なお高い．

b) 硬膜外カテーテル留置を避けるべき病態

①血液凝固障害のある場合
　血小板＞5万/μL，APTT＞50秒，PT-INR＞1.5
②血栓溶解療法の実施中あるいは抗凝固療法の実施を予定している場合
③菌血症あるいは穿刺部位に皮膚感染がある場合
④頭蓋内圧が上昇している場合
⑤脊髄損傷がある場合

＜処方例＞
　レペタン®（非麻薬系鎮痛薬）1A＋0.25％マーカイン®（アミド型局所麻酔薬）40 mL　硬膜外注入

3. 神経ブロック療法（nerve block therapies）

　　主として末梢神経（脳脊髄神経や交感神経節）に直接またはその近傍に薬剤を作用させて，一時的あるいは長期間にわたって，神経機能を停止させる治療法である．
　　その特徴は，①**比較的限局した範囲の除痛**，②**感覚神経ブロックによる除痛効果**，③**運動神経ブロックによる筋弛緩効果**，④**交感神経ブロックによる血行改善効果**などがある．
　　手術中に術者が直視下に行うことも可能である．凝固異常のある患者にも禁忌とならない．

例）肋骨骨折，胸部外科手術時に行う肋間神経ブロック
　　整形外科手術時に行う超音波ガイド下の末梢神経ブロック

4. その他の疼痛管理法

a) PCA（患者自己管理鎮痛法）

患者が痛みを感じたときに，輸液ポンプに接続されたボタンを患者自身が押すことにより，オピオイドや局所麻酔薬などを一定量投与する方法である．

患者個人の鎮痛薬の必要量にはばらつきがあり，必要なときに適切な量を投与することを可能にする．

b) pre-emptive analgesia（先制鎮痛）

手術に先立って，NSAIDs，オピオイドなどの鎮痛薬を投与することにより，術後疼痛の軽減を図る鎮痛法である．この処置については賛否両論あるが，術前の鎮痛処置が術後痛を緩和し，術後鎮痛薬の使用量を減らすことができると考えられている．

外科領域別にみた術後疼痛管理

ここでは各外科領域の手術の特徴と術後疼痛管理で用いられる鎮痛法について述べるにとどめ，鎮痛薬の種類，使用量および投与のタイミングなどは各論を参照していただきたい．

1. 心臓・大血管手術

人工心肺，体外循環が必要となる場合が多く，また，手術自体が心機能・循環動態に影響を及ぼすので，術後は循環動態を安定させつつ早期に覚醒を図る必要がある．

術後の疼痛管理

体外循環のために抗凝固療法を行った場合には，硬膜外カテーテルの留置はできないので，手術後の疼痛管理は，**オピオイドの持続静脈内投与が第一選択**となる．

オピオイドの使用に際しては次の点に注意する．

①モルヒネ塩酸塩はヒスタミン遊離作用のため血圧低下が起こりやすい．
②フェンタニルクエン酸塩は効果持続時間が短いため持続静脈内投与が必要である．
③NSAIDsは副作用として，低血圧，腎機能障害，消化管出血，血小板機能抑制があり，心血管手術後は使いにくい．

2. 呼吸器外科手術

呼吸器外科の標準的アプローチは後側方開胸法であり，皮膚切開，筋肉の切断，肋骨切除など組織ダメージが大きいため，術後疼痛が多彩で広範囲の鎮痛・鎮静が必要となる．

a) 呼吸器外科手術後の疼痛の特徴

①肋骨，広背筋，大菱形筋，前鋸筋が切断され，疼痛（体性痛）が大きい．深呼吸・排痰・咳など呼吸運動の際に強い痛みが出る．
②胸膜・気管支などへの手術操作による内臓痛がある．
③ドレーン挿入などの操作により肋間神経痛が出現する．
④同一体位（側臥位で患側の上肢を挙上）での長時間手術による筋肉痛が出る．術後1週間あたりで日常生活行動のなかで腰背部痛や肩こりを生じることが多い．

b) 術後の疼痛管理

①**胸部硬膜外鎮痛法**が術後の最も一般的な鎮痛法である．
②**肋間神経ブロック**は術野で術者が直視下に行うことができる．凝固異常のある患者でも可能である．
③**静脈鎮痛法**は術後24時間以内の除痛に用いられる．
④術後24時間以後や疼痛による日常動作の制限にはNSAIDsの経口投与を行う．筋骨格性の痛みに効果がある．
⑤術後の肋間神経痛は数カ月持続することがあり，温罨法（おんあんぽう）が有効である．

3. 脳神経外科

術後は人工呼吸器を装着し，集中治療を必要とすることが多い．脳血管疾患患者は，脳損傷または手術によって神経組織そのものが損傷されているため，意識障害や神経麻痺などで「痛み」を表現できないことが多い．術後4〜14日間は脳自動調節機能が破綻しているので，疼痛によって血圧が容易に変動する．

術後の疼痛管理

①痛みを客観的に評価する方法で「痛み」を評価する必要がある．
・BPS（表3）
・CPOT（表4）
②オピオイドが第一選択薬である．
③鎮痛薬使用による脳灌流・圧の変化，頭蓋内圧亢進，平均血圧の低下に注意する．

4. 消化器外科手術

術後は腸管の動きが抑制され，術後イレウスの原因となる．上腹部手術では，肺活量，機能的残気量，一回換気量などが減少する．深呼吸・咳などの呼吸運動や体動に際して創痛が増大する．また，痛みによる反射的な腹筋の緊張亢進や横隔膜の機能低下が起こる．

術後の疼痛管理

①**硬膜外鎮痛法**が基本となる．術後腸管運動促進効果があり，術後イレウスの発生を予防できる．
②抗凝固療法を行っている症例ではオピオイドを用いる．
③NSAIDsの使用によりオピオイドの副作用を軽減する．

文献・参考図書

1) 日本呼吸療法医学会：人工呼吸中の鎮静のためのガイドライン．人工呼吸，24：146-167，2007
2) Barr J, et al : Clinical practice guidelines for the management of pain, agitation and delirium in adult patients in the intensive care unit. Crit Care Med, 41 : 263-306, 2013
◇ 道又元裕，他：重症患者の鎮痛・鎮静最前線―評価スケールを活用し，介入ポイントがわかる―．急性・重症ケア，3（1）：2014

第1章 主治医としてすべきこと
② その他に知っておくべきこと

2 周術期の栄養管理

森田孝夫

Point

- ▶ 絶食は生体への侵襲の1つであり，長期の絶食は消化管機能の廃用性障害を起こし，腸管免疫を低下させる
- ▶ 腸管免疫の低下はバクテリアルトランスロケーションを起こし，SIRS（全身性炎症反応症候群）の原因となる
- ▶ 術後の経腸栄養は栄養状態改善のみならず，絶食がもたらす消化管機能の廃用性障害を防ぐリハビリテーションの役割を担う
- ▶ 術後24時間以内に開始する早期経腸栄養は腸管免疫機能を改善し，感染症合併率を減少させ，一部で死亡率の改善をもたらす

　周術期の栄養管理は，従来の「治療の補助」から「治療の一部」へと考え方の変化がみられる．特に，術後管理における「術後の早期経腸栄養」の重要性が認識されつつある．
　北欧の医師グループは「大腸手術後の早期経腸栄養」に関して，ERAS（enhanced recovery after surgery：術後回復力の強化）プロトコールを発表した[1]．
　また，ASPEN（The American Society for Parenteral and Enteral Nutrition：米国静脈経腸栄養学会），ESPEN（The European Society for Parenteral and Enteral Nutrition：ヨーロッパ静脈経腸栄養学会）および日本静脈経腸栄養学会から「重症患者に対する急性期の栄養管理に関するガイドライン」が出されており，ICUや救急病棟に入院している患者の栄養管理について「早期の経腸摂取による栄養補給」を推奨している[2〜4]．
　これらのガイドラインに共通して述べられていることは，「消化管が機能しているときは経静脈栄養より経腸栄養を優先し，早期より経腸栄養を行う」ということである．
　本稿ではこれらのガイドラインを参考にしつつ，「術後の早期経腸栄養」の重要性に焦点を当てて概説する．

> **memo** 早期経腸栄養の開始時期は？
> 「術後の早期経腸栄養」の明確な定義はないが，術後（あるいはICU入室後）24時間以内，遅くとも36（48）時間以内に経腸栄養を開始することを指す場合が多い．

周術期の栄養管理を巡る考え方

　従来，外科手術後の早期経口摂取による栄養管理は危険と判断され，術後一定の絶飲食期間が設定されていた．その理由として，以下のような考え方があった．第1に，手術侵襲時のエネルギー代謝は障害・傷害期の相にあり，その時期に積極的な栄養投与を行ったとしても有効に活

用できないと考えられていた．第2に，手術後は消化管機能が停止し，麻痺性イレウスの状態になるため消化管を利用することは困難であるとされていた．第3に，消化管手術では縫合不全の危険性を回避するため吻合部の創傷治癒が完了するまで安静を保つべきであると考えられていた．このように，旧来の外科医はこのエビデンスのない既成概念にとらわれていたが，近年のエビデンスに基づいた研究成果により新たな概念が生まれた．

新概念1：「絶食は生体侵襲の1つである」

① 2日間以上の絶食では腸粘膜の絨毛高の低下，脱落，さらに粘膜の虚血・出血が起こり，消化管機能の廃絶へと導く．また，長期間の絶食は，蠕動運動の低下と細菌の異常増殖，バリア機構の破綻と腸管傍リンパ節装置の萎縮を引き起こし，**腸管免疫を低下**させる[5]．
② 腸管免疫の低下はバクテリアルトランスロケーション（腸管内細菌が粘膜バリアを通過して，体内に移行する状態）を引き起こす．また，細菌や腸管内の毒素の移行は腸管粘膜やリンパ節でのサイトカインの産生を促し，SIRS（全身性炎症反応症候群）の原因となる[6]．

新概念2：術後の早期経腸栄養は「腸管のリハビリテーション」となる

① 早期経口栄養摂取は術後の消化管に対して腸管運動回復を促進するので，**術後麻痺性イレウスの期間が短縮**する[7]．
② 早期の経腸栄養が消化管吻合部の創傷治癒を促進し，耐圧強度を大きくする[8]．

ERASプロトコールと周術期栄養管理

ERASプロトコールは，待機手術患者の術後の早期回復を図るために実施する周術期管理の包括的プロトコールである．ヨーロッパ静脈経腸栄養学会（ESPEN）を中心としたグループによって考案された．

この先進的な外科医たちは，腹腔鏡下手術が術後の回復を促進して在院日数を短縮することに注目し，早期回復を可能にする要因を研究した．その結果，術後の回復速度を規定する因子は，「開腹 vs 腹腔鏡」という手術侵襲の大小ではなく，「術後に適応される術後リハビリテーションプログラムの差異」であると結論付けた[9,10]．

その後，2006年には結腸手術512症例（ERASプロトコール群：253例，従来の管理群：259例）を集めたメタアナリシスが[11]，そして，2009年には結腸・直腸手術1,021症例（ERASプロトコール群：526例，従来の管理群：495例）を対象としたメタアナリシス[12]が報告されるなど，多くのエビデンスで本プロトコールの安全性と有効性が裏付けられている．現在では上部消化管（胃・食道），産婦人科領域，整形領域，血管外科などの領域で，ERASプロトコールが検討されている．

a) ERASプロトコールの内容

ERASプロトコールの目的は，手術後の回復を促進し，早期に通常の状態に戻すことにある．そのために，①手術の侵襲を最小限にする術式の選択，②早期経口摂取の促進と経静脈栄養の早期中止による術後合併症の軽減，③十分な疼痛管理による早期離床などを中心に据えた総合的な管理を行う．また，その結果として，早期回復，術後在院日数の短縮，コスト低減の達成を目指すものである．

本来のERASプロトコールは結腸手術患者の早期回復力強化のための方策としてまとめられたもので，術前，術中，術後にわたり17要素に分けてコンセンサスが示されている（表1）．

表1 ● 結腸手術患者のERASプロトコールの主な要素

	術前	術中	術後
要素	①入院前のカウンセリングをする ②ルーチンの術前腸管処置はしない ③手術前夜〜朝を絶食とせず，水分・炭水化物を摂取する ④プレメディケーション（前投薬）をしない ⑤経鼻胃管を留置しない	⑥硬膜外麻酔による除痛を図る ⑦即効性（短時間作用性）麻酔薬を用いる ⑧過剰輸液を避ける ⑨皮膚切開を小さくし，ドレーンを留置しない ⑩手術室を温めるなど体温低下を防ぐ	⑪早期からリハビリプログラム（離床，歩行）を行う ⑫経口での麻薬投与はしない．硬膜外麻酔終了後はNSAIDsの投与を行う ⑬悪心・嘔吐を予防する ⑭腸の蠕動運動を促進する ⑮カテーテル類を早期に抜去する ⑯術後早期の経口摂取を積極的に進める ⑰転帰・順守状態を調査する

b) ERASプロトコールにおける栄養管理

ERASプロトコールのなかで示されている栄養管理の要点は以下のようである．

①術前の絶食期間を避ける

誤嚥のリスクのない患者は，飲水は術前2時間前まで，固形食は術前6時間前までの摂取が許可される．特に，侵襲の大きな手術を受ける患者には，飢餓感および術後のインスリン抵抗性を減少させるために，術前の炭水化物含有水の摂取を推奨している．

②術後経口栄養をできるだけ早く開始する

下部消化管手術では術後数時間で飲水・経口摂取が可能である．

③術後血糖コントロールを徹底する
④手術ストレスに関連した異化亢進や消化管機能障害を増大する要因を排除する

ASPENおよびESPENのガイドラインと重症患者の急性期の栄養管理

ASPENおよびESPENから出されたガイドラインは，重症患者の急性期の栄養管理を提言したものである．これらのガイドラインの共通点は次のようなものである．

◆ ASPENおよびESPENのガイドラインの共通点
①早期経腸栄養の目的は，早期から腸を動かし，消化管機能の廃絶と腸管免疫の低下を防ぐことである．通常は24時間以内に経腸栄養を開始する．
②集中治療室（ICU）滞在日数が2〜3日以上と予測される重症患者を対象としており，ICUや回復室での一時的な管理ですむ軽症患者は対象としていない．

また，ASPENとESPENのガイドラインの違いは，ASPENでは経腸栄養に，ESPENでは中心静脈栄養に支点をおいて考えられている点にある．

外科領域でASPENおよびESPENのガイドラインが適応される可能性があるのは，頭部外傷，脳神経外科手術，胸部大動脈瘤手術，開胸開腹による食道癌手術などの術後患者であろう．しかし，これらガイドラインの根底にある考え方は，一般的な待機手術の栄養管理のうえでも参考になると考えられるので，その要点を紹介する．

a) ASPENのガイドラインの概要

　2009年に発表されたASPEN/SCCMの急性期栄養ガイドラインは，重症症例の栄養管理に関するこれまでの研究論文をエビデンスレベル（レベルⅠ～Ⅴ）でランク付けし，まとめられたものである．経腸栄養の開始，経静脈栄養の開始，経静脈栄養の適応，経腸栄養の投与量，経腸栄養適正化のモニタリング，適切な経腸栄養剤の選択，などの12カテゴリーに分けられ，49の推奨項目が記載されている．

b) 集中治療室（ICU）での栄養評価

①2006年のESPENガイドラインでは次の場合を栄養管理の適応としている．
- 6カ月で10～15％以上の体重減少がある場合
- BMI＜18.5 kg/m^{2}の場合
- SGA（主観的包括的評価）がグレードC（高度低栄養）の場合
- 血清アルブミン＜3.0 g/dLの場合（肝臓・腎臓機能異常は除く）

memo　SGA（主観的包括的評価）

SGA（subjective global assessment of nutrition status：主観的包括的評価）は，栄養評価を示す多角的指標であり，臨床的問診と身体検査の2本柱で構成されている．評価に際して特殊な装置や技術は必要としない．簡便性，再現性に優れており，他の客観的パラメーターとの相関も高く，今日，日本におけるNST（nutrition support team）活動での栄養評価法に用いられている．

②集中治療中の患者は侵襲下にあり，急性相反応によって血中アルブミン，プレアルブミン値は影響を受けている．これらを用いた従来の栄養評価法では正確な評価は行えないため，ASPENのガイドラインでは，①**入院前の栄養摂取**，②**体重減少**，③**皮下脂肪の減少**，④**筋肉量の減少**，⑤**浮腫**，⑥**握力**を指標とした栄養評価法を提言している（表2）．

＜ASPENのガイドラインによる栄養評価の実際＞
　栄養障害（不良）のタイプを，a．急性疾患・損傷に伴う栄養障害，b．慢性疾患に伴う栄養障害，c．社会生活環境の不良に伴う栄養障害の3つに分類し，①～⑥の6項目の評価項目で評価する．6項目中2項目以上に該当する場合を「低栄養」と診断し，さらに低栄養の程度により「重度でない（中等度）」と「重度」の2つに分類する．

c) 栄養法の選択

　ASPENガイドラインでは栄養管理のアルゴリズムが示されている（図1）．
①消化管機能をチェックし，正常に機能している場合は経腸栄養法を優先して行い，消化管が機能していない，または傷害のために経腸栄養が不可能な場合は経静脈栄養法の適応となる．
　消化管閉塞（イレウス），高度の循環不全（ショック），消化管の虚血の場合は経腸栄養は禁忌となる．
②栄養投与の経路は実施期間によって異なる．経腸栄養法では，投与期間が短期（通常4週間以内）では経鼻チューブにより，長期（通常4週間以上）では胃瘻または腸瘻により栄養を投与する．経静脈栄養法では，短期（通常2週間未満）では末梢静脈より，長期（通常2週間以上）

表2 ● ASPENのガイドラインによる栄養評価の基準

評価項目	a. 急性疾患・損傷に伴う栄養障害 重症でない(中等度)	a. 急性疾患・損傷に伴う栄養障害 重度	b. 慢性疾患に伴う栄養障害 重症でない(中等度)	b. 慢性疾患に伴う栄養障害 重度	c. 社会生活環境の不良に伴う栄養障害 重症でない(中等度)	c. 社会生活環境の不良に伴う栄養障害 重度
①エネルギー摂取不十分	1週間以上にわたって,必要量の75％未満の食事摂取が続いている	5日間以上にわたって,必要量の50％以下の食事摂取が続いている	1カ月以上にわたって,必要量の75％未満の食事摂取が続いている	必要量の75％以下の食事摂取が1カ月以上にわたる	3カ月以上にわたって,75％未満の食事摂取が続いている	1カ月以上にわたって,50％以下の食事摂取が続いている
②体重減少	・1週間で1〜2％ ・1カ月で5％ ・3カ月で7.5％	中等度を超える場合	・1カ月で5％ ・3カ月で7.5％ ・6カ月で10％ ・1年で20％	中等度を超える場合	・1カ月で5％ ・3カ月で7.5％ ・6カ月で10％ ・1年で20％	中等度を超える場合
③皮下脂肪減少	軽度減少	中等度減少	軽度減少	中等度減少	軽度減少	中等度減少
④筋肉量減少	軽度減少	中等度減少	軽度減少	中等度減少	軽度減少	中等度減少
⑤浮腫	軽度	中等度〜重度	軽度	重度	軽度	重度
⑥握力測定による機能低下(握力の基準値と比較して)	明らかでない	ある程度低下	明らかでない	ある程度低下	明らかでない	ある程度低下

文献2より

では中心静脈より投与する.

③重症患者における経静脈栄養開始の時期

ESPENのガイドラインでは,ICUに入室した重症患者は,経腸栄養などで十分な栄養が摂取できない場合は,経静脈栄養が推奨されている[13].しかし,2009年のASPENのガイドラインでは,ICU重症患者の急性期の経静脈栄養は患者に不利益となるため,入室時に栄養不良がない限り,入室後7日間は経静脈的には水分のみの補給とすることが推奨されている[14].

d) 栄養管理のタイミングと投与量

ESPENのガイドラインでは,周術期に1週間以上の絶食となる場合,または周術期の経口摂取量が必要エネルギー量の60％以下となる状態が10日間以上続く場合に,周術期の栄養療法(経腸栄養や経静脈栄養)を直ちに開始することを推奨している.

また,エネルギー投与量について,術直後(72〜96時間)は20〜25kcal/kg/日から開始し,徐々に増量するが最大35kcal/kg/日までとする.

文献

1) Fearon KC, et al : Enhanced recovery after surgery : A consensus review of clinical care for patients undergoing colonic resection. Clin Nurtr, 24 : 466-477, 2005

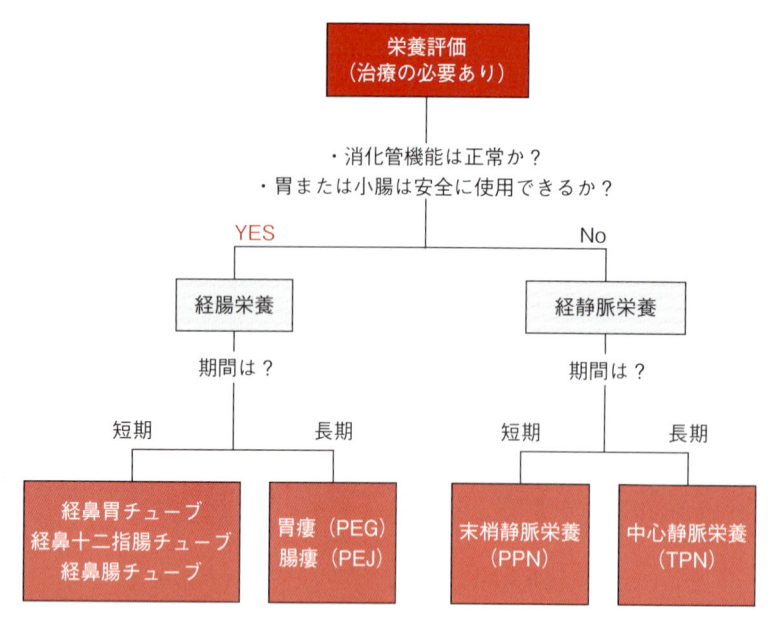

図1 ● 栄養管理法の選択
文献15を参考に作成

2) White JV, et al：Consensus statement：Academy of Nutrition and Dietetics and American Society for Parenteral and Enteral Nutrition：characteristics recommended for the identification and documentation of adult malnutrition（undernutrition）. JPEN J Parenteral Enteral Nutrition, 36：275-283, 2012

3) Lochs H, et al：Introductory to the ESPEN Guidelines on Enteral Nutrition：Terminology, definitions and general topics. Clin Nurtr, 25：180-186, 2006

4) 「静脈経腸栄養ガイドライン第3版」（日本静脈経腸栄養学会/編），照林社，2013

5) Fukuyama K, et al："Apoptosis induced by ischemia-reperfusion and fasting in gastric mucosa compared to small intestinal mucosa in rats", Dig Dis Sci. 46：545-549, 2002

6) Li J, et al：Effects of parenteral and enteral nutrition on gut-associated lymphoid tissue. J Trauma, 39：44-51, 1995

7) Suehiro T, et al：Accelerated rehabilitation with early postoperative oral feeding following gastrectomy. Hepatogastroenterology, 51：1852-1855, 2004

8) Khalili T, et al：Early postoperative enteral feeding increases anastomotic strength in a peritonitis model. Am J Surg, 182：621-624, 2001

9) Kehlet H：Surgical stress response：Does endoscopic surgery confer an advantage? World J Surg, 23：801-807, 1999

10) Basse L, et al：Functional recovery after open versus laparoscopic colonic resection：a randomized, blinded study. Ann Surg, 241：416-423, 2005

11) Wind J, et al：Systematic review of enhanced recovery programmes in colonic surgery. Br J Surg, 93：800-809, 2006

12) Gouvas N, et al：Fast-track vs standard care in colorectal surgery：a meta-analysis update. Int J Colorectal Dis, 24：1119-1131, 2009

13) Kreymann KG, et al：ESPEN Guidelines on Enteral Nutrition：intensive care. Clinical Nutrin, 25：210-223, 2006

14) Martindate RG, et al：Guidelines for the Provision and Assessment of Nutrition Support Therapy in the Adult Critically Ill Patient：Society of Critical Care Medicine（SCCM）and American Society for Parenteral and Enteral Nutrition（A.S.P.E.N.）. Crit Care Med, 37：1-30, 2009

15) A. S. P. E. N. Board of Directors and the Clinical Guidelines Task Force：Guidelines for the use of parenteral and enteral nutrition in adult and pediatric patients. American Society for Parenteral and Enteral Nutrition. JPEN J Parenter Enteral Nutr, 26（1Suppl）：1SA-138SA, 2002

第1章 主治医としてすべきこと
② その他に知っておくべきこと

3 手術部位感染と対策

森田孝夫

Point

- ▶ 手術部位感染（surgical site infection：SSI）とは手術操作の直接及ぶ部位・臓器に発生した手術後30日以内の感染と定義される
- ▶ SSIに影響を及ぼす因子は，患者因子，医療従事者の因子，術前管理・手術前処置，手術環境，手術手技，術後管理など広範囲かつ多彩である
- ▶ SSIを予防するためには，術前，術中，術後の管理にかかわる各部門の医療従事者が，SSIの予防策を実施することが必要である

　病院感染には，尿道留置カテーテルに関連した尿路感染，手術に関連した手術部位感染，人工呼吸器に関連した肺炎，血管内留置カテーテルに関連した血流感染などがあり，感染を未然に防ぐために感染予防策と感染管理が検討されている．手術は感染のリスクが高い医療行為であり，周術期にはこれらすべての感染が起こりえる．外科領域における「手術部位感染（surgical site infection：SSI）」の概念の導入は周術期における感染管理を劇的に転換しつつある．本稿では米国の疾病管理センター（CDC）のInfection Control and Hospital Epidemiology Guideline for Prevention of Surgical Site Infection（1999年）および日本手術医学会の「手術医療の実践ガイドライン（改訂版）」（2013年）をもとに，SSIについて概説する．

SSIの定義と分類

　CDCの米国医療安全ネットワーク（national healthcare safety network：NHSN）システムでは，SSIとは「手術後30日以内に手術操作の直接及ぶ部位・臓器に発生した感染」と定義されている．皮膚切開の部位の創感染だけでなく，手術操作の加わった深部臓器および体腔に発生した感染も含められる．
　発生部位によって，**表層切開創SSI，深部切開創SSI，臓器・体腔SSI**に分類される．NHSNによるSSIの診断基準を表1に示す〔NHSNは2005年に院内感染サーベイランス（national nosocomial infection surveillance）システムより移行した〕．

SSIの発生に影響を与える要因

　SSIの原因となる微生物は，主として患者自身の内因性細菌叢に由来している．しかし，手術室環境，医療従事者，あるいは離れた感染病巣からの伝播が原因になることもある．また，表層切開創SSI，深部切開創SSIは術前・術後の管理に影響を受け，臓器・体腔SSIは術中操作（手術手技，ドレーンの留置法など）に影響を受けるなど，術前から術後のすべての段階においてSSI発生の要因がある（表2）．

表1 ● NHSNのSSI診断基準

表層切開創SSI	手術後30日以内に起こった感染で、切開部の皮膚または皮下組織に限局している。 さらに下記のうち少なくとも1つが該当する。 ①切開部の皮膚表面から排膿がある ②切開創の表層から無菌的に採取された液体または組織の培養から病原菌が分離される ③4つの感染徴候（発赤，限局性腫脹，発熱，疼痛）のうち少なくとも1つがあり，外科医が意図的に皮膚浅層の縫合を開けた場合 ④外科医または主治医が表層切開創SSIと診断した
深部切開創SSI	人工物の埋めこみが行われなかった場合には術後30日以内，移植人工物が残された場合には術後1年以内に手術に関連して感染が起こり，手術切開部位の深部組織（例えば，筋膜や筋層）に炎症が及んでいる。 さらに下記のうち少なくとも1つが該当するもの。 ①手術部位の器官・体腔からではなく，切開深部からの排膿がある ②深部切開創が自然に離開したか，または次の感染徴候（38℃以上の発熱，限局した疼痛，圧痛）のうち少なくとも1つがあり，外科医が創を意図的に開放した場合（培養の有無は問わないが，培養結果が陰性の場合は該当しない） ③深部切開創の膿瘍や他の感染の証拠が，直接的な検査や再手術，組織病理学，放射線医学検査で発見される ④外科医または主治医が深部切開創SSIと診断した
臓器・体腔SSI	移植人工物が入ってない場合には術後30日以内，移植人工物が留置された場合には術後1年以内に手術と関連した感染が生じた場合，および手術時に操作された身体のいずれかの部分（例えば臓器や体腔など）に感染が生じた場合。 さらに下記のうち少なくとも1つが該当するもの。 ①臓器・体腔に新たに挿入したドレーンから排膿がある ②臓器・体腔から無菌的に採取された体液または組織から病原体が分離された ③臓器・体腔から膿瘍または他の感染の証拠が，直接的な検査や再手術，組織病理学または放射線医学検査で認められる ④外科医または主治医が臓器・体腔感染と診断した

表2 ● SSIに影響を与える要因

	術前要因		術中要因		術後要因
患者	・年齢 ・栄養状態 ・喫煙状況 ・肥満 ・糖尿病 ・離れた部位に同時に存在する感染 ・微生物の定着 ・免疫反応の変化 ・術前入院期間	手術環境	①手術環境の清浄度（空調） ②手術器材の滅菌状況 ③手術時着衣 ④無菌区域の状況（ドレーピングなど）	術後管理	①切開創の管理状況 ・無菌操作 ・消毒 ・ドレッシング材の交換 ・被覆方法 ②ドレーンの留置期間および管理状況
		手術手技	①止血状況 ②死滅組織の除去 ③組織・体腔の状況 ・血腫，死腔の有無 ④ドレーンの留置状況 ⑤インプラントの有無		
術前管理 手術前処置	①皮膚の準備 ・除毛の方法と時期 ・術前シャワーの方法 ・皮膚の消毒方法 ②手術時手洗いの方法 ③予防的抗菌薬の投与方法	その他	①術中の微生物汚染 ②創傷の汚染度分類 ③手術時間		

手術部位感染（SSI）への影響因子と予防措置

　　SSIに影響を及ぼす因子は，患者因子，医療従事者の因子，術前管理・手術前処置，手術環境，手術手技，術後管理など広範囲かつ多彩であり，SSIを予防するためには，術前から術後の管理のなかで各部門の医療従事者がSSIの予防策を実施することが必要である．以下では，影響を与える因子別に予防措置を述べる．

1. 術前要因と対策

a）患者因子

①重度に栄養状態不良の患者の待期手術は延期を考慮する．血清アルブミン値を栄養状態の指標とする．
②肥満患者は待期手術前に体重低減を試みる．
③少なくとも待期手術前30日間は禁煙を指導する．
④術前より糖尿病（血糖値）をコントロールし，空腹時血糖100～200 mg/dL 未満，HbA1c濃度を7％以下，1日尿糖排泄量10 g未満，尿ケトン体陰性を目標に血糖コントロールを行う．手術後48時間までは，血糖値を200 mg/dL 未満に維持する．
⑤待期手術の前に遠隔（術野から離れた部位）の感染を検索し，あれば処置する．遠隔部位感染の治療が終わるまで待期手術は延期する．
⑥術前の入院期間を必要最小限とする．
⑦SSI予防の手段として，必要な血液製剤の使用を制限する必要はない．

b）術前管理・手術前処置

①手術部位あるいは周辺の体毛が手術の支障となる場合を除いて，手術前日の除毛は行わない．除毛を必要とする場合は脱毛クリームや電気クリッパーを用いて，手術直前に除毛すべきである．
②手術前夜と当日朝のシャワー浴あるいは入浴を指示する．
③手術室への患者，スタッフの出入りにあたって，感染対策のために靴を履き替える必要はない．

c）手術時手洗い

　　手術時手洗いの目的は手袋の破損に備えて，片手あたりの細菌数を 10^4～10^6 個程度から 10^2～10^3 個程度まで減少させることである（詳細は第1章-①-Step2参照）．

d）手術野皮膚消毒

　　皮膚に付着あるいは常在する細菌数を可及的に減少させるために手術野皮膚消毒を行う．消毒により皮膚の細菌数を減少させることはできるが，無菌状態にはならない．消毒後であっても術野には 10^2～10^3 個程度の細菌は存在する（詳細は第1章-①-Step2参照）．

e）予防的抗菌薬

　　各々の手術において，手術部位感染を起こす可能性の高い原因菌に対して効果のある抗菌薬を選択する（p.31参照）．

2. 術中要因と対策

a）手術環境

　　一般に，空中に浮遊する細菌が術野に落下して感染を起こす危険性は低い．しかし，手術を受ける患者には全身的あるいは局所的に感染防御機構の破綻がみられることが多いので，環境的

要因が関与する術後感染を防ぐために手術室環境の清浄化が重要である.
①廊下および隣接区域に対して,手術室内の換気圧を陽圧に保つ.
②手術室への入室職員数は必要最小限とする.
③すべての手術器械は,所定の方法に従って適正に滅菌し,フラッシュ滅菌は緊急時のみ行う.
④手術ガウンおよび覆布には,濡れてもバリアー効果のある材質を用いる.
⑤周術期に体温を正常に保つことはSSI防止に有用であり,積極的に体温管理を行う.

b) 手術野汚染の防止

手術はその汚染度に応じて,**クラスⅠ(清潔)~クラスⅣ(不潔または感染)** に分類される.
汚染度の高い手術,特に消化器系手術では腸内細菌による手術野や創縁の汚染を防ぐために適切な器具を使用し,汚染器械の分別,手袋の交換などを適切に行う必要がある(第1章①Step2参照).

c) 創汚染と創閉鎖

①創閉鎖(閉胸,閉腹など)は手術器械を新しいものと交換して行う.
②皮膚の閉鎖法として,皮内埋没縫合(真皮縫合)が行われるがSSIの予防効果は明らかではない.
③汚染・感染手術(クラスⅢ,Ⅳ)の場合には,手術終了時に皮膚を縫合せず開放とし,数日後に創面の状態をみてから二期的に縫合することも考慮する.
④ドレーンによる誘導が必要と考えられる場合は,閉鎖式吸引ドレーンを用いる.ドレーンは,手術切開創からではなく,別に切開を置き挿入する.

3. 術後要因と対策

①手術創やドレーンの観察,ドレッシング材の交換の前には消毒薬で手洗いを徹底し,手袋を着用して交叉感染を予防する.
②一時的閉鎖した創部は,術後24~48時間の間は滅菌した被覆材(ドレッシング)で保護する.それ以降は創部消毒・被覆の必要はない.
③48時間経過した創への細菌の侵入はない.シャワー浴や入浴が可能である.
④ドレーンは留置期間が長いほど細菌の侵入の危険性が高まるため,可及的速やかに抜去する.

予防的抗菌薬

待期的な清潔手術(クラスⅠ),準清潔手術(クラスⅡ)の場合にのみ適応となる.

1. SSIの起炎菌 (表3)

米国院内感染サーベイランス(NNIS)の報告書によると,SSI発生部位は手術創部のみのものが2/3であり,残りの1/3は手術を行った臓器やその周囲の体腔に発生している.

2.「手術創の汚染度」と予防的抗菌薬

予防的抗菌薬は,術野を汚染する可能性の高い菌を対象として薬剤を選択する.

◆Class Ⅰ(清潔)の手術

セファゾリン(CEZ)を第一選択とし,スルバクタム/アンピシリン(SBT/ABPC)を第二選択とする.

表3 ● 手術部位別にみたSSIの起炎菌

手術部位	主なSSI起炎菌
心臓・脳神経・乳腺・血管	黄色ブドウ球菌・CNS
眼	黄色ブドウ球菌・CNS・グラム陰性桿菌
頭頸部	黄色ブドウ球菌・連鎖球菌・嫌気性菌
肺	黄色ブドウ球菌・CNS・グラム陰性桿菌・肺炎球菌
胃・十二指腸	グラム陰性桿菌・連鎖球菌・嫌気性菌
下部消化管，胆道	CNS・嫌気性菌
産婦人科	グラム陰性桿菌・腸球菌・B型連鎖球菌・嫌気性菌
泌尿器科	グラム陰性桿菌

CNS：コアグラーゼ陰性ブドウ球菌

◆ ClassⅡ（準清潔）の手術

CEZやセフォチアム（CTM）に加えて，嫌気性菌の関与が疑われる場合には，セフメタゾール（CMZ），フロモキセフ（FMOX），SBT/ABPCなどを選択する．

◆ ClassⅢ（汚染）あるいはⅣ（感染）の手術

原則として，感染巣からの培養結果に基づいて抗菌薬を選択する．

3. 予防的抗菌薬の投与方法

①皮膚切開を置く時点で適切な組織内濃度が得られるように，手術開始前に抗菌薬投与を行っておく．2時間以上前の投与は行わない．通常は切開開始前60分以内に行い，CEZやCTMなどのβ-ラクタム系薬は30分前に静脈内投与を開始することが望ましい．

②投与薬剤の推定される血中半減期を超える手術，術中出血量が多量な手術，病的に肥満した患者では，術中の追加投与（3～4時間ごと）を考慮する．

③バンコマイシン（VCM）のルーチン投与は避けるべきである．手術部位以外の遠隔部位に感染症を有する症例や，鼻腔内などに定着が証明された症例では，VCMの使用を考慮する．

④VCMは点滴終了後1時間でピーク濃度に達するため，全身麻酔開始の1時間前に終了することが推奨される．

⑤大腸・直腸手術の場合は抗菌薬の経口投与，または，経口投与と静脈内投与を併用する．

⑥予防的抗菌薬の投与期間は，手術日を含めて原則24時間以内とする．手術後3～4日経過した創から検出される菌は，約70％が投与した抗菌薬に耐性であることから，3～4日以上投与する意味はない．

SSIサーベイランス

日本手術医学会の「手術医療の実践ガイドライン（改訂版）」（2013年）によると，SSIサーベイランスとは「SSIの発生を常時監視して，その原因を把握し，その情報をフィードバックして，SSIの減少を目指す感染症対策へと導く積極的な活動である」と定義されている．これは統一した定義と基準でサーベイランスを行い，その結果得られた術式ごとのSSI発生率を多施設間で比較することで，有効なSSI防止策を立てることを目的としている．

表4 ● 手術手技別SSIの発生率

手術手技	手術件数	SSI件数	SSI発生率（%）
開頭手術	2,535	43	1.7
心臓手術	2,247	62	2.8
胸部手術	2,820	44	1.6
胃手術	11,252	909	8.1
胆嚢摘出術	9,390	269	2.9
虫垂切除術	5,779	315	5.5
結腸手術	17,948	2,535	14.1
人工股関節	4,410	30	0.7

〔厚生労働省「院内感染対策サーベイランス事業，SSI部門」の集計（2011年1月〜12月）より〕

a）SSI発生のリスク

SSI発生のリスクを高める原因の第1は，清潔・準清潔手術か，汚染・感染手術かという「**手術創の汚染度**」である．消化器外科手術は準清潔手術に分類されるものの，腸内細菌による汚染のリスクが高く，SSI発生率は高率である．一方，心臓血管外科や整形外科ではSSI発生率は低いが，いったん発生すると重篤化するため，その発生率の低下は重要である．大腸，胆嚢，胃および虫垂の手術では，腹腔鏡下手術のほうがSSI発生率は低い．

第2は**患者の全身状態**である．全身状態が良好で免疫能が高いと感染が起こりにくく，体力が落ちている患者ではSSIが起こりやすくなる．

第3は**手術時間**である．手術の難易度，術者の熟練度によって手術時間は異なるが，一般に手術時間が長くなるとSSIの発生率は高くなる．

b）SSIリスクインデックス

SSI発生のリスクは症例ごとに異なるので，術式ごとのSSI発生率を比較する際にはそのバラツキを調整する必要がある（リスク調整）．米国NNISシステムでは，創分類，全身状態，手術時間を因子とする「リスクインデックス」を算出し，リスク調整を行っている．

c）手術手技別SSIの発生率

厚生労働省の「院内感染対策サーベイランス事業，SSI部門」が2011年1月〜12月に実施したSSIサーベイランスの結果から，主な手術手技についてSSI発生率を示す（表4）．サーベイランスの結果に基づいてSSIを減少させるための対策を立て，実施していくことが求められる．

参考資料

1）「Infection Control and Hospital Epidemiology Guideline for Prevention of Surgical Site Infection」米国の疾病管理センター（CDC），1999
2）「手術医療の実践ガイドライン（改訂版）」（日本手術医学会/編），2013
3）厚生労働省院内感染対策サーベイランス（JANIS）事業SSI部門の集計結果，2013

第2章
主な疾患の治療の流れ

第2章 主な疾患の治療の流れ
① 消化器系の疾患

1 上部消化管 食道癌

岡村維摩

Point

- ▶ わが国の食道癌治療は，日本食道学会によって診断・治療のガイドラインが示されている
- ▶「食道癌取扱い規約第10版」において，胃食道接合領域・バレット関連の定義が行われ，さらに内視鏡的治療例の取り扱い方法が規定されている
- ▶「食道癌診断・治療ガイドライン第3版」の中で示された癌の進行度診断を理解し，治療方針決定の考え方を知ろう

はじめに

　食道癌は治療困難な癌の1つであり，現在でも治療現場においてはさまざまな問題に直面することの多い疾患である．現場での混乱を避けるべく膨大なデータ，エビデンスをもとに，日本食道学会によって「食道癌取扱い規約」および「食道癌診断・治療のガイドライン」において標準治療の指針が示されている．これらは数回の改訂が行われており，最新版の「ガイドライン第3版」において，食道癌は「治療可能な癌」の仲間入りを果たしたと述べているが，それと同時に「あくまでガイドラインはガイドラインであり，個々の症例に対しての主治医の真摯な，かつ熟考を重ねた判断が必要」と唱っている．

食道癌の基礎的事項

1.「食道癌取扱い規約第10版」[1]における改訂の要旨

- 食道胃接合部領域ならびにバレット関連の定義が行われた
- 頸部食道癌と食道胃接合部癌のリンパ節分類の新設
- 異形成（dysplasia）に代わって上皮内腫瘍の採用

2.「食道癌診断・治療ガイドライン第3版」[2]における改訂の要旨

- 内視鏡的治療における「切除標本の取り扱い，治療の安全性の評価法」，「周術期管理とクリニカルパス」，「サルベージ手術」，「バレット食道およびバレット癌に対する診療」，「重複癌に対する診療」などが追加された．
- 推奨グレードがA，B，C，DからA，B，C1，C2，Dに変更された（表1）．

表1 ● 食道癌診断・治療ガイドライン第3版における推奨グレード

推奨グレード	内容
A	強い科学的根拠があり，行うよう強く勧められる
B	科学的根拠があり，行うよう勧められる
C1	科学的根拠はないが，行うよう勧められる
C2	科学的根拠がなく，行わないよう勧められる
D	無効性あるいは害を示す科学的根拠があり，行わないよう勧められる

※なお，clinical question（CQ）の内容によっては推奨グレードを付記しない項目も含まれる．
文献2より引用

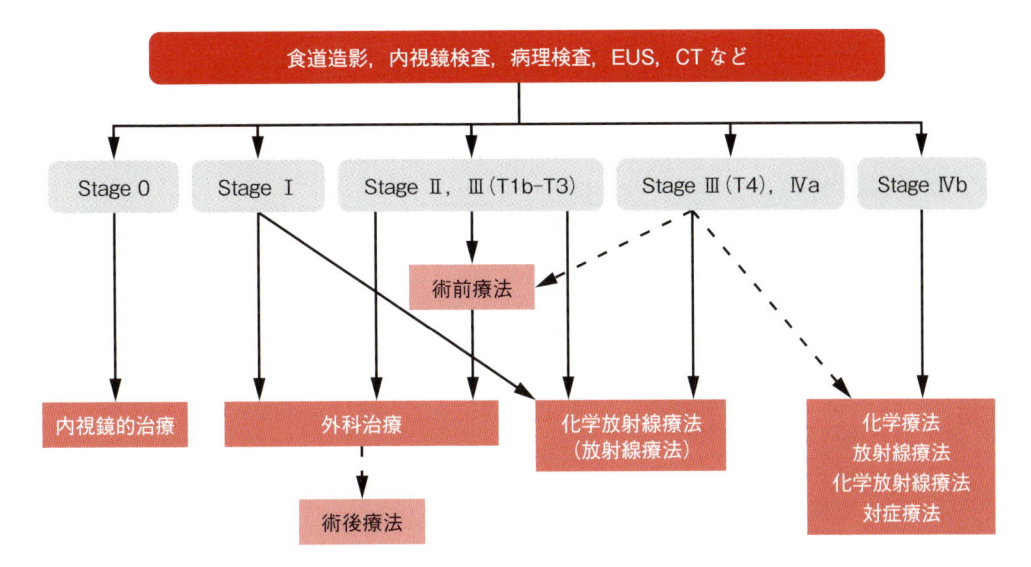

図1 ● 食道癌治療のアルゴリズム
注）進行度は食道癌取扱い規約第10版に基づく
文献2より引用

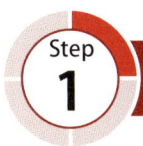

Step 1 入院してから手術前日までに行うべきこと

治療方針の決定

1. 治療方針の決定にかかわる検査

「ガイドライン第3版」のなかでは「食道癌治療のアルゴリズム」（図1）が提言されている．治療方針の決定には**病期分類，占拠部位，組織型，全身状態の評価**が重要である（図2）．

　病期分類の手順は各種画像診断で❶壁深達度，❷リンパ節転移の有無，❸遠隔転移の有無，によって行われる．

❶壁深達度（T）の診断は，Stage 0（表在癌）か否かを区別することが重要である．検査としては，色素内視鏡検査，MRI，食道造影検査を行い総合的に診断する．また，隣接臓器への浸

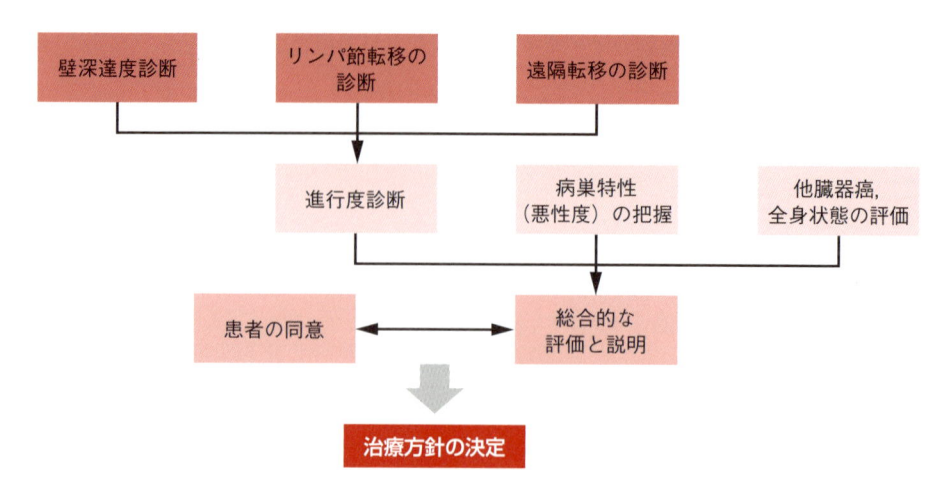

図2 ● 食道癌の治療方針決定までの流れ
文献2より引用

表2 ● 壁深達度 depth of tumor invasion（T）

TX	癌腫の壁深達度が判定不可能
T0	原発巣としての癌腫を認めない
T1a	癌腫が粘膜内にとどまる病変 ・T1a-EP　癌腫が粘膜上皮内にとどまる病変（Tis） ・T1a-LPM　癌腫が粘膜固有層にとどまる病変 ・T1a-MM　癌腫が粘膜筋板に達する病変
T1b	癌腫が粘膜下層にとどまる病変（SM） ・SM1　粘膜下層を3等分し，上1/3にとどまる病変 ・SM2　粘膜下層を3等分し，中1/3にとどまる病変 ・SM3　粘膜下層を3等分し，下1/3に達する病変
T2	癌腫が固有筋層にとどまる病変（MP）
T3	癌腫が食道外膜に浸潤している病変（AD）
T4	癌腫が食道周囲臓器に浸潤している病変（AI）

文献1より引用

表3 ● 進行度

深達度＼転移	N0	N1	N2	N3	N4	M1
T0, T1a	0	I	II	III	IVa	IVb
T1b	I	II				
T2	II		III			
T3		III				
T4	III	IVa				

文献1より引用

潤を評価するにはCTが，さらに気管および気管支への浸潤が疑われる場合は，気管支鏡も有用である．

❷リンパ節転移の有無，❸遠隔転移の有無については，上記検査のほか腹部および頸部エコーも有用である．また，骨転移の検索には骨シンチグラフィも必要である．

2. 治療法の決定

a）治療法の種類と適応

◆内視鏡的治療

壁深達度T1a（Stage 0）のものが対象となる（表2，3）．切除後には追加切除の必要の有無を切除標本によって診断することが非常に重要である．ただし，一括切除された標本以外では評

価が困難な場合がある．

◆外科治療

　食道癌根治術は消化器癌手術のなかでも最も侵襲の大きい手術であり，術式の選択から術後管理に至るまで最大の注意を用いてあたらねばならない．基本的には内視鏡的治療〔EMR（endoscopic mucosal resection：内視鏡的粘膜切除術）またはESD（endoscopic submucosal dissection：内視鏡的粘膜下層剥離術）〕の適応外で壁深達度がT1b～T3に至るものが対象となる．ただし，T4症例でも治癒切除可能と判断される場合は考慮の対象となる．

◆術前補助療法

①術前化学療法

　切除可能なStage Ⅱ・Ⅲ胸部食道癌が対象である．切除可能なStage Ⅱ・Ⅲ胸部食道癌に対する術前化学療法＋根治術は標準術式として位置づけられている．

②術前化学放射線療法

　ガイドライン第3版時点では推奨されていない．

◆術後補助療法

　ガイドライン第3版時点では術後化学療法・術後放射線療法のいずれにおいても5年生存率の向上を示すエビデンスは得られていない．

◆放射線療法

　基本的には同時化学放射線療法が，T1-4N0-3M0および鎖骨上リンパ節転移（M1）までの局所進行例に対して適応となる（化学療法をすでに導入していた場合には適応はない）．

b) 食道癌に対して行われる手術術式

◆頸部食道癌に対する手術

①喉頭温存手術

　＜適応＞

　喉頭，気管への腫瘍浸潤がなく，腫瘍口側が食道入口部より下方にとどまるもの．

②咽頭喉頭食道切除術（喉頭合併切除）

　＜適応＞

　腫瘍の進展が喉頭，気管，下咽頭に及ぶ症例（あるいは吻合に用いる十分な頸部食道の温存が困難な症例）．

◆胸部食道癌に対する手術

①右開胸による胸腹部食道全摘術＋リンパ節郭清

②体腔鏡（胸腔鏡，腹腔鏡）補助食道癌根治術

　近年になり②の症例数も増加しているが，①に比しての優位性についてはまだ統一された見解は得られていない．

◆食道胃接合部（腹部食道癌）に対する手術

　食道癌取扱い規約第10版により「食道胃接合部の上下2cmに癌腫の中心があるもの」を「食道胃接合部癌」と定義されている．

①右開胸＋リンパ節郭清

②左開胸＋開腹

③左開腹連続切開による下部食道噴門側胃切除または胃全摘

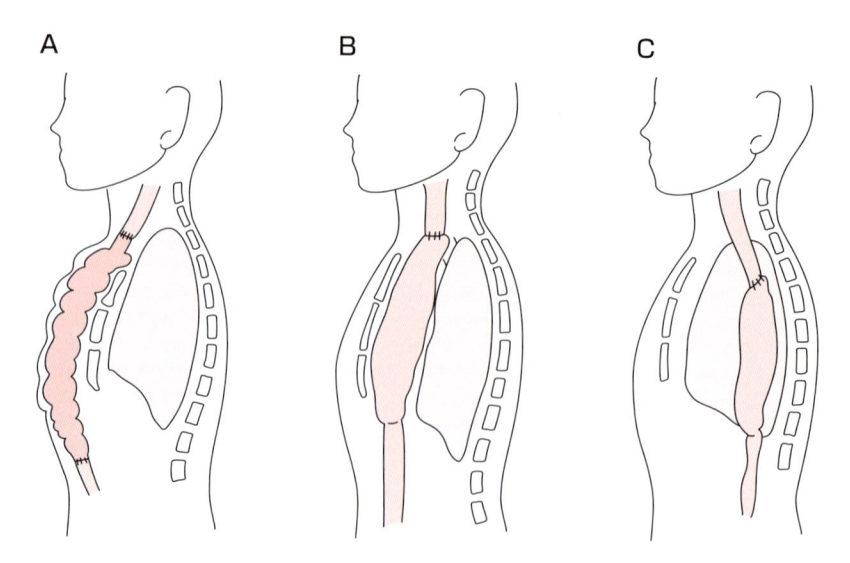

図3 ● 胸部食道癌手術における再建経路
A）胸壁前経路（結腸間置法），B）胸骨後経路（胃管法），C）後縦隔経路（胃管法）

表4 ● 食道再建の各経路の利点と欠点

経路	胸壁前	胸骨後	後縦隔
利点	①口側食道切除がより高位まで可能である ②吻合操作が容易 ③縫合不全の処置が容易かつ安全 ④再建臓器に癌ができた場合，治療がしやすい	①口側食道切除がより高位まで可能である ②再建距離が胸壁前より短い ③胸腔内吻合より縫合不全の処置が容易 ④再建臓器に癌ができた場合，比較的治療がしやすい	①生理的ルートに最も近い ②手術侵襲が少なくなる ③縫合不全の発生頻度が少ない
欠点	①再建距離が長い ②縫合不全の頻度が高い ③再建臓器が屈曲しやすい ④美容上の問題がある ⑤屈曲による通過障害を起こしやすい	①再建臓器により心臓を圧迫することがある ②胸鎖関節部が狭小の場合，再建臓器の圧迫壊死の可能性がある	①縫合不全が重篤化するリスクを有する（特に胸腔内吻合） ②口側食道切除が制限されることがある ③逆流が多い ④潰瘍が穿孔，重篤化することがある ⑤再建臓器に癌ができた場合，手術が困難 ⑥再発時の放射線治療が困難

c）各術式における再建法

◆ **頸部食道癌**

遊離腸管移植法が一般的である．

◆ **胸部食道癌**

再建臓器としては胃を用いて「胃管」とすることが多く，再建ルートとしては胸壁前，胸骨後，後縦隔の3経路があるがそれぞれに一長一短がある（図3，表4）．

◆ **食道胃接合部癌**

胃管法，空腸間置法，Roux-en-Y法などがある．

d）手術術式の決定に際して留意すべきこと

　食道癌では癌腫の位置，壁進達度によって切除方法，再建方法もさまざまであり，それぞれにメリット・デメリットがある．リンパ節郭清の範囲によって異なる術式が選択されることもあり，CT，MRI，必要に応じてはPETなどを用いて癌腫の占拠部位や大きさなどを十分に評価しておくことが重要である．術式によって術後QOLは大きく左右される．

術前管理のポイント

　一般管理は第1章に委ね，食道切除術に関連した術前管理について解説する．

a）リスク管理

①食道切除術は「高度の手術侵襲」であり，開胸を伴う頻度も高く術後人工呼吸器を使用することも考慮し，ICU管理の準備が必要である．
②呼吸管理：肺合併症発生のリスク因子（喫煙，COPDの既往）の評価を行い，喫煙者には禁煙を指導し，その重要性を十分に理解させる．スーフルなどによって呼吸筋の強化を行う．

b）喉頭合併切除を要する頸部食道癌

　声帯機能の喪失は術後のQOLに大きく影響を与えることを考慮し，根治性とQOLのバランスを考慮して，喉頭合併切除の適応を十分に検討する．

c）栄養管理

　食道癌患者は発生危険因子（喫煙習慣，アルコール多飲歴など）の面より，栄養障害を伴っていることが多い．したがって，食道癌の術前管理はきわめて重要である．低栄養が疑われる場合は**術前1～2週間の栄養療法**が必要である．

　腸管は生体にとって最大の免疫能を有しており，経腸栄養によって腸管を使用することによりその免疫能は保持される．そこで，経口摂取が可能な症例においては術前日まで通常食で，前日夕食を流動食とする．また，腫瘍による食道狭窄などで経口摂取が困難な症例においては経鼻胃管（NG tube）を，狭窄部を超えて胃に留置する．それでも十分なカロリー摂取が困難な場合は完全静脈栄養（TPN）を施行する．

d）インフォームドコンセント

　癌腫占拠部位，進行度により術式が異なるために術後のQOLに大きな差が生じることがある．また，現時点で標準的な術式が確立はしつつあるものの予後に関する統一された結論は得られていないことを十分に説明する．

e）術中迅速病理診断の準備をする

　頸部食道癌手術時，迅速診にて腫瘍上縁から2～3cmの口側断端の陰性が確認されれば，喉頭温存手術が選択できる可能性がある．

f）口腔ケア

　術後合併症の予防に重要である．必要であれば齲歯の治療もしておく．

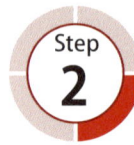

Step 2 手術当日・手術終了までに行うべきこと

手術の手順

　胸部食道癌では，頸，胸，腹の広範囲にリンパ節転移がみられることが多く，縦隔リンパ節郭清を十分に行うために右開胸が行われる．本稿では右開胸開腹食道切除，および頸部食道胃管吻合術（胸骨後経路）を例に説明する（正確な手技については「手術書」に委ねることとし，食道癌の手術の手順を説明する）．

1. 胸部操作
①左側臥位にて体位を固定する．
②皮切は右乳頭線上縁第5肋間上の弧状の後方切開とし，第5肋骨と第6肋骨の間で開胸する．
③上縦隔胸膜を切除し同領域のリンパ節を郭清する．
④奇静脈弓の切除と右気管支動脈周囲の郭清
⑤右反回神経反回部リンパ節の郭清
⑥右・左気管傍リンパ節の郭清
⑦胸部上部食道の離断（**2.**-④参照）
⑧胸部中下部食道の剝離と後縦隔リンパ節郭清（椎前筋膜・下行大動脈前面を剝離し，食道固有動脈を結紮・離断する）
⑨気管分岐部～肺門部リンパ節の郭清
⑩閉胸

2. 頸部操作
①皮膚切開（鎖骨上1横指の高さで両側胸鎖乳突筋外縁に及ぶ襟状切開）を行う．
②頸部食道傍・気管傍リンパ節の郭清（操作は胸鎖乳突筋を分けて行う）
③深頸部リンパ節（No 102，104）の郭清
④ **1.**-⑦で離断された食道上部口側断端を頸部創から引き出す．

3. 腹部操作（頸部操作と並行して行う）
①上腹部正中切開にて開腹
②食道裂孔部を剝離し，先に離断された食道を腹腔内に引き出す．
③GIAを用いて胃上部を離断し食道を摘出する．
④残胃で胃管を作成する．
⑤胸骨後経路の作成
⑥作成された胃管を胸骨後経由で頸部創から引き出す．
⑦頸部食道と胃管を吻合する．

手術のポイント

①胸腔内操作中，麻酔は左右分離肺換気下で行い，30分ごとに5分間の肺再膨張を行う．
②手順のイメージとしては

❶左側臥位で開胸➡主病巣の確認➡周囲結合織，リンパ節の郭清➡食道上部の離断（腫瘍上部）➡閉胸
❷仰臥位で腹部操作・頸部操作を同時進行
食道裂孔より食道の抜去➡胃上部での切離および胃管の作成➡胸骨後経路の作成➡胃管の挙上➡腹部操作と同時進行された頸部創に頸部食道と胃管を吻合する．
③胃管作成に際しては血流保持に注意する．小彎側においては右胃動脈は確実に温存し，左胃動脈最終2枝は温存する．
④術中操作にて反回神経を損傷しないよう注意する．
⑤術後ドレーンの位置を十分に把握し，その意義を確認しておく（Step4 術後管理参照）．

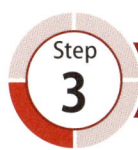

Step 3 手術直後から術後1日目までに行うべきこと

術後管理

食道切除術に関連した術後管理について解説する．

a）呼吸管理

開胸・開腹術後の呼吸管理は基本的には経口挿管による人工呼吸器管理とするが，抜管までに時間を要することが予想されるような場合には術中（胸部操作から腹部操作に移行する際）に経鼻挿管とすることもある．人工呼吸器管理中は気管支鏡を用いて喀痰吸引などを積極的に行う．抜管に際してはバイタルサイン，X線所見，喀痰量，血液ガスデータなどを参考にしながら慎重にweaningを行う．さらに，抜管直後は喉頭浮腫，両側反回神経麻痺などによって再挿管が必要となる可能性があることを念頭に観察を行う．ただし，COPDの既往や喫煙，術前肺機能低下例においては術後低酸素血症による合併症を予防するためにも人工呼吸器管理期間を延ばす例がある．

b）ドレーン管理

NG tube：人工呼吸器から離脱後は早期に抜去する．
胸腔内・腹腔内ドレーン：1時間あたり100 mLを超える血性排液（出血）があれば再開胸，再開腹も考慮する．

c）鎮静・鎮痛管理

- ICU入室後，プロポフォールによる持続鎮静を開始する（初期投与量は1 mg/kg/hrとする）．人工呼吸器管理下にあるため，しっかりとした鎮静・鎮痛は必須である．
- 術後1日目以降は持続鎮静は中止し覚醒を確認する．
- 鎮痛は硬膜外カテーテルを利用し，自己調整硬膜外鎮痛法（patient-controlled epidural analgesia：PCEA）で行う．硬膜外カテーテルが挿入されていない場合は経静脈的に麻薬を投与する（intravenous patient controlled analgesia：IV-PCA）．

```
＜PCEA実例＞
0.2％ロピバカイン  240 mL
フェンタニル  0.5 mg
  持続投与量  4 mL/hr
  急速静注  2 mL

＜IV-PCAの実例＞
生理的食塩水  90 mL
フェンタニル  0.5 mg
  持続投与  4 mL/hr
  急速静注  2～4 mL
```

d）循環動態の管理

大きな手術侵襲によって全身炎症反応症候群（SIRS）の状態であり，補液をしっかりと管理し利尿を保つようにする（そのためにウォーターバランスが2～3Lプラスとなることがある）．

家族への説明に同席

開胸・開腹術後では想定外の経過をみることもあり，術後担当医が家族より多くの質問を受けることがある．術後診断や術後合併症についてはチーム間での認識の共有が必要である．

切除標本の処理

食道癌取扱い規約に準じて標本整理を行う．

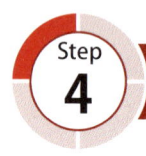

Step 4 手術後2～3日目から退院までに行うこと

術後管理（表5）

a）呼吸器管理

術中，胸部操作中は分離肺換気が行われており，術後に肺炎を呈することがあり，この時期においても積極的に気道内分泌液の除去を心がける．必要に応じて気管支鏡も使用する．

b）栄養

小腸瘻を利用した早期経腸栄養を行うことは，腸管免疫能の保持，代謝亢進，バクテリアルトランスロケーションの抑制に有用である（第1章-②-2参照）．
第2病日より開始することが可能である．開始時はポンプを利用しながら，10 mL/hrとし，誤嚥には十分に気をつける．排便，排ガスの様子を見ながらゆっくりと投与量を増加し，術後1週

間で目標カロリー（20～25 kcal/kg/day）となるようにする．下痢や腸閉塞徴候があれば輸液管理とする[3]．

c）ドレーン管理

食道癌術後は多くの情報ドレーンおよび機能的ドレーンが挿入されている．その管理もきわめて重要であり，決して観察を怠ってはならない．

感染予防の観点からも，必要のないものはなるべく早期に抜去すべきであるが，そのタイミングは慎重を要する．

主なドレーンとして下記のものが挿入されている．

①NG tube：胃管内の NG tube は人工呼吸器からの離脱後はなるべく早期に抜去する．

②右胸腔内ドレーン
  1）肺尖部：肺の拡張が認められたら早めに抜去する．
  2）肺底部：最も滲出液が貯留する部位であり，抜去が早すぎると再挿入を要することがある．血性でなくなり，リンパ漏を疑うような多量（数百mL／日）の排液がなければ数日で抜去する（目安は 200 mL／日以下）．

③左側頸部ペンローズドレーン：唾液の排液を認めたら縫合不全として対処（洗浄など）が必要である．

④腹腔内ドレーン
  1）Winslow孔：閉鎖式ドレーン（腹腔内出血の確認）
  2）左横隔膜下：閉鎖式ドレーン（腹腔内出血の確認）
  いずれも出血がないことが確認されれば早めに抜去する．

⑤小腸瘻：経腸栄養チューブである．合併症の発生（縫合不全や吻合部狭窄など）次第では長期に使用することもあるため，大切に扱う．使用後はチューブ内凝固によって詰まることがないように微温湯などでのフラッシュを忘れずに行う．

d）鎮静・鎮痛管理

なるべく日中の覚醒を促し，夜間においては必要に応じて持続鎮静も再開し，術後せん妄の発現にも注意する．

e）循環動態の管理

血管透過性の正常化に伴い，血管外に漏出していた多量の水分が血管内に戻ってくる時期である．心・腎機能が正常であれば速やかに是正されるが，機能低下のある場合は強心薬・利尿薬を使用してうっ血性心不全・肺水腫の続発に注意する．

f）リハビリテーション

他の消化器外科手術と同様になるべく早期の離床・リハビリは早期回復に重要である．人工呼吸器からの離脱が認められれば開始する．

誤嚥傾向のある際には嚥下訓練も必要である．

g）栄養指導

退院が決まれば管理栄養士による経口摂取の際の食事指導を行う．小腸瘻を利用した経腸栄養の状態で退院となる際にも十分に経腸栄養の意義を指導する．

表5 ● 食道癌手術の周術期管理

		外来	入院時 (術前6日〜)	術前3日〜	手術前日	手術当日 (術前)
検査			採血・再尿 胸/腹部X線 CT MRI FGS CF 呼吸機能 負荷心電図 血液ガス	採血・再尿		採血・再尿 胸/腹部X線	
管理	呼吸						
	循環・輸液管理 / 末梢ライン			←——— フェジン®80 mg/日（点滴）———→			
	循環・輸液管理 / IVH				←——— 維持輸液 2,000 mL/day ———→		
					自己貯血（400 mL）		
	鎮静						
	鎮痛						
	血糖管理						
							麻酔前投薬
処置	口腔清拭			歯磨き ————————————→			
	呼吸訓練（スーフル）			○ ————————————→			
					IVH挿入		
							浣腸
栄養	食事				常食		絶食
	経管栄養						
リハビリ							
説明						術前説明	ICUオリエンテーション

手術当日 （術後）	1日目	2日目	3日目	4〜13日目	14日目
ICU					退院
	採血・再尿 胸/腹部X線 喀痰培養 血液ガス	採血・再尿 胸/腹部X線 血液ガス	採血・再尿 胸/腹部X線 喀痰培養 血液ガス	採血・再尿 胸/腹部X線 経鼻内視鏡	
人工呼吸器 管理 IPPV	weaning	抜管			
←――――――――――抗菌薬点滴――――――――――→ ・ドパミン ・エラスポール® ・5％アルブミン ・利尿薬					
←―――――維持輸液―――――→			←―――高カロリー輸液―――→		
	プロポフォール	←―――夜間のみ―――→			
←――――――――――PCEA, IV-PCA――――――――――→					
	スライディングスケール		スライディングスケール		
口腔ケア―――――――――――――→			歯磨き――――――――――――――――→		
		――――――――――――――――――――→			
				IVH抜去	
絶食	絶食			五分粥〜全粥	常食
			20 mL/hr	40 mL/hr→80 mL/hr	
	座位の練習	氷片にて嚥下練習	ベッドサイド立位	歩行練習	
術後説明			退院後の生活説明		

①-1）上部消化管 食道癌

主な術後合併症とその管理

食道癌手術に関連した合併症について解説する．

a) 肺合併症

最も多い合併症である．予防策としては術前の呼吸訓練・口腔ケア，気管支鏡を用いた積極的な喀痰吸引，経口摂取後の誤嚥の注意が重要である．

- ①肺炎　：術後喀痰吸引・タッピング・体位変換・早期離床を促す．
- ②肺水腫：第3～4病日の輸液過剰の際に起こりやすい．心機能に注意しながら，利尿薬を使用する．
- ③無気肺：気道内分泌液の確認・除去，場合によっては陽圧換気を行う．
- ④気胸　：大量のleakとなれば換気不良となる．気管支鏡的塞栓術が有効なときもある．
- ⑤乳び胸：胸管やリンパ管損傷によって生じる．絶食にして胸膜癒着療法で改善することが多い．リンパ管造影が有効なこともある．

b) 縫合不全・吻合部狭窄

内視鏡的拡張術を試みることもある．

c) 術後胆嚢炎

迷走神経切離に伴う胆嚢収縮能の低下による胆汁うっ滞や，術前・術後の長期の絶食・TPNによる胆汁濃縮が原因としてある[4,5]．早期の小腸瘻を利用した経腸栄養の開始で，発生頻度を下げることができる．

d) 皮下気腫

自然吸収が期待できる．

e) 高ビリルビン血症

原因は断定されていないが，一過性のことが多い．

f) 反回神経麻痺

多くは一過性のものであるが，生じた際には積極的に発声訓練をする．

文献・参考図書

1) 「臨床・病理　食道癌取扱い規約（第10版補訂版）」（日本食道学会/編），金原出版，2008
2) 「食道癌診断・治療ガイドライン2012年4月版（第3版）」（日本食道学会/編），金原出版，2012
3) 「術後管理のチェックポイント」（大井田尚継/編），医歯薬出版，2013
4) Roslyu JJ, et al：Gallbladder disease in Patients on long-term parental nutrition. Gastroenterology, 84：148-154, 1983
5) Pitt HA, et al：Increased risk of cholelithiasis with prolonged parental nutrition. Am J Surg, 145：106-112, 1983

第2章 主な疾患の治療の流れ
① 消化器系の疾患

2 上部消化管 胃癌

森田孝夫

Point

- わが国の胃癌治療は，日本胃癌学会によって集積された膨大なデータに基づくエビデンスで標準化されている
- 「胃癌取扱い規約（第14版）」の中で示されたTNM分類に連動した新しい病期（Stage）分類を知ろう
- 「胃癌治療ガイドライン（第3版）」の中で示された治療法選択のアルゴリズムを理解し，推奨される標準治療を学ぼう

はじめに

わが国の胃癌治療は，日本胃癌学会によるわが国独自のデータ集積に基づいたエビデンスによって標準化されている．腫瘍の状態と治療の評価を記録するための基本ルールは「**胃癌取扱い規約**」（以下，「規約」）に，そして各種治療法とその適応など臨床における具体的な指針は「**胃癌治療ガイドライン**」（以下，「ガイドライン」）にまとめられ，発刊されている．

この「規約」と「ガイドライン」は2010年に発刊された，「第14版規約」と「第3版ガイドライン」で大幅に改訂されている．また，「胃癌治療ガイドライン」はその後2014年に第4版が発行されているが，Minor revisionであり，第3版の基本構成を維持しているため，本稿では「第14版規約」と「第3版ガイドライン」に基づいて，胃癌治療を概説する．臨床現場では新旧の「規約」と「ガイドライン」が混在しており，研修に際して混乱が生じる可能性がある．研修医諸君はこの点に留意して研修を進めてほしい．

胃癌の基礎的事項

1. 「胃癌取扱い規約（第14版）」における改訂の要旨

- TNM分類に連動して深達度（T）を変更し，新しいStage分類になった（表1）．
- 従来の占居部位別リンパ節郭清範囲を廃止し，術式ごとに郭清範囲を固定化して定義した．
- No.7リンパ節をD1の範囲に入れた．

2. 「胃癌治療ガイドライン（第3版）」における改訂の要旨

- 臨床診断に基づく治療法選択がアルゴリズムで示された．
- 手術，内視鏡切除，化学療法および補助化学療法に関して，日常臨床で推奨される標準治療が詳述された．

表1 ● TNM分類

壁深達度 (T)	TX	原発腫瘍の評価が不可能
	T0	原発腫瘍を認めない
	Tis	上皮内癌：粘膜固有層に浸潤していない上皮内癌，あるいは高度異形成
	T1	固有粘膜層，粘膜筋板，または粘膜下層に浸潤する腫瘍
	T1a	固有粘膜層，あるいは粘膜筋板に浸潤する腫瘍
	T1b	粘膜下層に浸潤する腫瘍
	T2	固有筋層に浸潤する腫瘍
	T3	漿膜下層に浸潤する腫瘍
	T4	漿膜を貫通している腫瘍，あるいは隣接する他臓器・組織に浸潤する腫瘍
	T4a	漿膜を貫通している腫瘍
	T4b	隣接する他臓器・組織に浸潤する腫瘍
リンパ節転移 (N)	NX	領域リンパ節転移の有無が不明である
	N0	領域リンパ節に転移を認めない
	N1	領域リンパ節に1～2個の転移を認める
	N2	領域リンパ節に3～6個の転移を認める
	N3	領域リンパ節に7個以上の転移を認める
	N3a	7～15個の所属リンパ節転移
	N3b	16個以上の所属リンパ節転移
遠隔転移 (M)	MX	領域リンパ節以外の転移の有無が不明である
	M0	領域リンパ節以外の転移を認めない
	M1	領域リンパ節以外の転移を認める

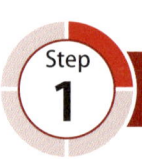

Step 1　入院してから手術前日までに行うべきこと

治療方針の決定

1. 治療方針決定にかかわる検査

　「第3版ガイドライン」のなかでは「日常診療で推奨される治療法選択のアルゴリズム」（図1）が提言されている．

　臨床病期分類の手順は，❶遠隔転移の有無，❷腫瘍深達度，❸リンパ節転移の有無の順に診断していく．

❶遠隔転移の程度（M）の診断は，造影CTによりリンパ節転移や他臓器転移を，エコー・MRIで肝転移の有無を判定する．

❷腫瘍の壁深達度（T）の診断はまず**早期胃癌（T1）**か否かを区別することが重要である．上部

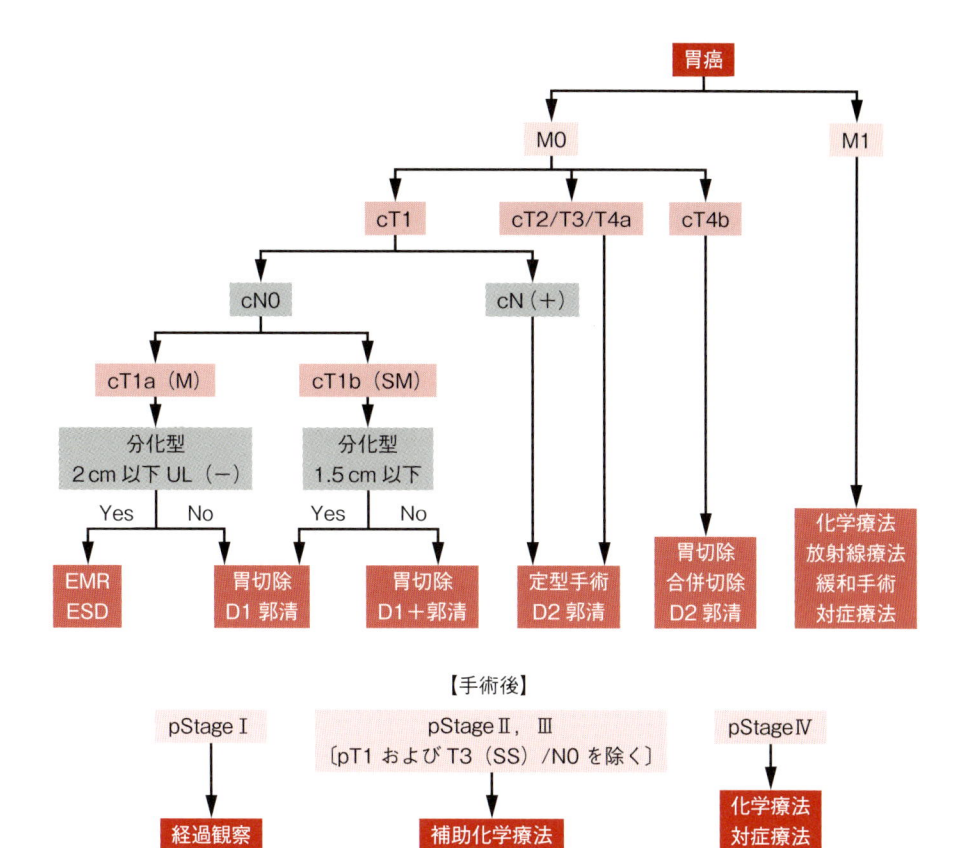

図1● 日常診療で推奨される治療法選択のアルゴリズム

消化管造影検査・内視鏡（生検を含む）を用いて，①組織型・②大きさ・③形・④表面・陥凹面の構造・⑤ひだのひきつれなどを指標として判定する方法と，EUS（超音波内視鏡），マルチスライスCTを用いて断層像から深達度を診断する方法がある．

> ＜早期胃癌（T1）を診断するポイント＞
> a. 分化型で2cm以下で潰瘍なし（cT1aの所見）
> b. 陥凹面に結節状隆起がある
> c. 集中ひだの性状が棍棒状に肥大し，融合なし
> ＊台状隆起，壁の伸展性（−）の場合には進行癌を考慮する

❸リンパ節転移の程度（N）は造影CTで判定する．
短径で8mm以上，円形に近く，高度な濃染もしくは壊死，不均一な濃染を示すものは転移を考慮する．

2. 治療法の決定

a）治療法の種類と適応

①リンパ節転移のない早期胃癌（cT1，cN0）は縮小手術（胃切除，D1郭清）を行う．
2cm以下の肉眼的粘膜癌（cT1a），組織型が分化型，潰瘍（−）の条件を満たせば内視鏡的粘膜切除（endoscopic mucosal resection：EMR）の適応となる．

②リンパ節転移を伴う早期癌（T1，N＋）およびT2以深の進行癌は原則として定型手術を行う．
③隣接する他臓器・組織に浸潤している腫瘍（T4b）は他臓器合併切除を加えた拡大手術を行う．
④進行癌には原則として補助化学療法を行う．ただし，深達度がT3まででリンパ節転移を伴わない（N0）進行癌は除外する．
⑤遠隔転移あり（M1）の場合には延命を目標とした化学療法やQOL改善のための対症療法（緩和手術を含む）が治療の主体となる．
（第4版ガイドラインでは「切除可能なM1癌の治療」についての記載が追加されている）

b) 胃癌に対して行われる手術術式と再建法

◆ **定型手術**
　主として治癒を目的とし標準的に施行される胃切除術をいう．
①**幽門側胃切除術**：胃の2/3以上切除とD2リンパ節郭清を行う．
　＜適応＞腫瘍の辺縁から十分な断端距離がとれる場合
②**胃全摘術**：胃全体の切除とD2リンパ節郭清を行う．
　＜適応＞腫瘍の辺縁から十分な断端距離の確保が難しい場合

◆ **縮小手術**
　治癒に加えて低侵襲を目指すもので，切除範囲が胃の2/3未満のものやリンパ節郭清の程度が定型手術に満たないもの（D1，D1＋など）をいう．
③**幽門保存胃切除術**（pylorus-preserving gastrectomy：PPG）：胃上部1/3と幽門前庭部3，4 cm程度を温存する．
　＜適応＞胃中部の腫瘍で，遠位側縁が幽門から4 cm以上離れているもの．
④**噴門側胃切除術**：胃の下部1/2を温存する．
　＜適応＞胃上部の腫瘍で，1/2以上の胃を温存できるもの．

◆ **拡大手術**
　より積極的に腫瘍を切除することを目指し，定型手術に加えて他臓器合併切除を行う．
　※膵脾合併切除術，脾合併切除術など

c) 手術術式の決定に際して留意すべきこと

◆ **切離断端距離の確保**
　治癒をめざす手術では，腫瘍の辺縁から十分な断端距離がとれるよう切除範囲を決定する．
- T1では2 cm以上，T2以深では限局型で3 cm以上，浸潤型で5 cm以上の断端距離をとる．
- 断端陽性が疑われる場合には，術中に切離断端部の全層を迅速病理診断に提出し，断端陰性を確認する．

◆ **リンパ節郭清**
　原則としてcN（＋）またはT2以深の腫瘍に対してはD2郭清を，cT1N0腫瘍に対してはD1またはD1＋郭清を行う．

胃癌の術前管理のポイント

　一般管理は第1章に委ね，胃切除術に関連した術前管理について概説する．

a) リスク管理
① 胃切除術は「中程度の手術侵襲」であり，他に併存疾患などの重大なリスクがない限り，術後のICU管理の準備は必要ない．
② 心疾患などハイリスクな患者では縮小手術を考慮し，術後はICU管理とする．

b) 幽門狭窄を伴う症例
① 栄養不良状態の場合は早期に入院し，経腸栄養・IVHによる栄養状態の改善に努める．
② 胃内容の貯留を認める場合は胃管留置による減圧・洗浄を行う．

c) 栄養管理
手術前日昼まで食事摂取し，前日夜は流動食とする．

d) 輸血の準備
胃切除術の出血は一般に少なく，輸血の可能性は低い．したがって，血液型不規則抗体スクリーニング法（type & screen：T & S）で準備する．

e) 術中迅速病理診断をオーダーする

f) インフォームドコンセントの際には次のポイントについて患者の理解を促す
① **術後疼痛**：鎮痛の方法を説明するだけでなく，「術後1日目にはお腹を押さえてトイレへ歩行できる」などの情報を知らせ，患者の不安を軽減する．
② **胃機能の縮小・欠落**：胃切除後に胃の貯留能・排出能が低下することについてわかりやすく説明する．「少量頻回の食事」の必要性などを伝える．
③ **呼吸訓練の必要性**：上腹部の手術創による疼痛のために腹式呼吸を行いにくい．術後の喀痰排出困難や呼吸器合併症を予防するために十分な呼吸訓練が必要なことを理解してもらう．

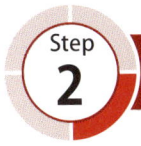

Step 2 手術当日・手術で研修医が注意すること

術直前の管理のポイント

胃を手術する際には，胃内に何もないことが望ましい．前日からの食事制限および水分摂取の状況をチェックし，胃内容のないことを確認する．

手術の手順

幽門側胃切除術を例に説明する（図2）．詳細は手術書を参照されたい．
① 上腹部正中切開にて開腹する．
② 腹腔内を精査し，胃の切除範囲とリンパ節郭清範囲を決定する．腹水がある場合には腹水細胞診を行う．
③ 十二指腸を後腹膜から授動後，大網切除，大彎リンパ節右群（No.4d）を郭清する．
④ 右胃大網動静脈を根部で結紮・切離し，幽門下リンパ節（No.6）を郭清する．

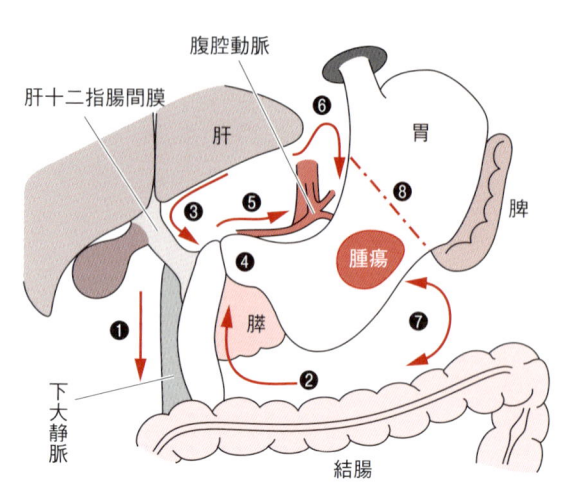

図2 ● 幽門側胃切除術の手順
❶ 十二指腸を後腹膜から授動する．
❷ 大網および結腸間膜前葉を剝離後，右胃大網動静脈を根部で結紮・切離し，幽門下リンパ節（No.6）を郭清する．
❸ 肝十二指腸間膜内リンパ節（No.12）を郭清しつつ，右胃動静脈を根部で結紮・切離し，幽門上リンパ節（No.5）を郭清する．
❹ 十二指腸を離断する．
❺ 総肝動脈幹リンパ節（No.8）を郭清し，左胃静脈を結紮・切離する．腹腔動脈周囲リンパ節（No.9）を郭清後，左胃動脈を根部で結紮・切離し，左胃動脈幹リンパ節（No.7）を郭清する．
❻ 小網を肝付着縁から切離後，胃小彎にて右噴門リンパ節（No.1），小彎リンパ節（No.3）を郭清する．
❼ 左胃大網動静脈を結紮・切離後，大網を切離する．
❽ 胃を切離する．

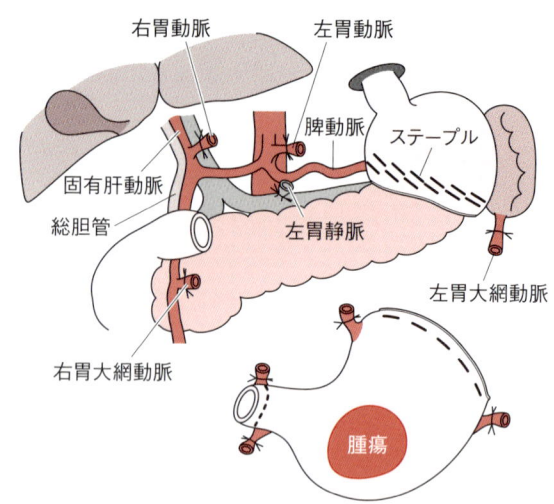

図3 ● 幽門側胃切除術と血管処理

表2 ● 幽門側胃切除の際に郭清されるリンパ節

郭清の範囲	郭清されるリンパ節
D0	D1に満たない郭清
D1	No.1, 3, 4sb, 4d, 5, 6, 7
D1＋	D1に加え No.8a, 9
D2	D1に加え No.8a, 9, 11p, 12a

⑤小網切開，右胃動静脈を根部で結紮・切離し，幽門上リンパ節（No.5）を郭清する．
⑥幽門輪より約1～2 cm肛門側で十二指腸を離断する．
⑦肝十二指腸間膜内リンパ節（No.12），総肝動脈幹リンパ節（No.8），腹腔動脈周囲リンパ節（No.9）を郭清する．左胃静脈を脾静脈流入部付近で結紮・切離する．
⑧左胃動脈を根部で結紮・切離し左胃動脈幹リンパ節（No.7）を郭清する．
⑨胃小彎にて右噴門リンパ節（No.1），小彎リンパ節（No.3）を郭清する．
⑩左胃大網動静脈を結紮・切離後，大彎リンパ節左群（No.4s）とともに大網を切離する．
⑪胃原発巣の境界から十分な距離をとって胃腸縫合器により胃を切離する．
《以上の③～⑪の操作により，胃とリンパ節を一括して摘出できる（図3，表2）．》
⑫切除標本を直ちに切開して胃癌から切離端までの距離を確認する．距離が短い場合には迅速凍結標本で断端への浸潤の有無を検査する．
⑬再建はBillroth I法を第一選択とする．
⑭腹腔内の止血を確認後，温生理食塩水にて腹腔内を洗浄し，吻合部近傍へドレーンを留置して閉腹する．

手術のポイント

a) 手術中
① 癌細胞の血管内および腹腔内散布を避けるためにできるだけ腫瘍に触れない．
② あらかじめ血流，リンパ流の遮断を行う．
③ 胃壁内の連続性浸潤の取り残しがないように腫瘍辺縁から十分に距離を置いて切除する．
④ リンパ節はできるだけen bloc（一塊として）に郭清する．

b) 手術終了時
⑤ 止血とドレーン挿入位置を確認する．
⑥ 腹腔内にガーゼなどの異物がないことを確認する．
　　※ガーゼカウント，X線撮影による胸部・腹部のチェック

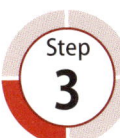

Step 3　手術直後から術後1日目までに行うこと

1. 術後管理
胃切除術に関連した術後管理について解説する．

a) 術後出血への注意
ドレーンからの血性排液，頻脈，血圧低下，乏尿，下血などをみる．腹腔ドレーンからの出性排液が1時間当たり100 mLを超える場合には再開腹を考慮する．

b) 疼痛管理
上腹部手術の痛みのために腹式呼吸ができず，呼吸器系への影響が強い．硬膜外カテーテル，非麻薬性鎮痛薬や非ステロイド抗炎症薬（経静脈，経直腸，経口），PCA（patient controlled analgesia）などを用いて積極的に除痛する．

c) 感染症対策
胃癌手術でのSSI（surgical site infection）ではグラム陽性菌（黄色ブドウ球菌）が主な標的であり，第一世代セフェム系を用いる．術後投与は翌日までとする．

2. 家族への説明に同席
手術時点で判明した胃癌の進行状況とそれに対して行った手術および今後予測される診療経過を説明する．クリニカルパスがある場合にはそれを用いて説明する．

3. 切除標本の処理
「胃癌取扱い規約」に準じて，主病変およびリンパ節転移の状況を記録し，病理部に提出する．

表3 ● 胃切除術後の管理

		前日	手術当日	1	2	3	4	5	6	7	8
投薬	補液		←―――――――→				←――-→				
	抗菌薬		←―――→								
	硬膜外麻酔		←―――――――→			抜去→					
	低分子ヘパリン		←―――――――――――→								
	服薬	下剤,睡眠薬	前投薬			術後内服再開					
食事		昼:五分粥夕:流動食		水分可内服可	流動食	←―――――――5回食―――――――→					
						三分粥	五分粥	←―――全粥―――→			
検査	血液・生化学			●		●				●	
	胸腹部X線			●		●				●	
処置	創処置					被覆材除去				抜糸・抜鉤	
	経鼻胃管		術直後抜去								
	腹腔ドレーン			AML測定	抜去						
	尿道カテーテル				抜去						
安静度・その他			床上安静	離床開始	離床励行			栄養指導			退院指導

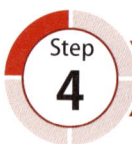

Step 4 手術後2〜3日目から退院までに行うこと

1. 術後管理

　　胃切除術は手術関連機器の発達によって手術時間の短縮や出血量の減少が図られ，安定した術後経過をたどることが多い．多くの施設でクリニカルパスが導入されている．胃切除によって胃の機能が縮小または欠落することから，通常の術後管理に加えて栄養管理，食事指導が必要となる（表3）．

a) 投薬

- 抗菌薬は術後1日目まで投与する．補液は経口摂取が十分（五分粥程度）となるまで継続する．
- 硬膜外麻酔は術後疼痛が軽減する（およそ術後3日目）のを待って抜去する．
- 血栓予防の低分子ヘパリン投与は離床が十分となるのを待って中止する（およそ術後5日目）．
- 服薬は三分粥が開始となった時点で再開する．

b) 食事

　　手術法の低侵襲化や自動吻合器・縫合器の性能の向上によって縫合不全が回避されるようになり，術後早期より経口摂取が開始されるようになった．
　　術後1日目に水分摂取，術後2日目より流動食，術後3日目から三分粥の5回食が始まり，以後一日ごとに5分粥，全粥へとupしていく．

c）処置
①腹腔ドレーンは排液量の減少を確認して，術後1〜2日目に抜去する．
②手術創の被覆材は術後3日目に除去し，以後は開放とする．

d）リハビリテーション
離床・歩行は術後1日目より積極的に開始する．

e）退院準備
①管理栄養士による食事指導を行う．ダンピング症候群を予防するために，少量頻回摂取の理解を促す．
②全抜糸・抜鈎が終わり，血液・生化学検査，X線検査に異常がなければ経口摂取が落ち着いた時点で退院となる．

2. 主な術後合併症とその管理
胃切除術に関連した合併症について概説する．

a）術後腹腔出血・吻合部出血
多くは術後24時間以内に判明する．腹腔内出血でバイタルサインが不安定な場合には再開腹を考慮する．

b）縫合不全
不完全な縫合操作による縫合不全は3日以内に，また栄養不良や血流不良による縫合不全は術後5〜7日目に発症することが多い．腹痛，発熱，腹膜刺激症状，ドレーンからの消化管内容の排出などがある．原則的には開腹ドレナージを考慮する．

c）膵液漏
ドレーン排液のアミラーゼ値が5,000 IU/L以上の場合は膵液漏の可能性が高い．必要に応じて腹部エコー検査，腹部CT検査を行う．腹腔内に液体貯留を認める場合にはドレナージを行う．

d）吻合部狭窄
経口摂取開始後に起こる突発的な嘔吐やつかえ感で発見される．内視鏡，経口透視などにより狭窄程度を評価し，内視鏡的拡張術を試みる．

文献
1) 「胃癌取扱い規約，第13版」（日本胃癌学会/編），金原出版，1999
2) 「胃癌取扱い規約，第14版」（日本胃癌学会/編），金原出版，2010
3) TNM-Classification of Malignant Tumors. 7th ed（International Union against Cancer eds），Wiley-Blackwell, New York, 2009
4) 「胃癌治療ガイドライン（医師用2010年10月改訂），第3版」（日本胃癌学会/編），金原出版，2010
5) 「胃癌治療ガイドライン（医師用2014年5月改訂），第4版」（日本胃癌学会/編），金原出版，2014

第2章 主な疾患の治療の流れ
① 消化器系の疾患

3 下部消化管 大腸癌

辻 美隆

Point

- 大腸癌研究会により「大腸癌取扱い規約」と「大腸癌治療ガイドライン」が刊行されている
- 「大腸癌取扱い規約 第8版」をもとに正しい判定法による正確な記載を行い，病期分類（ステージング）をする
- 「大腸癌治療ガイドライン 医師用 2014年版」に示された治療方針を理解しよう

はじめに

大腸癌については，長年，「大腸癌取扱い規約」に診断とともに治療方針に関する記載も盛り込まれ，規約に基づいた全国登録が行われてきた．2005年に「大腸癌治療ガイドライン」が出版され，ガイドラインが普及してきたことから，2013年の「大腸癌取扱い規約 第8版」からは「規約」は所見の記載法，「ガイドライン」は治療法というような役割分担が明確となった．

大腸癌の基礎的事項

1.「大腸癌取扱い規約 第8版」改訂のポイント

- 大腸は結腸（盲腸～S状結腸）と直腸（直腸S状部～下部直腸）の総称とし，虫垂と肛門管は大腸とは独立して取り扱う．
- 所見は「臨床所見（身体所見，画像診断，術前の生検・細胞診）」，「術中所見（手術所見，術中画像診断）」，「病理所見（術中細胞診・迅速組織診を含む手術で得られた材料の病理所見）」に分けて記載する．
- 進行度分類（Stage）は「臨床分類」と「病理分類」を用い，術中所見は進行度分類の判定には使用しない．
- 壁深達度（T）はTNM分類のTによる表記に変更する．
- 遠隔転移（M）は腹膜播種（P），肝転移（H），肝以外の遠隔転移（M）を包括して表記する．

2.「大腸癌治療ガイドライン 医師用 2014年版」のポイント（図1～3）

- 「Stage0～Ⅲ（内視鏡治療と手術治療）」，「StageⅣ」，「再発」，「血行性転移」ごとに治療方針を規定した．
- 化学療法については「補助化学療法」と「転移・再発を起こした大腸癌に対する化学療法」とに分け詳細に記載した．
- 放射線療法については「補助放射線療法」と「緩和的放射線療法」に分け詳細に記載した．
- 「緩和医療・ケア」，「大腸癌手術後のサーベイランス」についても記載した．

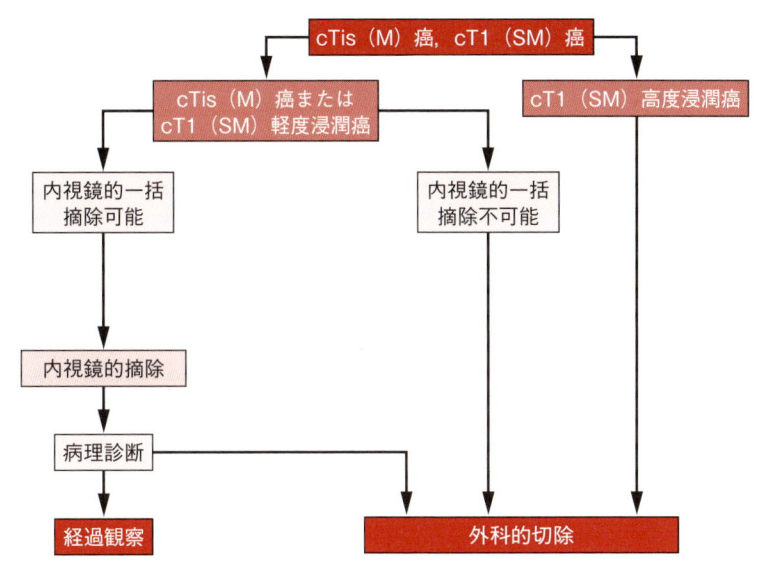

図1 ● cTis（M）癌またはcT1（SM）癌の治療方針
文献2より引用

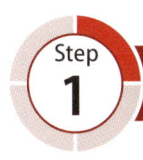

Step 1 入院してから手術前日までに行うべきこと

治療方針の決定

1. 治療方針決定にかかわる検査
- 注腸造影検査：肉眼型，壁深達度の診断
- 下部消化管内視鏡検査：肉眼型，壁深達度の診断，病理組織診断
- 胸部単純X線検査：肺転移の有無
- 腹部エコー検査：肝転移の有無
- 腹部骨盤造影CT：リンパ節転移の程度，多臓器浸潤の有無

2. 治療法の決定

a) 治療法の種類と適応

◆ 内視鏡治療（図1）

　リンパ節転移の可能性がほとんどなく，腫瘍が一括切除できる大きさと部位にある．
①粘膜内癌，粘膜下層への軽度浸潤癌
②ポリペクトミー，EMRに加えESDも保険適用となり，腫瘍径について問わないことになった
③肉眼型は問わない

◆ 手術治療（図2）
- リンパ節郭清度は，術前あるいは術中所見によるリンパ節転移度と腫瘍の壁深達度から決定する．

①-3）下部消化管 大腸癌

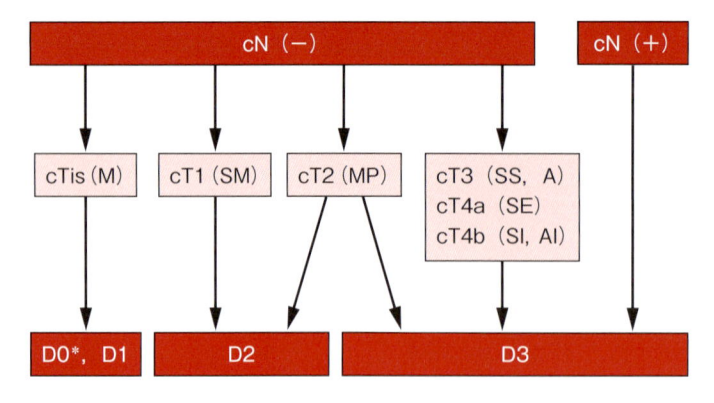

```
              cN (−)                          cN (+)
   ┌──────┬──────┬──────┐              │
cTis(M)  cT1(SM)  cT2(MP)  cT3 (SS, A)
                           cT4a (SE)
                           cT4b (SI, AI)
   │        │        │        │              │
 D0*, D1    D2              D3
```

*直腸癌では直腸局所切除を含む．

図2 ● cStage 0〜cStage Ⅲ大腸癌の手術治療方針
文献2より引用

```
遠隔転移巣切除    可能      不可能
                  │         │
原発巣切除     可能   不可能    可能
                            │
                       原発巣による症状*
                         ない    ある
                          │      │
              原発巣切除  原発巣，転移巣とも   原発巣切除
              ＋転移巣切除  切除以外の対応**   ＋転移巣は切除以外の対応
```

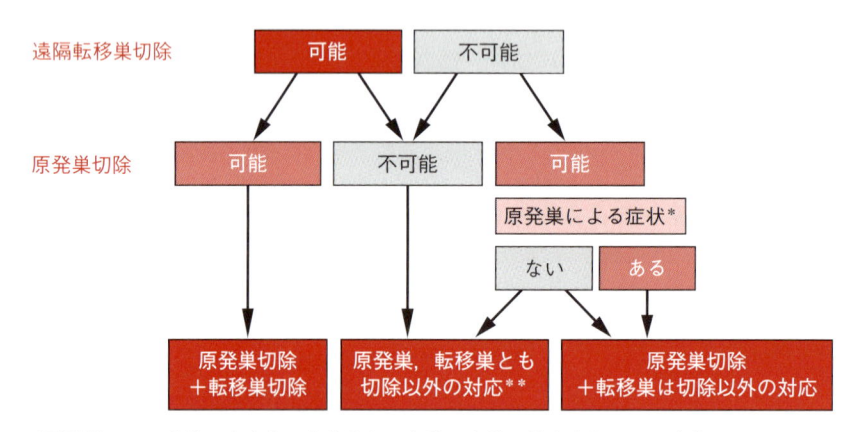

*原発巣による症状：大出血，高度貧血，穿通・穿孔，狭窄などによる症状．
**切除以外の対応：原発巣緩和手術，化学療法，放射線療法ならびに血行性転移に対する治療方針などを参照．

図3 ● Stage Ⅳ大腸癌の治療方針
文献2より引用

- 術前・術中診断でリンパ節転移を疑う場合は，D3郭清を行う．
- 術前・術中診断でリンパ節転移を認めない場合は，壁深達度に応じたリンパ節郭清を行う．

◆ Stage Ⅳ大腸癌の治療方針（図3）
- 遠隔転移巣ならびに原発巣がともに切除可能な場合には，原発巣の根治切除を行うとともに遠隔転移巣の切除を考慮する．
- 遠隔転移巣が切除可能であるが原発巣の切除が不可能な場合は，原則として原発巣および遠隔転移巣の切除は行わず，他の治療法を選択する．
- 遠隔転移巣の切除は不可能であるが原発巣切除が可能な場合は，原発巣の臨床症状や原発巣が有する予後への影響を考慮して，原発巣切除の適応を決める．

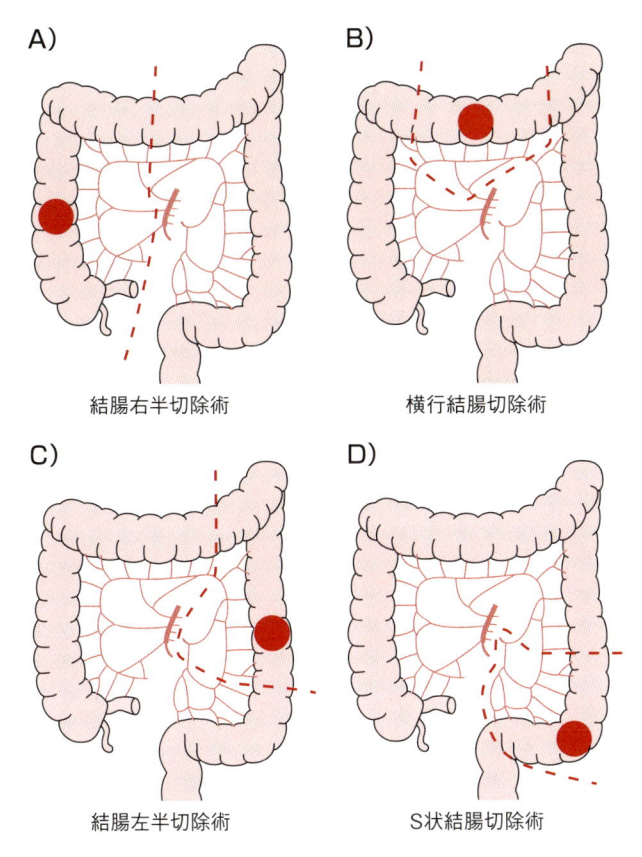

A) 結腸右半切除術
B) 横行結腸切除術
C) 結腸左半切除術
D) S状結腸切除術

図4 ● 結腸癌の手術術式

b) 大腸癌に対する手術術式

◆ 結腸癌：図4に示す．
◆ 直腸癌：図5に示す．

大腸癌の術前管理のポイント

a) リスク管理
- 心疾患などハイリスクな患者を除き術後のICU管理は必要ではない．
- 糖尿病患者では，周術期の血糖管理が重要である．
- 入院前からの内服薬を確認する→可能であれば抗凝固薬などを中止する．

b) 腸閉塞症状の有無
- 腸閉塞症状がない場合：腸管前処置を行う．
  ①機械的腸管内洗浄：ニフレック®などの経口腸洗浄剤投与
  ②化学的腸管内洗浄：カナマイシンなど経口抗菌薬投与（施設により異なる）
- 腸閉塞症状がある場合：イレウス管（経鼻的，経肛門的）の留置，絶食・IVH管理を行って閉塞症状を改善する．

A)

低位前方切除術

B)

人工肛門

腹会陰式直腸切断術

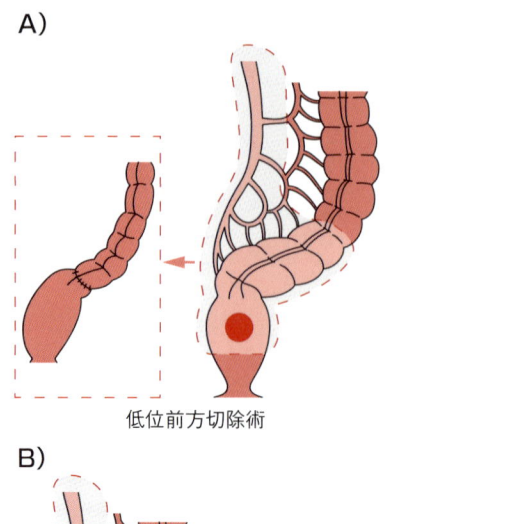

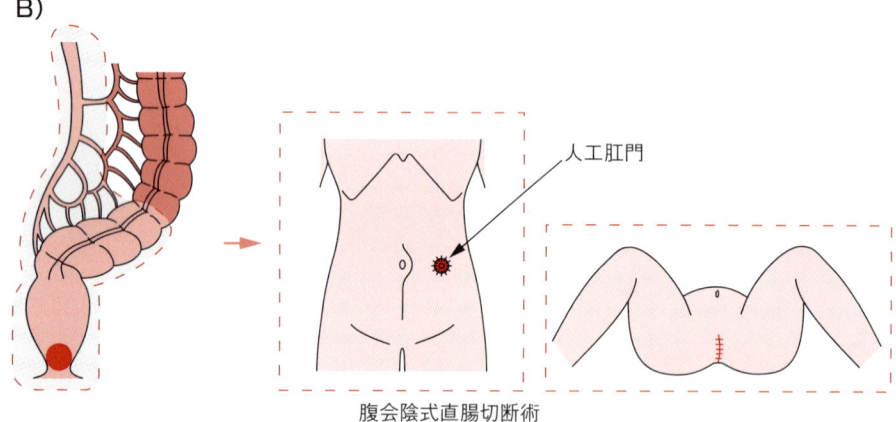

図5 ● 直腸癌手術術式

c）栄養管理
- 前日夕食後から禁飲食（施設により異なる）

d）輸血の準備
Hb 10＞の場合，術前輸血を行うことがある．

e）術中迅速病理組織診断のオーダー
f）インフォームドコンセント
- 術後合併症（出血，肺炎，無気肺，肺塞栓，創感染，縫合不全，腸閉塞など）について説明する．特に縫合不全の際には人工肛門造設など手術を要することもあるということを説明する．
- 直腸癌においては，機能障害（排便機能障害，排尿障害，性機能障害）についても十分に説明する．

g）ストマサイトマーキング
- 人工肛門（ストマ）を造設する可能性がある症例には必ず術前にマーキングを行う．

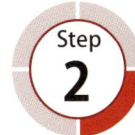

Step 2 手術当日・手術終了までに行うべきこと

術直前の管理のポイント

- 手術開始直前1時間で，抗菌薬（第2世代セフェム系：セフメタゾン® など）を点滴静注する．
- 手術室入室時の患者確認，必要物品の確認を行う．

手術の手順

直腸癌に対する低位前方切除術を例に説明する（図5A）．
① 体位は砕石位で行う．
② 臍を左側に回る中下腹部正中切開にて開腹する（腹会陰式直腸切断術や人工肛門を造設する可能性のある場合は，臍右側を回って開腹する）．
③ S状結腸を授動する．
④ 上下腹神経叢を温存する．
⑤ 下腸間膜動脈根部を郭清する．
⑥ 下腸間膜動静脈を切離すると，尿管，精巣（卵巣）動静脈，上下腹神経叢は尿管下腹神経筋膜の背側に温存される．
⑦ 直腸後腔を展開する．
⑧ 直腸前壁を授動する．
⑨ 側方靱帯，仙骨直腸靱帯を切離する．
⑩ S状結腸・直腸を授動後，直腸を切離し，腸管を術野外に誘導した後，S状結腸を切離する．
⑪ 腹膜翻転部より尾側に腫瘍下縁があり，深達度がA1以深である場合，側方郭清（総腸骨リンパ節・閉鎖リンパ節・内腸骨リンパ節・中直腸根リンパ節）を追加する．
⑫ double stapling法で低位での吻合を行う．

手術のポイント

手術で研修医が注意すべきこと

a）治療・処置
- 手術に必要な臨床解剖と術式の十分な理解のもと，手術の進行を妨げない．
- 特に，腸管切離・吻合時の清潔・不潔に注意が必要である．

b）検査
- 手術室で閉腹後の腹部ポータブルX線検査を行い，腹腔遺残物がないことを確認する．

c）この時期に非常に重要な事項，または最も注目すべき事項
- 清潔・不潔の判断

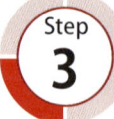

Step 3　手術直後から術後1日目までに行うべきこと

◆治療・処置
- バイタルサイン，モニター（心電図，経皮的動脈血酸素飽和度など）の確認
- 創部，ドレーン（性状，排液量）などのチェック：特に術後出血の有無
- 尿量のチェック
- 切除標本整理（リンパ節のいわゆるイモ掘り，標本処理，スケッチ，計測，固定）

◆検査
- 胸腹部ポータブルX線検査
- 血算
- 長時間手術，経皮的動脈血酸素飽和度が低い場合などでは，動脈血血液ガス分析

◆薬
- 循環動態に応じて，ドパミン（DOA），ドブタミン（DOB）などの微量持続静注
- 抗菌薬（第2世代セフェム系）点滴静注（1日2回）
- 疼痛管理：硬膜外DIBカテーテル（局所麻酔薬など），消炎鎮痛坐薬，鎮痛薬筋注
- 鎮静剤（筋注，点滴静注）

◆補液・栄養・食事
- 細胞外液を基本とした輸液を行う．
- 術中所見・出血量，手術時間などを勘案し凍結血漿など血液製剤の投与を検討する．
- 術後1日目から，水分経口を開始する．

◆教育・指導・説明のスケジュール
- 術後，主治医による患者家族への手術所見，術後合併症などの説明に同席する．

◆この時期に非常に重要な事項，または最も注目すべき事項
- 術後患者の状態を把握し，主治医へ的確に報告する．
- どんなことでも他の医師，看護師と相談する．

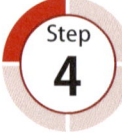

Step 4　手術後2〜3日目から退院までに行うべきこと

1. 術後管理

◆治療・処置
- バイタルサイン，尿量などの把握
- 診察（特に呼吸音，腸蠕動の確認）
- 創部，ドレーンなどのチェック
- ドレーンの抜去（必ず主治医の指示で）

◆ 検査
- 血算，血液生化学（術後1・3・7日）
- 胸腹部X線検査（術後1日目，以後は状態による）
- 状態により動脈血血液ガス分析

◆ 薬
- 抗菌薬点滴静注（術後3日まで）

◆ 補液・栄養・食事
- 維持輸液の継続→減量→中止
- 術後3日目から食事摂取開始（流動→3分粥→5分粥→全粥）

◆ リハビリテーション
- 術後早期から離床し，歩行・運動を促す．

◆ 教育・指導・説明のスケジュール
- 退院に向けての栄養士による食事指導（イレウス防止を主に）

◆ この時期に非常に重要な事項，または最も注目すべき事項
- 術後合併症（出血，創感染，縫合不全，肺炎，無気肺など）の早期発見
- 術後3日でSIRS（systemic inflammatory response syndrome：全身性炎症反応症候群）状態である場合は術後感染症を考え，原因検索（血液検査，検尿，胸部単純X線検査，エコー，CTなど）を行うとともに抗菌薬（第3世代セフェム系，カルバペネム系）点滴静注

2. 主な術後合併症とその管理

a) 術後出血

多くは術後24時間以内に発症する．
バイタルサインの変化，ドレーンからの血性排液，血算に注意する．

b) 縫合不全

術後3〜7日に発症することが多い．
発熱，腹痛，ドレーン排液に注意する．

c) 神経因性膀胱

手術による骨盤神経叢障害の場合は，尿道カテーテルの挿入が必要となる．

3. 集学的治療の検討

R0切除が行われた症例に対して，再発を抑制し予後を改善する目的で，術後補助化学療法が実施される．

◆ 適応の原則
① R0切除が行われたStage Ⅲ大腸癌（結腸癌・直腸癌）．
② 主要臓器機能が保たれている．
  骨髄：白血球＞4,000/μL，血小板＞100,000/μL
  肝機能：総ビリルビン＜2.0 mg/dL，AST/ALT＜100 IU/L
  腎機能：血清クレアチニン：基準値上限以下
③ performance status（PS）が0〜1である．

④術後合併症から回復している.
⑤適切なインフォームドコンセントが得られている.
⑥重篤な合併症(特に,腸閉塞,下痢,発熱)がない.

- 再発リスクが高いStage Ⅱ大腸癌には,適切なインフォームドコンセントのもとに,補助化学療法の適応を考慮する.
- 推奨される療法:5-FU/LV療法,UFT/LV療法,capecitabine療法,FOLFOX4療法,mFOLFOX6療法

文献

1) 「大腸癌取扱い規約 第8版」(大腸癌研究会/編),金原出版,2013
2) 「大腸癌治療ガイドライン 医師用2014年版」(大腸癌研究会/編),金原出版,2014
3) 「直腸癌に対する標準手術」コンセンサス癌治療(大鵬薬品web)
   http://www.cancertherapy.jp/rectum/2005_summer/06.html

第2章 主な疾患の治療の流れ
① 消化器系の疾患

4 下部消化管 イレウス（腸閉塞）

辻　美隆

Point
- 絞扼性イレウスの診断＝緊急手術
- 癒着性イレウスが最も多い
- 水・電解質の補正，腸管内減圧ドレナージが治療の原則

はじめに

イレウス（ileus：腸閉塞症）は，急性腹症の原因としても重要であり，主な症状は，腹痛，排便停止，嘔気・嘔吐である．禁飲食・持続点滴・消化管減圧といった保存的療法が治療の中心となるが，病態・状況により緊急手術が必要となることも多い．

基礎的事項

イレウスは原因・機序により以下のように分類される．

1. 機械的イレウス

a）単純性イレウス
①癒着性イレウス：最も高頻度にみられ，多くは開腹手術後に生じた癒着に起因する．
②腸管の器質的変化によるイレウス：大腸癌が最も多い．
③腸管外病変によるイレウス：癌の腹膜播種，婦人科癌などの腸管への浸潤・圧排による．
④腸管内異物によるイレウス

b）絞扼性イレウス（複雑性イレウス）
①索状物によるもの：多くは癒着に起因する．
②腸捻転：S状結腸，空・回腸など固定されていない腸管に起きる．
③ヘルニア嵌頓：鼠径ヘルニア，大腿ヘルニア，閉鎖孔ヘルニアの他，術後の腹壁瘢痕ヘルニアでも起きる．
④腸重積：小児の腸重積の他に，成人ではポリープや癌が先進して発症するものもある．

2. 機能的イレウス

a）麻痺性イレウス
①開腹手術後
②腹膜炎・重症膵炎などによるもの
③腹腔内出血
④結石発作（疼痛）時

⑤薬剤性

b）痙攣性イレウス

手術，外傷，神経障害，中毒などによるもの

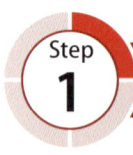

Step 1 入院してから手術までに行うこと

治療方針の決定

1. 治療方針決定にかかわる検査

- 腹部単純X線写真：air fluid level（いわゆるニボー）を認める．ガスパターンの変化，イレウス管の進み具合をチェックする．
- 異常な小腸ガスがみられなくなったら，あるいはイレウス管が進まなくなったら，ガストログラフィンでイレウス管造影を行い，イレウス管先端より肛門側に狭窄病変がないことを確認する．
- 腹部エコー検査：keyboard sign，to and flow現象をみる．腸管壁の浮腫や腹水の有無，狭窄をきたすような腫瘤性病変の有無もチェックする．
- 腹部CT：内腔が拡張した腸管と虚脱した腸管の位置関係から狭窄部を推定する．また，腫瘤性病変の有無も検索する．可能であれば造影CTとし，腸管虚血の有無もみる．

2. 治療法の決定

まず，輸液を開始し，**絞扼性イレウス**かどうかをすぐに診断することが必要である．

a）絞扼性イレウスが疑われる場合

以下の所見は絞扼性イレウスを示唆する．

- ・腹膜刺激症状
- ・圧痛を伴う腫瘤の触知
- ・白血球増多，CK（CPK）高値，CRP高値
- ・腹腔穿刺にて血性腹水（＋）
- ・SIRS（systemic inflammatory response syndrome：全身性炎症反応症候群）状態
- ・全身状態の悪化

- これらの所見を認めたら，絞扼性イレウスを考え，指導医に連絡し緊急手術の準備を始める．

b）絞扼性イレウスが否定的な場合

- 絞扼性イレウスが否定的な場合は，保存的治療を開始する．

- ・絶飲絶食
- ・まず経鼻胃管を挿入し腸管内貯留液をドレナージ

- イレウスが解除されれば，排ガス・排便出現，腹部症状改善，ドレナージ量減少，排液性状の変化（緑黄色あるいは便汁様→淡黄色〜ほぼ無色）が現れる．
- 経鼻胃管で3〜5日経過しても所見が改善しない場合は，経鼻胃管を抜去し**イレウス管**を挿入する．直腸・S状結腸の大腸癌イレウスと診断された場合には，経肛門的イレウス管挿入を行う．

c）手術適応

- イレウス管で5〜7日経過しても改善がなければ手術を考慮する．
- 「症状，所見の悪化＝絞扼性イレウスの可能性あり」
  →**緊急手術**となる．

術前管理のポイント

a）輸液のポイント

- **水・電解質の補正**：腸管内液体貯留および腸管壁などのサードスペースへの移動のために脱水状態に陥っていることが多いので，細胞外液組成の輸液（乳酸加リンゲル液，酢酸加リンゲル液）をメインに脱水の治療を行う．脱水状態が改善したら，維持輸液に加え，胃管・イレウス管排出量を細胞外液で補正する．
- 1週間以上保存的治療を続ける場合はIVH（**中心静脈栄養**）管理とする．

b）投薬のポイント

- 腸蠕動の亢進を伴う腹痛に対し，抗コリン薬（ブスコパン®など）を用いる．
- 熱発，炎症反応の亢進を認めた場合は，腸内細菌叢の変化による**エンドトキシン血症**なども考慮し，抗菌薬（第2世代セフェム系：セフメタゾン®など，カルバペネム系：カルベニン®など）を投与する．

c）インフォームドコンセント

- 絶飲絶食，経鼻胃管・イレウス管留置の重要性を患者に理解してもらう．
- 指導医によるインフォームドコンセント（入院診療計画書，手術説明・同意書，輸血説明・同意書）の場に同席する．

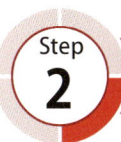

Step 2　手術当日・手術終了までに行うべきこと

手術の種類と手順

- 全身麻酔管理下で行う．
- 腸管閉塞の状態を解除する：癒着剥離，索状物除去，異物除去など
- **腫瘍や炎症性の狭窄の場合は腸切除・吻合を行う．**

- 切除不能あるいは癒着剥離困難な場合は，閉塞部の口側と肛門側腸管の側々吻合を行う．
- **大腸癌によるイレウス**では，腫瘍切除し，腸管内を生理食塩水で洗浄の後，一期的に吻合するが，**人工肛門**を造設することもある．
- 腸管切離・吻合時の清潔・不潔に注意が必要である．

手術時のポイント

① イレウス管が留置されている場合は，その先進部から閉塞部位を触知できる．
② **絞扼による腸管壊死の場合**は，虚血部に産生したさまざまな組織攻撃性サイトカインの全身への循環を阻止するため，**絞扼を解除せずに，先に血管処理を行う**．
③ 手術操作中，サイトカインやエンドトキシンなどにより急激な血圧低下が起きることがあるので，連続血圧モニターを行う．

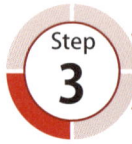

Step 3 手術直後から術後1日目までに行うこと

術後管理

- 術後患者の状態を把握し，主治医への的確な報告を行う．
- どんなことでも他の医師，看護師と相談する．

a) 観察ポイント
- バイタルサイン，モニター（心電図，経皮的動脈血酸素飽和度 SpO_2 など）の確認
- 創部，ドレーン（性状，排液量）などのチェック
- 尿量のチェック
- 胸腹部ポータブル X 線（気胸・無気肺などの有無，ドレーンの位置などをチェック）
- 血算

b) 疼痛管理
- 硬膜外 DIB カテーテル（局所麻酔薬：アナペイン®，マーカイン® など）
- 消炎鎮痛坐薬（ボルタレン®，インダシン® など）
- 鎮痛薬（ペンタジン® など）筋注
- 鎮静薬（セレネース® など筋注，点滴静注）

c) 感染症対策
- 抗菌薬（第 2 世代セフェム系：セフメタゾン® など）点滴静注（1 日 2 回）

d) 輸液他
- 細胞外液輸液が基本となる．
- 出血傾向・凝固系障害がみられる際には凍結血漿など血液製剤を投与する．

e) 家族への説明に同席

術後，主治医による患者家族への手術所見，術後合併症などの説明に同席する．

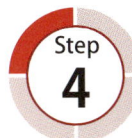

Step 4 手術後2〜3日目から退院までに行うこと

術後管理

a) 治療・処置
- バイタルサイン，尿量などの把握
- 診察（特に呼吸音，腸蠕動の確認）
- 創部，ドレーン性状・排液量などのチェック→創部の発赤・腫脹がみられたら，創（皮下）感染を考え，速やかにその部を開放する．
- ドレーンの抜去（指導医に相談のうえ）

b) 検査
- 血算，血液生化学（術後1・3・7日）
- 胸腹部X線（術後1日目，以後は状態による）
- 呼吸状態悪化や経皮的動脈血酸素飽和度（SpO_2）が低下する場合には動脈血血液ガス分析
- 術後3日目以後もSIRS状態が続くときは，CT，エコーで腹腔内膿瘍をチェックする．

c) 投薬
- 抗菌薬点滴静注：術後3日目まで

d) 補液・栄養・食事
- 腸蠕動開始が確認できたら経口摂取開始（水分→流動→3分粥→5分粥→全粥）
- 維持輸液の継続→減量→中止

e) リハビリテーション
- 術後早期から離床し，歩行・運動を促す．

f) 教育・指導・説明のスケジュール
- 退院に向けての指導
  ①便通コントロール（緩下剤など）
  ②食事指導（さらなるイレウス防止のために）：コンニャク，ワカメなどの海藻類を避けることなど

術後合併症とその管理

- 術後合併症（出血，創感染，縫合不全，肺炎，無気肺など）を早期発見する．

- 術後3日でSIRS状態である場合は術後感染症を考え，原因検索（採血，検尿，胸部X線，エコー，CTなど）を行うとともに抗菌薬（第3世代セフェム系，カルバペネム系）点滴静注を行う．

参考図書

◇ 「腹部一般外科周術期管理」（谷 徹/編著），メジカルセンス，2003
◇ 「診療マニュアル」（埼玉医科大学総合医療センター消化管一般外科編）

第2章 主な疾患の治療の流れ
① 消化器系の疾患

5 下部消化管 急性腹症（腹膜炎）

辻　美隆

> **Point**
> ▶ 循環障害に伴う腸管壊死＝緊急手術
> ▶ 発症から手術までの時間をいかに短くするかが重要となる
> ▶ 手術時間が短く，手術侵襲の少ない術式を選択する
> ▶ 下部消化管穿孔では，術前に十分な輸液が必要である

はじめに

急性腹症の原因は多岐にわたる．緊急手術が必要な疾患・病態であるかどうかを判断することが必要である．

基礎的事項

急性腹症として扱われる疾患には以下のようなものがある．

- **消化管穿孔による腹膜炎**：胃・十二指腸潰瘍穿孔，胃癌穿孔，大腸癌穿孔，大腸憩室穿孔，虫垂穿孔
- **循環障害からの腸管壊死**：腸間膜動脈血栓症，絞扼性イレウス，鼠径ヘルニア嵌頓
- **大血管の疾患**：大動脈瘤破裂，大動脈解離
- **腹腔内臓器の炎症性疾患**：虫垂炎，胆嚢炎・胆管炎，膵炎など
- **結石**：胆石症（胆嚢結石・胆管結石）
- **イレウス**：癒着性イレウス，麻痺性イレウス
- **婦人科疾患**：卵巣嚢腫軸捻転，子宮外妊娠など
- **胸部疾患**：心筋梗塞，狭心症，急性心膜炎，肺梗塞，気胸，胸膜炎

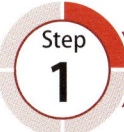

Step 1 入院してから手術前までに行うべきこと

治療方針の決定

1. 治療方針決定にかかわる検査

全身麻酔に必要な一般検査を行うが，緊急手術のため必要最低限の検査だけで手術に臨まざ

るを得ないことがある．重症化を防ぐためには**発症から手術までの時間をできるだけ短くする**ことが重要であるので，以下の検査を迅速に行う．

- 血液検査
  血液一般（貧血の有無→輸血準備を行うべきか否か，白血球・好中球数→炎症の程度，血小板数→DICの有無）
  生化学（電解質異常・脱水の有無，CK高値→腸管壊死の可能性，心筋梗塞の鑑別）
  出血・凝固系（内服薬の影響，DICの有無）
  血液ガス分析（換気障害の有無，アシドーシスの有無）
- 尿一般検査（潜血反応→尿路系結石，タンパク→腎障害，糖→糖尿病）
- 胸腹部単純X線検査（呼吸器疾患の有無，胸水貯留の有無，free airの有無，腸管ガスの分布パターン）→胸部立位がとれない場合は腹部左側臥位でfree airの有無を判断
- 腹部エコーおよびCT検査（腹水の局在，free airの有無，腫瘍性病変の有無，胆嚢・膵など臓器の炎症所見）
- 心電図（虚血性変化・不整脈の有無）

2. 治療法の決定

まず，緊急手術が必要な疾患・病態であるかどうかを判断することが必要である．

a) 疾患・病態と治療方針

◆消化管穿孔

①胃・十二指腸潰瘍穿孔では，発症からの時間，腹膜炎の程度，全身状態などによって，保存的療法，手術が選択される．保存的療法は，①禁飲食，②NGチューブ留置，③持続点滴静注（細胞外液：ラクテック®，ハルトマン®，ヴィーン®Fなど），④プロトンポンプ阻害薬（PPI：オメプラール®など）経静脈投与，⑤抗菌薬（第2世代セフェム系：セフメタゾン®など）経静脈投与が基本となる．

②下部消化管穿孔では，緊急手術となることが多いが，まず，禁飲食，持続点滴静注，抗菌薬（第3・4世代セフェム系：フルマリン®など，カルバペネム系：カルベニン®，チエナム®など）経静脈投与を行う．

◆循環障害からの腸管壊死

腸間膜動脈血栓症，絞扼性イレウス
⇒これらが考えられるときは，**指導医に連絡し緊急手術の準備**を始める．

◆腹腔内臓器の炎症性疾患

虫垂炎，胆嚢炎・胆管炎，膵炎などの際には，重症度（腹膜炎の程度）により治療方針が異なるが，まず，禁飲食，持続点滴静注，抗菌薬経静脈投与を行いつつ診断を進める．膵炎では，上記に加え，タンパク分解酵素阻害薬（エフオーワイ®，フサン®など）も用いる．

b) 代表的な術式

- 消化管穿孔では，「腹膜炎の手術」としては腹腔内洗浄およびドレナージを行うとともに，「原疾患に対する手術」として，穿孔部の処置（閉鎖，ストマ造設，穿孔部を含む切除など）を行う．
- 循環障害からの腸管壊死では，壊死を含め十分に健常な部位で腸管を切除し，吻合する．

術前管理のポイント

a) リスク管理
- 心疾患，糖尿病の有無などを把握する．
- 入院前からの内服薬の確認→可能であれば抗凝固薬などを中止する．
- 下部消化管穿孔では，術前に十分な輸液が必要である．輸液が不十分だと術中・術後の循環動態が不安定となる．
- 腸管前処置は原則として行わないが，イレウスの際はイレウス管を留置して減圧する．

b) 栄養管理
- 禁飲食とし，術前に十分な輸液を行う．

c) 病理組織診断
胃癌穿孔・大腸癌穿孔の疑いがあれば，術中迅速病理組織診断をオーダーする．

d) インフォームドコンセント
考えられる原疾患と術式，合併症などについてインフォームドコンセントに同席する．

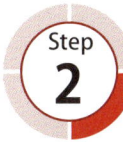

Step 2 手術当日・手術終了までに行うべきこと

術直前の管理のポイント
- 手術直前1時間で抗菌薬の点滴静注を行う．
- 手術室入室時の患者への対応，患者の確認

手術の種類と考え方
- 全身麻酔管理下で行う．
- 「腹膜炎の手術」と「原疾患に対する手術」に分けて考える．
- 「腹膜炎の手術」としては**腹腔内洗浄**および**ドレナージ**を行う．温めた生理的食塩水（いわゆる温生食）で腹腔内をくまなく洗浄する．特に**横隔膜下，肝背側，ダグラス窩**に注意を払う．上部消化管穿孔で腹腔内の汚染が軽度であっても1〜2L，下部消化管穿孔では5〜10L以上の温生食で洗浄する．閉腹前に，「治療的ドレナージ」として左右横隔膜下，モリソン窩，ダグラス窩などへドレーンを留置する（図1）．
- 「原疾患に対する手術」は，穿孔部位と穿孔部の状況，腹膜炎の程度，全身状態による．**胃・十二指腸潰瘍穿孔**では，**穿孔部の単純閉鎖＋大網被覆術**，あるいは穿孔部への**大網充填術**が選択される．**胃癌穿孔**では，全身状態が良好であれば，通常のリンパ節郭清を伴う胃癌手術が行われることもある．**大腸穿孔**では，腸管前処置がなされている大腸内視鏡検査の際の穿孔を除き，（一時的）**人工肛門造設術**を行うことが多い．**大腸癌穿孔**であれば**可能な限り原病**

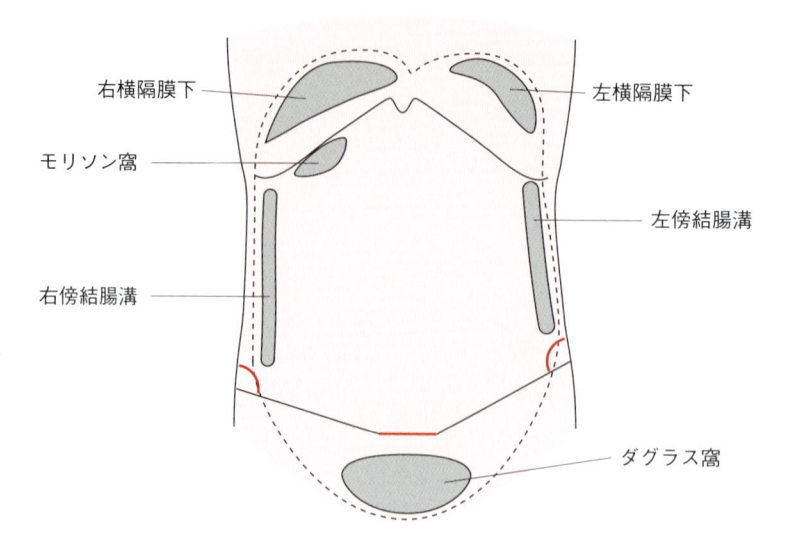

図1 ● 治療的ドレナージ部位

（図中ラベル：右横隔膜下，左横隔膜下，モリソン窩，左傍結腸溝，右傍結腸溝，ダグラス窩）

巣の切除も行う．大腸内視鏡検査時の穿孔は前処置により汚染が少なければ**一期的に縫合閉鎖**が可能である．
- **絞扼**による腸管壊死の場合は，虚血部に産生したさまざまな**組織攻撃性サイトカインの循環を阻止**するため，**絞扼を解除する前に血管処理・腸切除を行う**．
- 腸管切離・吻合時の**清潔・不潔**に注意が必要である．

手術のポイント

手術で研修医が注意すべきこと

膿性腹水の局在などの所見から原疾患の病変部位を確認する．

検査
- 腹水細菌培養のための検体を採取し，検査室へ提出する．
- 手術室で閉腹後の腹部ポータブルX線検査を実施する．（腹腔遺残物がないことを確認するため）

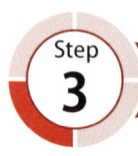

Step 3　手術直後から術後1日目までに行うべきこと

術後管理
- 術後の患者の状態の把握と主治医への的確な報告をする．
- どんなことでも他の医師，看護師と相談する．

a) 観察ポイント
- バイタルサイン，モニター（心電図，経皮的動脈血酸素飽和度など）の確認
- 創部，ドレーン（性状，排液量）などのチェック
- 尿量のチェック
- 胸腹部ポータブルX線（気胸，無気肺などの有無，ドレーンの位置などをチェック）
- 血算

b) 疼痛管理
- DIBカテーテルを用いた硬膜外除痛（局所麻酔薬：アナペイン®，マーカイン®など）
- 消炎鎮痛坐薬（ボルタレン®，インダシン®など）
- 鎮痛薬（ペンタジン®）筋注
- 鎮静薬（セレネース®など）筋注，点滴静注

c) 感染症対策
- 抗菌薬（第2世代セフェム系：セフメタゾン®など，またはカルバペネム系：カルベニン®，チエナム®など）点滴静注（1日2回）
- 腹膜炎では，治療的抗菌薬投与となる．

d) 輸液ほか
- 細胞外液輸液が基本となる．
- 循環動態に応じて，ドパミン（DOA），ドブタミン（DOB）などの微量持続静注を行う．
- 出血傾向・凝固系障害がみられる際には凍結血漿など血液製剤を投与する．
- 貧血が強くみられる際には赤血球輸血を行う．

e) 術後，主治医による患者家族への手術所見，術後合併症などの説明に同席する

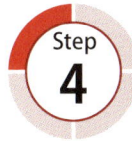

Step 4 手術後2〜3日目から退院までに行うべきこと

術後管理

a) 治療・処置
- バイタルサイン，尿量などの把握
- 診察（特に呼吸音，腸蠕動の確認）
- 創部，ドレーン性状・排液量などのチェック→創部の発赤・腫脹がみられたら，創（皮下）感染を考え，速やかにその部を開放する．

①-5) 下部消化管 急性腹症（腹膜炎）

b) 検査
- 血算, 血液生化学（術後1・3・7日）
- 胸腹部X線（術後1日目, 以後は状態による）
- 呼吸状態悪化や経皮的動脈血酸素飽和度（SpO_2）が低下する場合には動脈血血液ガス分析
- 術後3日目以後もSIRS状態が続くときは, CT, エコーで腹腔内膿瘍をチェックする.

c) 投薬
- 抗菌薬点滴静注：状態をみながら腹膜炎では1週間程度続ける. 術中に提出した腹水培養結果により抗菌薬を変更する.
- 胃・十二指腸潰瘍では, 経口摂取を再開したら抗潰瘍薬を点滴静注から内服に変更する.

d) 補液・栄養・食事
- 腸蠕動開始が確認できたら経口摂取開始（水分→流動→3分粥→5分粥→全粥）
- 維持輸液の継続→減量→中止

e) リハビリテーション
- 術後早期から離床し, 歩行・運動を促す.

f) 教育・指導・説明のスケジュール
- 退院に向けての食事指導を行う.

術後合併症とその管理

- 術後合併症（出血, 創感染, 縫合不全, 肺炎, 無気肺など）の早期発見
- 術後3日でSIRS状態である場合は術後感染症を考え, 原因検索（血液検査, 検尿, 胸部X線, エコー, CTなど）を行うとともに抗菌薬（第3世代セフェム系, カルバペネム系）を点滴静注する.

参考図書
◇ 「腹部一般外科周術期管理」（谷 徹/編著）, メジカルセンス, 2003
◇ 「診療マニュアル」（埼玉医科大学総合医療センター消化管 一般外科編）

第2章 主な疾患の治療の流れ
① 消化器系の疾患

6 胆道系 胆石症

岡村 維摩

Point
▶ 胆石症は結石の存在部位や胆嚢・総胆管の状態によって治療方針が異なる
▶ 近年は術式としては腹腔鏡下胆嚢摘出術が第一選択となっている
▶ 開腹手術となる場合の適応をはっきりさせる
▶ 高度炎症例（胆嚢炎・胆管炎）ではドレナージ術後に待機手術となることもあり，ドレナージについての知識も身につけよう

はじめに

　胆石症の術式は**腹腔鏡下胆嚢摘出術**が第一選択となっている．近年の機器の進歩，症例数の増加，あるいは総胆管結石の合併に対しても EST（endoscopic sphinctectomy：内視鏡的乳頭括約筋切開術）が併用されることなどにより，技術的難度からくるリスクヘッジを理由に腹腔鏡下胆嚢摘出術が適応外となることはなくなった．しかし，開腹手術がなくなることはなく，ある意味では開腹手術は困難症例での砦である．したがって，開腹手術（胆嚢摘出術，総胆管切開・採石術）の基本知識はしっかりと身につけておく必要がある．

胆石症の基礎的事項

無症状胆石の手術適応について

①人間ドックや健診などで偶然指摘される胆石症の手術適応の理由として，①疼痛発作，②胆嚢炎の発症リスク，③胆嚢癌の発症リスクがあるとされているが，無症状胆石保有者の有症状化率は15.5〜51％（急性胆管炎：0.3〜1.6％，急性胆嚢炎：3.8〜12％）と言われている[1]．一方，胆嚢炎症例の多くは（90〜95％）胆石が誘因となっている．また，胆嚢癌の発症リスクについては明らかなエビデンスは得られていない〔「エビデンスに基づいた胆道癌診療ガイドライン」改訂第2版では無症状胆石症に対する予防的な胆嚢摘出術の意義はない（エビデンスレベルC，推奨度なし）としている〕．

②胆石症は炎症の有無・強弱，総胆管結石の有無，併存疾患（レンメル憩室，Mirizzi syndrome など）によって，術式や経過に大きな違いが生じる．

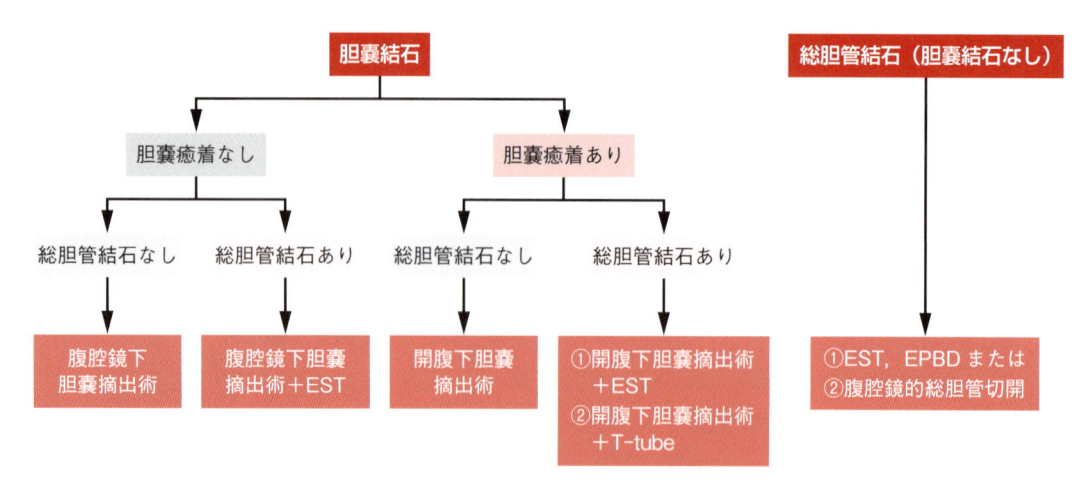

図1 ● 胆石症の術式決定のアルゴリズム
EPBD (endoscopic papillary balloon dilation:内視鏡的乳頭バルーン拡張術)

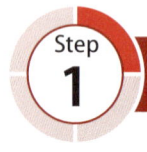

Step 1 入院してから手術前日までに行うべきこと

治療方針の決定

1. 治療方針の決定にかかわる検査

- 腹部エコー検査
- 腹部CT（特にDIC-CTは総胆管結石の情報として有用である）
- MRCP（magnetic resonance cholangiopancreatography:MR胆管膵管撮影）
- FGS（胃内視鏡検査）:胃潰瘍の併存や傍乳頭部病変の有無を確認しておく

2. 治療方針の決定

疼痛発作，発熱などの炎症症状，黄疸の出現などで緊急入院となった症例と，人間ドックや健診で指摘された無症状胆石で異なる（無症状胆石の予定手術では外来で一通りの検査は終了していることが多いが，必ず再確認をしておく）．

術式決定のアルゴリズムを示す（図1）．

a) 胆嚢結石の術式選択

*胆石症は急性胆嚢炎の主な誘因の1つであり，胆嚢結石を有する多くの急性胆嚢炎例で胆嚢摘出術が行われている．従前は開腹下胆嚢摘出術が標準術式であったが，近年では技術の進歩に伴い，手術可能な急性胆嚢炎症例については，腹腔鏡下胆嚢摘出術が治療効果のみならず，morbidityとmortality（罹病率と死亡率）との有利性から，第一選択とされている．一方で，ここ数年の周術期管理の進歩も著しく，開腹下胆嚢摘出術における術後経過に，腹腔鏡下胆嚢摘出術と大きな差が生じないことも認められている[1]．

表1● 総胆管結石の治療法

1. 開腹総胆管切石術	一般的，Ｃチューブドレナージが可能であれば入院期間短縮可
2. 腹腔鏡下総胆管切石術	まだ技術的に難
3. 腹腔鏡下経胆嚢管的切石術	細径胆道ファイバーを使用，技術的に難
4. 内視鏡的乳頭切開（EST, EPT）	腹腔鏡下胆嚢摘出術前または術後に行う
5. 経皮経肝胆道鏡（PTCS）下切石術	PTCD後に施行可

EPT：endoscopic papillotomy
PTCS：percutaneous transhepatic cholangioscopy

b）総胆管結石の術式選択

＊総胆管結石（合併）症例の術式についての特徴を示す（表1)[2]．

術前管理ポイント

a）リスク管理

①減黄処置：入院時に高度黄疸（T-bil＞10）を呈する場合や，急性閉塞性化膿性胆管炎・胆嚢炎を併発している場合は検査と同時にPTCD（percutaneous transhepatic cholangio drainage：経皮経肝胆管ドレナージ），PTGBD（percutaneous transhepatic gallbladder drainage：経皮経肝胆嚢ドレナージ），ENBD（endoscopic nasobiliary drainage：内視鏡的経鼻胆管ドレナージ）などによって胆道の減圧と減黄を行う必要がある．

②ビタミンK_2の投与：総胆管結石症では総胆管閉塞を伴うことが多く，胆汁が腸管内へ排出されないため脂溶性ビタミンであるビタミンKの吸収障害が起こる．そこで，2～3日前からビタミンK_2の静脈内投与を行う．

ケイツー® 10mg×2回/日

③手術器材の準備：総胆管結石症に対しては術中胆道ファイバーや術中胆道造影の手配をしておく．

b）栄養管理

急性胆嚢炎・胆管炎の場合は**絶食・輸液管理**とする．

c）抗菌薬

胆管炎・胆嚢炎の症例では抗菌薬の点滴を行う．可能な限り胆汁培養にて感受性を同定すべきであるが，市中感染である際には，大腸菌を念頭に広域かつ胆汁排泄性抗菌薬としてペニシリン系薬，セフェム系を2～3日用いる．

- ピペラシリンナトリウム（ペントシリン®）1g×2回/日　2～3日
- セファゾリンナトリウム（セファメジン®）1g×2回/日　2～3日

無効のときは他のセフェム系またはカルバペネム系薬を用いる．

- セフォペラゾンナトリウム（セフォビッド®）　1g×2回/日
- メロペネム（メロペン®）　0.5g×2回/日

d）インフォームドコンセント

T-tube挿入が行われた際には瘻孔形成まで抜去ができないことを十分に説明しておく．

腹腔鏡下胆嚢摘出術については術中経過次第で開腹下胆嚢摘出術へ移行することがあることをしっかり説明しておく．

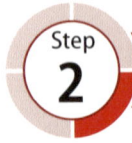

Step 2　手術当日・手術終了までに行うこと

手術前の管理ポイント

腹腔鏡手術においては入室前（あるいは麻酔導入前）に経鼻胃管の挿入を忘れずに行う（麻酔導入時の換気によって拡張された胃が視野を妨げることがある）．

手術の手順

1. 開腹下胆嚢摘出術

① 皮膚切開：上腹部正中切開（胆嚢炎などにより高度の癒着が予想されるときには右傍正中切開，右肋弓下切開を選択することもある）
② Calot三角部を展開し露出する．
③ 3管合流部近傍の肝十二指腸間膜を胆管の右縁で切開し胆嚢管，総胆管，胆嚢動脈を確認する．
④ 胆嚢管を頸部で結紮する．
⑤ 胆嚢動脈を二重結紮・切離する．
⑥ 胆嚢を肝床部から剥離する．
⑦ 胆嚢管を切開しアトムチューブを挿入，術中胆道造影を行う．
⑧ 総胆管内に遺残結石がないことを確認する．
注：総胆管内結石が確認された場合には後日ESTによる摘出とするか，その場で総胆管切開採石術・T-tube挿入術を行うのか判断しなければならないときもあるが，術前に決めておくことも必要である．
⑨ 胆嚢管の切離，胆嚢の摘出：3管合流部より3〜5mm胆嚢寄りを結紮．その末梢側をtransfixing sutureにて二重結紮し，胆嚢を切離する．
⑩ 胆汁漏出，出血がないことを確認して閉腹する．炎症が強い症例などではMorison窩にドレーンを留置する．

手術のポイント

① 開腹は肝鎌状間膜の右側で開腹すると術野の展開が行いやすい．
② 胆嚢頸部露出が困難な症例では，胆嚢底部の肝床から剥離し最後に頸部の処理を行う．

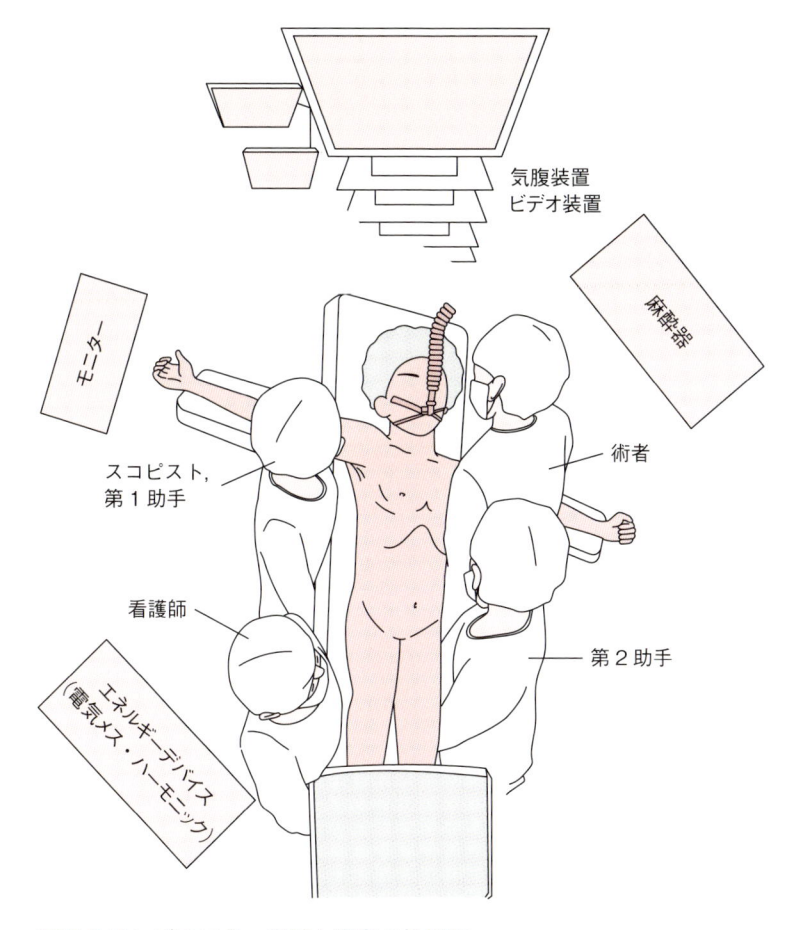

図2 ●テレビモニター配置と術者の位置図

2. 腹腔鏡下胆嚢摘出術

①体位は仰臥位とする．術中頭高左側臥位のポジションとなるため，患者がずれることのないように固定をしておく．テレビモニター配置および術者位置は図2のごとくとなるが，第二助手がスコピストを担当することもある．

②ポート挿入および気腹：臍下に弧状の小切開を加えて開腹，カメラポートを挿入する．気腹圧は10 mmHgに設定する．その他，剣状突起下部，右側腹部，右肋弓下にそれぞれトロカールを挿入する．

③モニター下に胆嚢管，胆嚢動脈を確認し，それぞれをクリップで結紮し，切断する．

④胆嚢を肝床から剥離する．

⑤遊離された胆嚢は臍部トロカール挿入部より腹腔外へ摘出する．

手術のポイント

①腹腔鏡下胆嚢摘出術から開腹へ移行することが患者のデメリットになるものではない．最も重要なことは，**術中偶発症や術後合併症を起こさずに胆石症・急性胆嚢炎を治療すること**である．したがって，個々の症例に応じた術者の早めの判断が重要であり，開腹への移行が必要と判断したら，その移行にあたって躊躇してはならない．開腹への移行は，腹腔鏡下胆嚢摘出術の失敗ではなく，安全に手術を行ううえでの手段である[3]．

表2 ● 腹腔鏡下胆嚢摘出術後の管理

		前日	手術当日		1	2	3	4
			術前	術後				
輸液	補液 抗菌薬		● ●	● ●	● ●	● ●	● ●	
投薬						整腸剤・ 肝庇護剤		
疼痛管理				硬膜外麻酔	座薬	服薬		
食事		常食	絶食	絶食	全粥	常食		
検査	X線 採血				胸・腹部 ●			
処置	除毛・清拭 創処置 経鼻胃管 腹腔ドレーン 尿道カテーテル	臍部		挿入	● 抜去 胆汁・出血 の確認 抜去	● 抜去	●	
安静度・その他					離床・歩行			退院指導

②胆嚢摘出術の初執刀が腹腔鏡手術ということがあり得る．日頃から，他の開腹手術（胃摘出術など）の際に，胆嚢摘出術のチャンスがあれば積極的に参加する．

③ピットフォール
- 腹腔鏡下胆嚢摘出術においては，合併症や偶発症により術中に開腹へ移行したものが全体の約5％[4]であり，0.5％という一定の確率で胆管損傷や肝動脈損傷がある[5]．要因としては解剖誤認，エネルギーデバイスでの副損傷，不正確なクリッピングなどがあげられる[6]．
- 腹腔鏡下胆嚢摘出術中の他臓器損傷（総胆管損傷，消化管損傷など）は病室帰室後に判明されることがある．

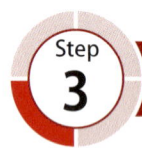

Step 3 手術直後から術後1日目までに行うべきこと

術後管理 (表2)

①胃管は手術終了後または翌日に抜去する．
②ドレーン：術中に胆汁漏出や出血がなく，術後も排液が漿液性であれば術後2日で抜去する．
③疼痛管理：ⅰ）硬膜外DIBカテーテル®（加圧式医薬品注入器）の使用，ⅱ）NSAIDs（非ステロイド抗炎症薬）の使用
④栄養：術翌日から飲水開始し，夕食もしくは術後2日目からは通常食を開始する（術前胆嚢炎などによる麻痺性イレウスなどがあった症例においては腸管運動の回復をみながら開始する．
⑤離床：翌日にはトイレ歩行を促す．

家族への説明に同席

腹腔鏡下胆嚢下摘出術施行例においては，術後合併症などのため開腹による再手術を要することもあり，必ずチーム間で症例の術中所見，経過予測などを共有する．

切除標本の処理

腹腔鏡下胆嚢摘出術を行った胆嚢の0.2〜2.9％（平均0.63％）に胆嚢癌が発見されている[7]．また，たとえ良性疾患であれ，腹腔鏡下胆嚢摘出術から開腹へとコンバートされた症例においては胆嚢炎の有無，程度は後々重要な問題となることがあるため，標本の評価は必要である．

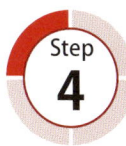

Step 4 手術後2〜3日目から退院までに行うこと

術後合併症

胆石症に関連した合併症について解説する．

a) 胆汁瘻

胆汁漏出の原因としては，肝床部の胆嚢剥離面からの漏出，胆嚢管閉鎖不全，総胆管損傷などが考えられる．漏出が遷延する場合や，胆汁性腹膜炎徴候があれば，直ちに善後策を考慮することが必要である．漏出が軽度の場合は，ENBDによる胆道内圧の減圧が有効であることもある．漏出が多い場合はMRCP，ERCP（内視鏡的逆行性胆道膵管造影）などによって漏出源を特定し，必要であれば腹腔鏡下胆嚢摘出術後であっても，開腹による再手術を躊躇してはならない．

b) 胆道狭窄

術中の胆嚢管結紮・切離に際してのtenting（胆嚢管を強く牽引しすぎることによって総胆管がテント状に牽引された状態で結紮されること）によって生じることがある．

c) 肝動脈損傷

肝逸脱酵素の上昇，遷延性黄疸がみられたときは疑う必要がある．後に肝膿瘍などの原因となることがある．

d) 遺残結石

ESTによる摘出を試みる．またT-tube挿入例であれば瘻孔形成後に胆道ファイバーで摘出できることもある．

e) T-tubeの逸脱

高齢者や術後せん妄の患者が自己抜去してしまうことがある．瘻孔形成前であれば胆汁性腹膜炎の原因となる．

f）皮下気腫

　　腹腔鏡下胆嚢摘出術においてトロカール穿刺部から気腹のための炭酸ガスが皮下に入り込み生じることがある．通常は自然吸収されるため，経過観察で軽快する．

g）深部静脈血栓

　　腹腔鏡下手術では気腹による腹腔内圧上昇のため，通常の開腹手術と比較し血栓のリスクが高くなる．弾性ストッキングの着用や空気圧マッサージ器などによる予防は必要である．

h）他臓器損傷

　　腹部ドレーンより，消化液の排出が認められたときには開腹による緊急手術を要する．

文献

1) 「急性胆管炎・胆嚢炎診療ガイドライン」，医学図書出版，2013
2) 「入院から退院までの外科必修マニュアル」，（森田孝夫／編，辻 美隆／著），p.72，羊土社，2006
3) 「内視鏡外科診療ガイドライン2008年版」（日本内視鏡外科学会／編），金原出版，2008
4) 日本内視鏡外科学会アンケート調査（第8回集計結果）作成委員会
5) Flum DR, et al：Bile duct injury during cholecystectomy and survival in medicare beneficiaries. JAMA, 290：2168-2173, 2003
6) Strasberg SM, et al：An analysis of the problem of biliary injury during laparoscopic cholecystectomy. J Am Coll Surg, 180：101-125, 1995
7) 村田宣夫，他：術後検査で発見された胆嚢癌の治療．コンセンサス癌治療，3：88-91，2004

第2章 主な疾患の治療の流れ

② 胸部・血管の疾患

1 気胸

東条 尚

Point

- まず気胸に対する処置を行う．呼吸器症状があるか，今後症状が出ると予想される場合や，胸部単純X線写真で気胸の程度が大きい，縦隔変位がある，皮下気腫があるなどの場合には，胸腔ドレナージを行う
- 胸腔ドレナージでは治癒が望めない症例に対して，胸腔鏡下で手術を行う．症例によっては胸膜癒着療法を選択する場合もある
- 気胸は自然気胸か二次性の気胸かを判断し，二次性の場合には原因となった疾患に対する治療が必要となる

はじめに

胸腔内に空気が貯留した状態を気胸と呼ぶ．皮下気腫（皮下に空気が流入），縦隔気腫（縦隔に空気が流入）に発展することもある．治療の基本的な考え方は胸腔内での空気の吸収と胸腔内への空気の流入（空気漏れの程度）の差で決まる．気胸の程度が軽度な場合は（air leakageがほぼ止まっている）安静にして胸腔内の空気が吸収されるのを待ち，気胸の程度が中等度・高度な場合は（air leakageが続いている）胸腔ドレナージを行う（表1，2，図1）．空気漏れが多いと縦隔を健側に圧排して**緊張性気胸**という状態になるまで空気が入り込むので，緊急に脱気治療が必要になる．ドレナージ治療時には虚脱肺が急に膨らんで血液が急に肺に流入して再膨張性肺水腫という状態になることがあるので，ゆっくり脱気し肺を徐々に膨らませるようにする．ブラ・ブレブ（図2）の検索にはCTが有用である（図3）．

表1 ●気胸の程度
（分類方法は種々あるが，日本気胸学会の簡単な分類による）

軽度	肺尖部が鎖骨レベルまたはそれより頭側にある
中等度	軽度と高度の中間程度
高度	全虚脱またはこれに近いもの

表2 ●処置

軽度	安静
中等度以上	胸腔ドレナージ（図1）

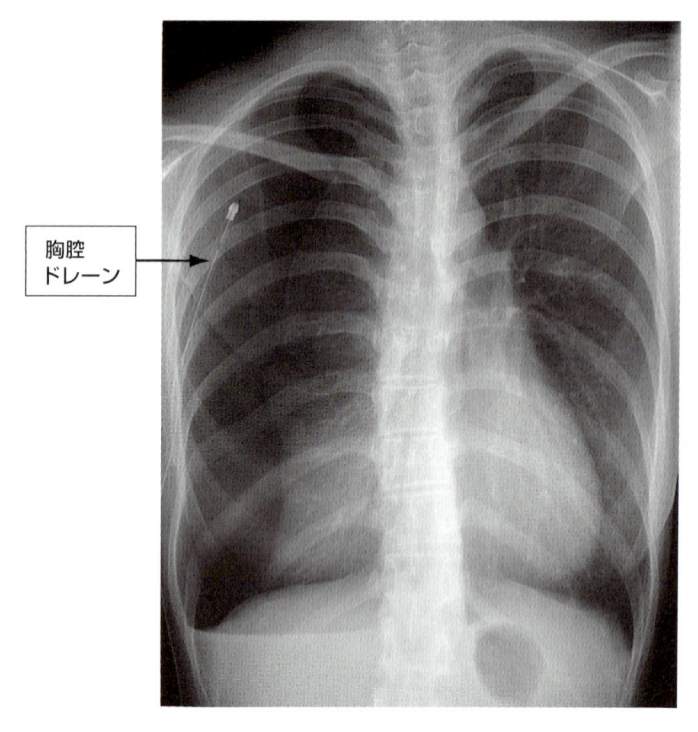

図1●右気胸の胸部単純X線写真
右肺は虚脱し右胸腔にドレーンが挿入されている

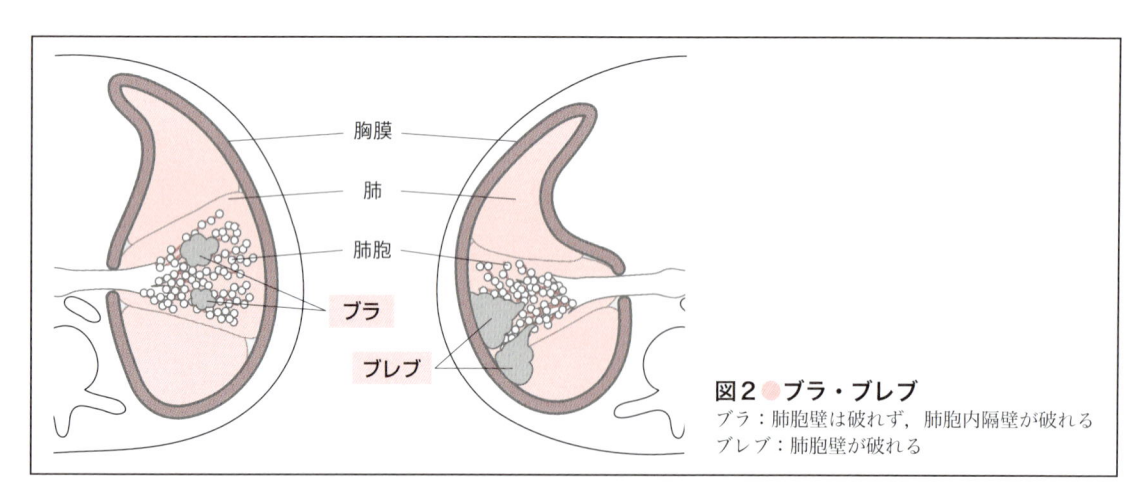

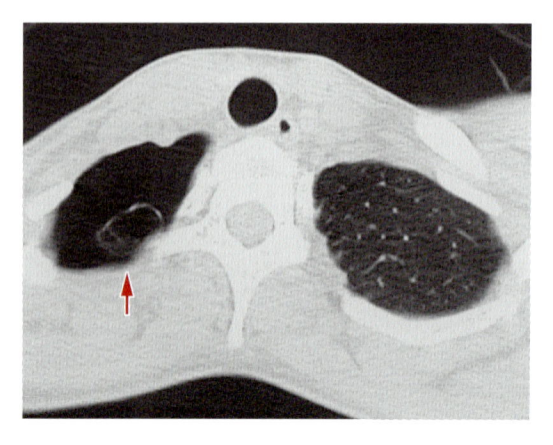

図2●ブラ・ブレブ
ブラ：肺胞壁は破れず，肺胞内隔壁が破れる
ブレブ：肺胞壁が破れる

図3●右肺気胸のCT写真
肺尖部にブラ（→）が認められ，このブラが破れて気胸が発症．

表3 ● 気胸の分類

二次性の気胸	気胸の治療と同時に原因となった疾患の治療が必要となる．
自然気胸	ブラ，ブレブの破裂により起こる（図3）．男性に多く，体型は細長型で胸郭の前後径が小さいものが多い．好発年齢は20歳代（大きいピーク）と60歳代（小さいピーク）の二相性．

表4 ● 手術適応

1. 血胸で出血が持続する場合
2. air leakage が持続する場合
3. 2回以上再発する場合
4. 初回例でも胸部X線・CTでブラが認められる場合

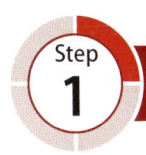

Step 1 入院してから手術前日までに行うこと

治療方針の決定

気胸は**自然気胸**（spontaneous pneumothorax）と**二次性の気胸**（肺結核・肺癌などの肺病巣の穿孔，外傷，医原性，月経随伴性など他に原因が考えられる）に分けて対処する（表3）．

手術の適応について表4に示す．高齢者，低肺機能例，高度肺気腫症例や手術拒否症例などで手術を行えない場合にはミノサイクリン（ミノマイシン®），OK432（ピシバニール®）などの胸膜刺激薬を胸腔内に注入し胸膜癒着療法を行う．

前述した気胸症例への対応の流れを図4にまとめた．

術前管理のポイント

- 現在気胸に対する外科治療は，その低侵襲さから**胸腔鏡下手術**が第一選択になっており，一般的に手術は全身麻酔を行い，左右別挿管下に行われている．
- 手術に際しては手術準備（手術場連絡，病棟の術前・術後指示），麻酔申し込み，輸血準備などを行う．術前術後の経過・指示にはクリニカルパスを使用する施設が多い．
- 胸腔ドレナージされている場合にはドレーンが閉塞しないように管理に注意する．
- 自然気胸に対する再発に関しての説明を行っておく[1]．

安静のみで改善した場合	→30〜60％の再発率
胸腔ドレナージによって改善した場合	→20〜30％の再発率
手術施行例	→0〜4％の再発率

図4 ● 気胸症例のアプローチ

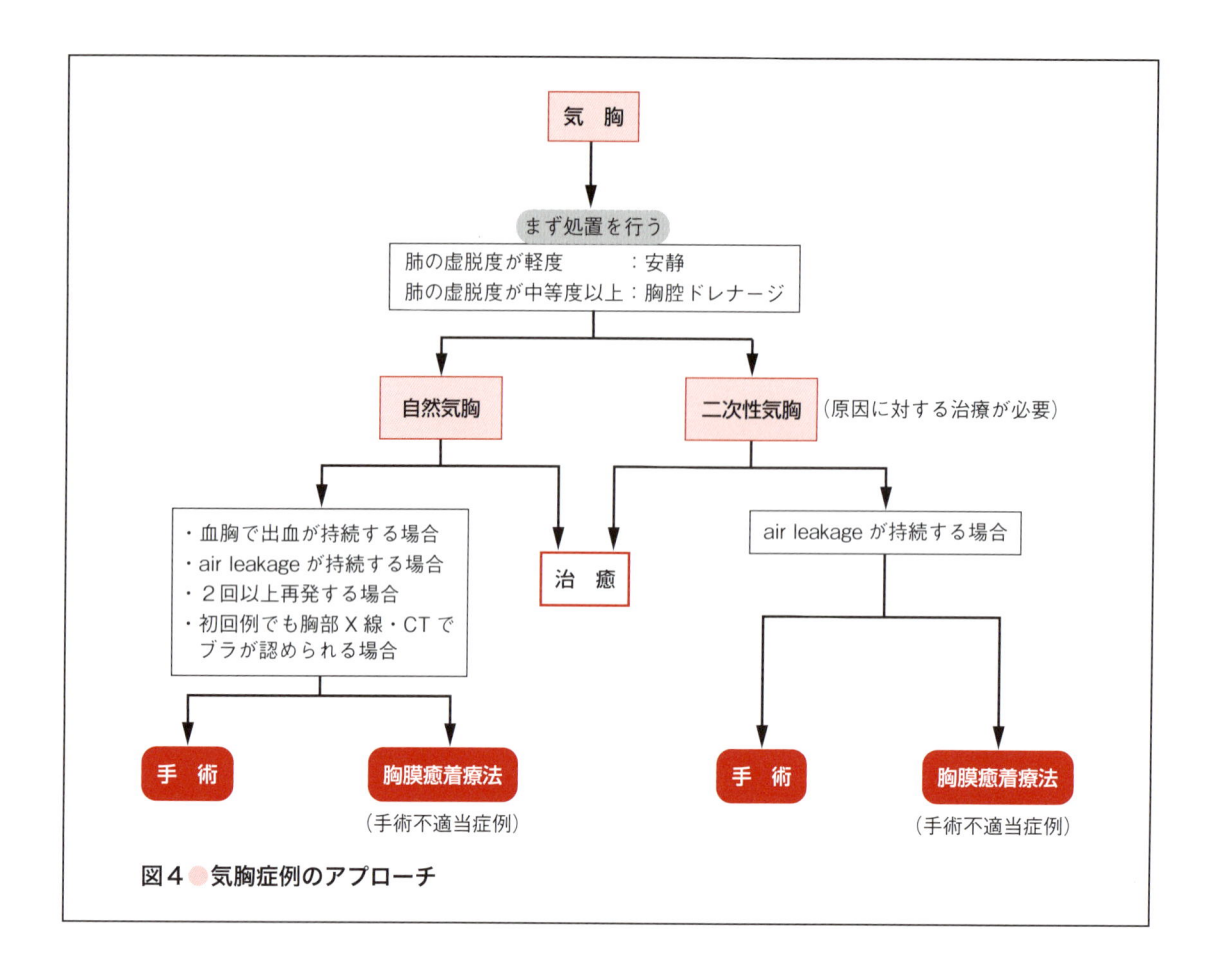

Step 2 手術当日・手術終了までに行うべきこと

◆ 手術の手順（図5, 6）

以下に手術の流れを示す.
① 側胸部に2〜3カ所, 1 cmほどの皮膚切開を行う
② 胸腔鏡を挿入する
③ 水封テストで空気漏れ部を確認する
④ 空気漏れのある薄壁ブラをstaplerで切除する
⑤ 再度空気漏れをチェックする
⑥ 胸腔ドレーンを留置して閉創する

◆ 手術のポイント

- 手術は胸腔鏡下に片肺換気（術側虚脱）で行い, staplerを用いてair leakageのあるブラを, 多くは併存する周囲の薄壁ブラと一緒に切除（肺部分切除）し, 肺の気腫化が強い場合にはstapler部に補強シートをかぶせて切除する. 時に胸膜擦過術, ブラ結紮, フィブリン糊塗布, シート貼り付けなどを追加する場合もある.
- 手術時に肺を乱暴に授動すると肺・胸膜が損傷しair leakageの原因となるので注意する.

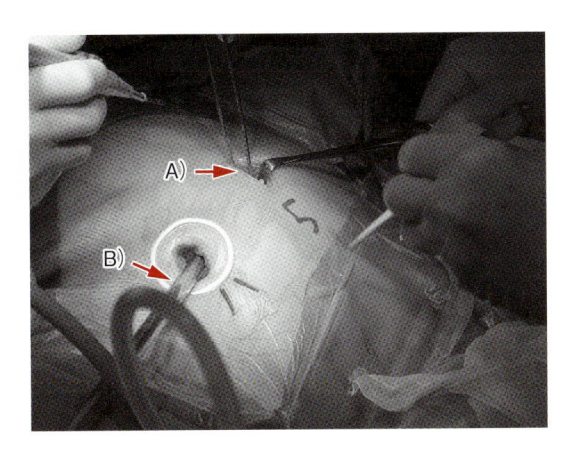

図5● 胸腔鏡下手術 ［巻頭のカラーアトラス参照］
皮膚切開は2カ所（第8肋間, 第5肋間で手術を行った）．
A) 操作孔（第5肋間），B) 胸腔鏡（第8肋間）

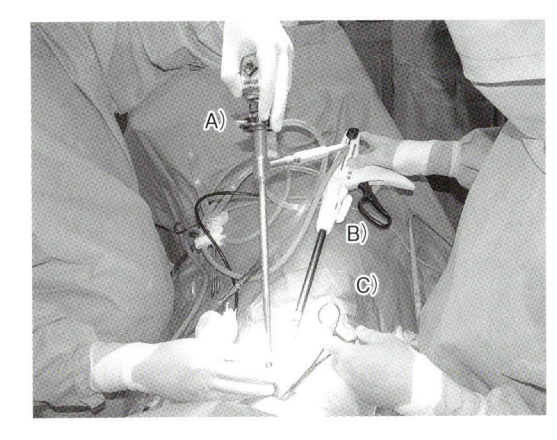

図6● 胸腔鏡手術操作 ［巻頭のカラーアトラス参照］
ブラを鉗子で把持し自動吻合器（stapler）で切除している．
A) 胸腔鏡, B) stapler, C) 鉗子（ブラを把持している）

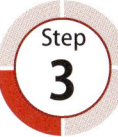

Step 3　手術直後から術後1日目までに行うべきこと

◆ 疼痛管理
- 疼痛のコントロールを行う．疼痛のために咳ができずに喀痰が貯留し，若年者であっても無気肺になることがあるので注意する．

〈手術直後の疼痛コントロールのオーダー例〉
a) 硬膜外チューブ挿入例（あるいは持続傍脊椎神経ブロックチューブ挿入）
　0.2％アナペイン®（200 mL）（時に＋フェンタニル®）2〜3 mL/時の速度で
　あるいは0.5％マーカイン® 2 mL/時の速度で
b) 硬膜外チューブ非挿入例
　ボルタレン®坐薬50 mg（or 25 mg）挿肛
　またはロキソニン® 3錠　内服
c) 痛みが続くようなら
　ペンタゾシン® 15 mg
　アタラックス®-P 25 mg　筋注

◆ ドレーンの管理
①術後のドレーンからの出血が多いとき（約100 mL/時）は止血の手術が必要．
②またair leakageが多く皮下に空気が漏れ（皮下気腫），呼吸状態にまで影響する場合にはドレーンの位置を変えるかドレーンを追加挿入することが必要．
③チューブ内の排液の呼吸性移動が消失する場合にはドレーンの閉塞を疑う．

◆ 発熱の管理：以下を鑑別し対処が必要．
①手術操作・麻酔操作による発熱→胸水の吸収熱，麻酔時の操作による気管・気管支炎，創部の組織変化による発熱など．

②感染による発熱→細菌性の上気道炎，気管・気管支炎，肺炎，急性の胸膜炎，肺血症など．

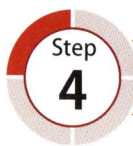

Step 4 手術後2～3日目から退院までに行うこと

- ドレーン抜去：排液が稀血性で1日約200 mL以下，air leakageがなく，感染の徴候を認めなければ抜去可．
- 術後しばらく（1カ月～半年）は疼痛のコントロールが必要（ロキソプロフェンナトリウム（ロキソニン®）などの内服）．
- 適宜創部処置を行う．

◆ まれな合併症
- 感染症：創部感染，肺炎，膿胸など
- 無気肺（主に喀痰貯留が原因）
- 出血や乳び胸
- 肺水腫　　など

文献・参考図書
1) 「呼吸器外科学」第4版，（正岡 昭/監，藤井義政/編），南山堂，2009
◇ 「呼吸器外科手術のすべて」（白日髙歩/著），医学書院，2012

第2章 主な疾患の治療の流れ
② 胸部・血管の疾患

2 肺癌

東条 尚

Point

- ▶ 肺癌とは，気管支および肺胞上皮から発生する上皮性悪性腫瘍の総称で多彩な組織像を示す．発生部位や進展形式は小細胞肺癌と非小細胞肺癌で異なるので治療法も異なるが，早期であれば根治性の高い手術が選択される．非小細胞肺癌では腫瘍の遺伝子変異情報により，治療法が選択されるようになってきた
- ▶ 術前診断・病期分類（staging）を正確に行い，病期分類に応じて手術，放射線治療，抗癌剤治療を組み合わせて（手術＋抗癌剤，手術＋抗癌剤＋放射線治療など）治療法を決定する
- ▶ 手術方法は呼吸機能（術後の予測1秒量での判定），performance statusなどを考慮し，根治性を追求しQOLを落とさない術式を選択する

肺癌

　肺癌は生物学的・臨床的特徴から**非小細胞肺癌**（腺癌，扁平上皮癌，大細胞癌など）と**小細胞肺癌**に大別され，それぞれ約80～90％，10～20％を占める．その他の組織型は腺扁平上皮癌，肉腫様癌，カルチノイドなどがあげられるが，頻度は数％以下である．

　非小細胞肺癌のうち腺癌が半数以上（約60％）を占めるようになってきており，扁平上皮癌は約25％，大細胞癌は約5％を占める．女性肺癌の約80％は腺癌であり，非喫煙者が多い．また腺癌については，前癌病変である**異型腺腫様過形成**（atypical adenomatous hyperplasia：AAH），腫瘍細胞が肺胞壁に沿って増殖し肺炎などと誤診されることがある**細気管支肺胞上皮癌**（bronchioloalveolar carcinoma）や小型腺癌を増殖形態から分類した**野口分類**（A～F，Aでは5年生存率ほぼ100％）などに留意すべきであり，さらに腺癌では腫瘍の遺伝子変異（EGFR，ALKなど）が最近注目を集めている．

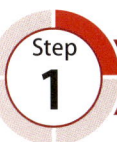

Step 1 入院してから手術前日までに行うこと

1. 治療方針決定にかかわる術前検査

- 肺腫瘍の診断：気管支鏡下生検，経皮的（CTガイド下）肺生検，喀痰細胞診，胸腔鏡下肺生検など．
- 病期分類：頭部（MRI，CT），胸部（CT），腹部（CT，エコー），PET検査での転移の検索．骨シンチグラフィー，縦隔鏡なども用いる．
- 呼吸機能検査による手術適応の決定（目安）

図1 ● 各肺葉の区域数

例えば右上葉切除の場合

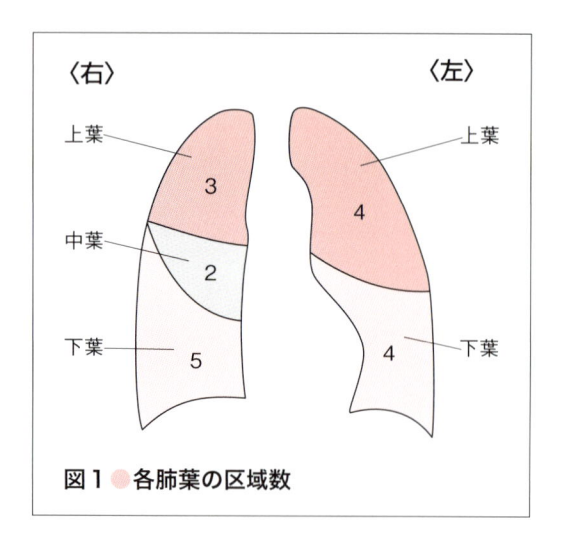

$$\text{術後予測1秒量} = (\text{術前1秒量}) \times \frac{\text{残存区域数}}{\text{全区域数}}$$

$$= (\text{術前1秒量}) \times \frac{18-3}{18}$$

表1 ● 病期による肺癌の治療法の決定

非小細胞肺癌		小細胞肺癌	
病期	治療法	病期	治療法
ⅠA	手術	限局型 (Limited disease)	
ⅠB～ⅡB	手術＋抗癌剤	・N0-1 ・N2	手術 → 抗癌剤 抗癌剤＋放射線
ⅢA	抗癌剤＋放射線＋手術, or 手術＋抗癌剤, or 抗癌剤＋放射線	進展型 (Extensive disease)	抗癌剤（＋放射線）
ⅢB, Ⅳ	抗癌剤（＋放射線）		

① 1秒量（$FEV_{1.0}$）＞1.2～1.5 L→肺葉切除可能（おおまかに右上葉・中葉切除で20％, 右下葉・左上葉・左下葉切除で25％減ると考える）
② 1秒量（$FEV_{1.0}$）＞2.0 L→片肺全摘術可能
③ 切除肺容量から残存する肺容量を予測し術前1秒量から術後の1秒量を計算する.
　術後の予測1秒量が1,000 mL以上であると，術後合併症も少なく望ましい（図1）.
④ さらに低肺機能例では肺血流シンチグラフィーなどで肺の働きを詳しく調べ，残存肺の1秒量を予測する.

- 心電図（必要であれば心エコー検査で機能評価，心臓カテーテル検査，一側肺動脈閉塞検査）
- 血液検査（止血機能，感染症，腫瘍マーカー，血液型など）

2. 治療法の決定

- 組織型，病期，performance status（元気さ），年齢，合併症の有無などで決定される（表1, 2）.

表2 ● TNM分類（2010年改訂第7版）

病期分類			
潜伏癌	TX	N0	M0
0期	Tis	N0	M0
ⅠA期	T1aまたはT1b	N0	M0
ⅠB期	T2a	N0	M0
ⅡA期	T1aまたはT1b	N1	M0
	T2a	N1	M0
	T2b	N0	M0
ⅡB期	T2b	N1	M0
	T3	N0	M0
ⅢA期	T1aまたはT1b	N2	M0
	T2a	N2	M0
	T2b	N2	M0
	T3	N2	M0
	T3	N1	M0
	T4	N0	M0
	T4	N1	M0
ⅢB期	Any T	N3	M0
	T4	N2	M0
Ⅳ期	Any T	Any N	M1aまたはM1b

要約	
Tx	潜伏癌
Tis	上皮内癌（carcinoma in situ）
T1	腫瘍の最大径≦30 mm
T1a	腫瘍の最大径≦20 mm
T1b	腫瘍の最大径＞20 mmかつ≦30 mm
T2	腫瘍の最大径≦70 mm，気管分岐部≧20 mm，臓側胸膜浸潤，部分的無気肺
T2a	腫瘍の最大径＞30 mmかつ≦50 mmあるいは腫瘍の最大径≦30 mmで臓側胸膜浸潤
T2b	腫瘍の最大径＞50 mmかつ≦70 mm
T3	腫瘍の最大径＞70 mm，胸壁，横隔膜，心膜，縦隔胸膜への浸潤，気管分岐部＜20 mm，一側全肺の無気肺
T4	縦隔，心臓，大血管，気管，反回神経，食道，椎体，気管分岐部，同側の異なった肺葉内の腫瘍結節
N1	同側肺門リンパ節転移
N2	同側縦隔リンパ節転移
N3	対側肺門，対側縦隔，前斜角筋前または鎖骨上窩リンパ節転移
M1	対側肺内の腫瘍結節，胸膜結節，悪性胸水，悪性心嚢水，遠隔転移
M1a	対側肺内の腫瘍結節，胸膜結節，悪性胸水，悪性心嚢水
M1b	他臓器への遠隔転移

術前管理のポイント

1. 薬

- 抗血小板薬を含む抗凝固薬は，術前に，それぞれの薬剤に必要な休薬期間止めておく．

2. リハビリテーション

- **禁煙指導**：喫煙の害は呼吸器疾患に留まらない．喫煙者の全死亡リスクは非喫煙者の2倍以上で，肺癌発症の危険度は男性で4～5倍，女性で2～3倍，脳卒中の危険性は2～3倍，虚血性心疾患は1.7～2倍前後に増加し，またCOPD（chronic obstructive pulmonary disease：慢性閉塞性肺疾患）の90～95％は喫煙が原因である．肺手術後，喫煙者では喀痰量が増加し，気管支の繊毛機能が低下しているため，排痰しにくくなり，気管支鏡下に吸痰したり，ミニトラック（図2）を気管内に挿入することによって吸痰する必要が生じるので，術前，術後の

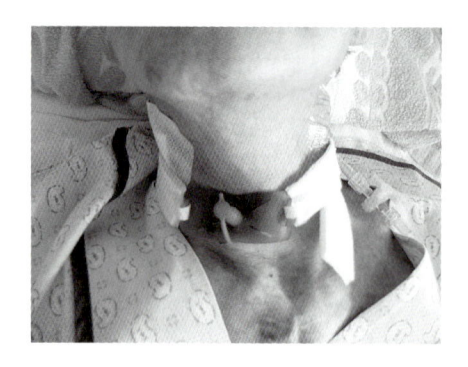

図2 ● ミニトラックの挿入
［巻頭のカラーアトラスを参照］

禁煙は徹底する．
- 呼吸リハビリテーション：呼吸障害のある患者の呼吸機能を改善させ，身体的・精神的QOLを最大限向上させることであり，患者教育，栄養療法，薬物療法，酸素療法，心理社会的支援，呼吸法・排痰訓練，呼吸介助，呼吸筋トレーニング，運動療法，歩行練習など多岐にわたる．術前から呼吸リハビリテーションを行い，術後のスムーズな回復の一助とする．

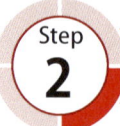

Step 2　手術当日・手術終了までに行うべきこと

◆ 手術の手順
① 胸膜を切離する
② 肺静脈を露出し切離する
③ 肺動脈を露出し切離する
④ 気管支を露出し切離する
⑤ 肺門・縦隔リンパ節郭清を行う

◆ 手術のポイント
- 胸腔鏡下に手術を行うことが多い．
- 胸膜→肺静脈→肺動脈→気管支の順番に切離すると肺葉（区域）を切除できる（図3）．
- 標準的治療は肺葉切除＋リンパ節郭清である．
- 血管の処理は中枢側の二重結紮が行われていたが，最近では，一重結紮＋vessel sealing systemによる切離や，太い（径8mmを超えるほど）肺動脈・肺静脈や気管支はstapler（第2章-②-1「気胸」図6参照）で切離することが多い．
- 高齢者や低肺機能例では区域切除や部分切除を考慮する．
- 創部の閉鎖は基本的には各層に分けて縫合する（筋肉，脂肪，皮下，皮膚など）．
- 術前後の経過・指示にはクリニカルパスを使用する施設も多い．

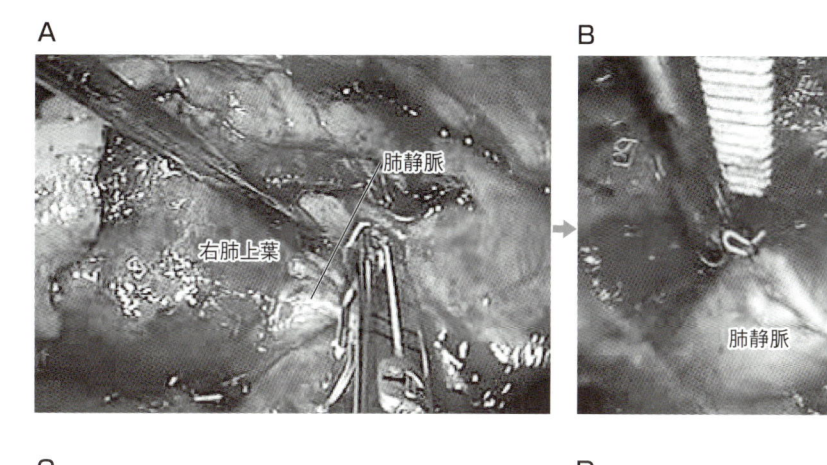

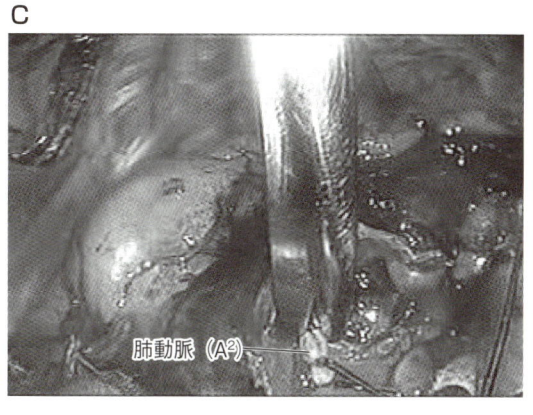

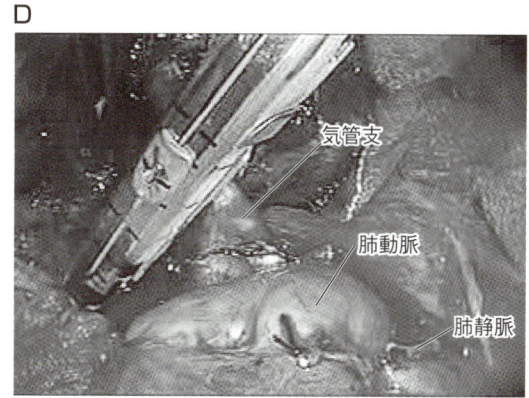

図3 ● 右肺上葉の切除　[巻頭のカラーアトラスを参照]
A）右肺上葉の肺静脈を自動吻合器で切離するところ
B）肺静脈を自動吻合器で切除した断端
C）右肺上葉肺動脈を二重結紮後切離
D）右肺上葉気管支を自動吻合器で切離するところ

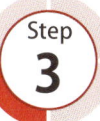

Step 3　手術直後から術後1日目までに行うべきこと

- ドレーンからのair leakage，排液量のチェック．ドレーンからの大量出血（100 mL/時間以上），気管支断端瘻（血痰・喀血・肺瘻）はすぐ手術が必要になると考えておく．
- 点滴は水分過剰（overhydration）にならないように注意する．
- **喀痰の排泄**：ネブライザーなどを使用し，痰の自己喀出を促す．無理なようであれば気管支鏡やミニトラック挿入などで痰を吸引する．
- 疼痛のコントロールを行う．疼痛のために咳ができずに喀痰が貯留し無気肺になることがあるので注意する．
- ドレーンの管理

  ①術後のドレーンからの出血が多いとき（約100〜200 mL/時間）は止血の手術が必要．
  ②またair leakageが多く皮下に空気が漏れ（皮下気腫），呼吸状態にまで影響する場合にはドレーンの位置を変えるかドレーンを追加挿入することが必要．手術（肺瘻閉鎖術）が必要に

なることもある.
③チューブ内の排液の呼吸性移動が消失する場合にはドレーンの閉塞を疑う.
- **発熱の管理**：以下を鑑別し対処が必要.
①手術操作・麻酔操作による発熱→胸水の吸収熱, 麻酔時の操作による気管・気管支炎, 創部の組織変化による発熱など.
②感染による発熱→細菌性の上気道炎, 気管・気管支炎, 肺炎, 急性の胸膜炎, 肺血症など.

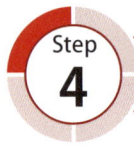

Step 4　手術後2〜3日目から退院までに行うこと

- **喀痰の排出**：困難であれば気管支鏡下に吸痰か, ミニトラックなどの細いチューブを留置し痰を吸引する.
- 胸部X線撮影で肺の膨張, 無気肺の有無, 肺炎などの陰影のチェックを行う.
- 肺炎の予防［抗菌薬は術中から術後1（〜3）日まで］
- **ドレーン抜去**：排液が稀血性で1日約100〜200 mL, air leakageがなく, 感染の徴候を認めなければ抜去可. 抜去後も胸水をチェックし, 貯留していれば胸腔穿刺・ドレナージを行い胸水を除去する.
- ドレーンからのair leakageが続く場合には胸腔内癒着療法も考慮する. それでもair leakageが続く場合は再手術を検討する.
- 術後しばらく（1カ月〜半年）は疼痛のコントロールが必要［ロキソプロフェンナトリウム（ロキソニン®）などの内服］
- 適宜創部処置を行う.

◆主な術後合併症
- 無気肺
- 感染：創部感染, 肺炎, 膿胸など
- 乳び胸
- 心不全, 不整脈
- 間質性肺炎, 肺水腫

参考図書
◇ 「呼吸器外科学」第4版,（正岡 昭/監, 藤井義敬/編）, 南山堂, 2009
◇ 「イラストレイテッド肺癌手術」第2版,（坪田紀明/著）, 医学書院, 2007
　⇨ 手術方法をわかりやすく解説
◇ 「呼吸器外科手術のすべて」（白日高歩/著）, 医学書院, 2012
◇ 「肺癌取扱い規約 第7版」（日本肺癌学会/編）金原出版, 2010

第2章 主な疾患の治療の流れ

② 胸部・血管の疾患

3 大動脈解離・大動脈瘤

多林伸起

> **Point**
> ▶ 日本循環器学会の「大動脈解離・大動脈瘤ガイドライン（2011年改訂版）」に則した診断，治療方針を知ろう

はじめに

- 大動脈壁が全周性に拡張し正常径の1.5倍以上に拡張した場合を「紡錘状瘤」，一部分のみがこぶ状に突出した場合を「嚢状瘤」と称する．
- 大動脈解離は大動脈壁が中膜のレベルで二層に剥離し，動脈走行に沿って二腔になった状態をいう．本来の大動脈腔を真腔（true lumen），新たに生じた腔を偽腔（false lumen），解離の始まりである偽腔に血流を生じさせた内膜の亀裂部をエントリー（entry）と呼ぶ．
- 大動脈解離には解離の部位を中心としたDeBakey分類と治療方針に則したStanford分類がある（図1）．

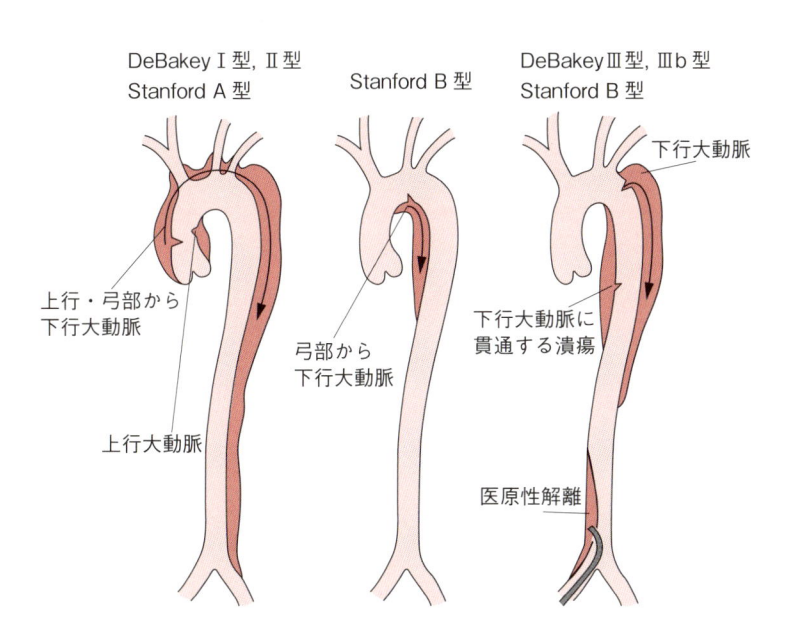

図1 ●大動脈解離の分類

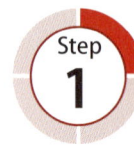

Step 1 入院してから手術前日までに行うべきこと

治療方針決定にかかわる術前検査

1. 大動脈瘤
- 病変部は造影CT，MRI（造影，単純）で評価する．
- 上行大動脈瘤，弓部大動脈瘤では術中に脳保護が必要であり，脳血管病変の検索のために脳MRI，脳MRAが必要となる．
- 胸腹部大動脈瘤では対麻痺の予防のためアダムキュービッツ動脈の同定を目的に造影MRIあるいは造影CTが行われる．
- 同じ動脈硬化性疾患である冠状動脈疾患を伴うことがあるため，冠状動脈造影検査，冠状動脈造影CTで評価する．

2. 大動脈解離
- 大動脈解離では降圧薬の持続点滴が必要な場合が多く，また，全身状態もよくないため撮影時間が長いMRIは適さない．病変は造影CTで評価する．
- 急性A型解離では緊急手術となるため時間に限りがある．心エコーで心嚢液の有無，大動脈弁閉鎖不全の有無，左室収縮異常をチェックする．
- 解離による血流障害で臓器障害を起こす可能性があるため，意識状態，麻痺の有無，上肢，下肢の虚血の有無，血液検査で臓器障害の有無をチェックする．心電図で心筋虚血の有無を判定する．

手術前日までに行うこと

- 感染源の除去のため，口腔外科または歯科を受診させ歯科衛生を保つ．
- 他の動脈硬化性疾患（脳血管疾患，冠状動脈疾患など）で抗血小板薬を内服している場合があり，術前に減量や中止あるいはヘパリンへの変更を考慮する．
- 腹部大動脈瘤，胸腹部大動脈瘤では腸内残渣の減量を目的に手術2日前より低残渣食に変更する．
- 末梢側の下行大動脈瘤や胸腹部大動脈瘤では対麻痺予防で脳脊髄液ドレナージチューブを術前日に挿入しておく．
- 下行大動脈瘤や胸腹部大動脈瘤，腹部大動脈瘤では除痛目的の硬膜外麻酔チューブを術前日に挿入しておく．

◆ 大動脈解離・大動脈瘤の診断，治療

診断・治療のフローチャートを図2〜4に示す．

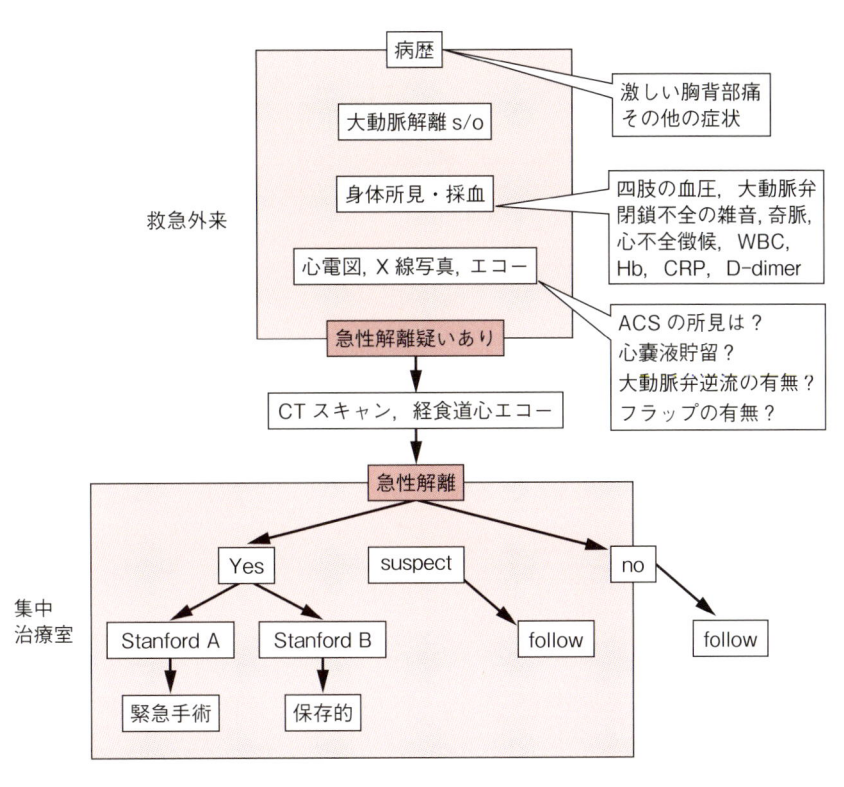

図2 ● 急性大動脈解離診断・治療のフローチャート
循環器病の診断と治療に関するガイドライン．大動脈瘤・大動脈解離診療ガイドライン（2011年改訂版）
http://www.j-circ.or.jp/guideline/pdf/JCS2011_takamoto_h.pdf（2015年4月閲覧）より転載

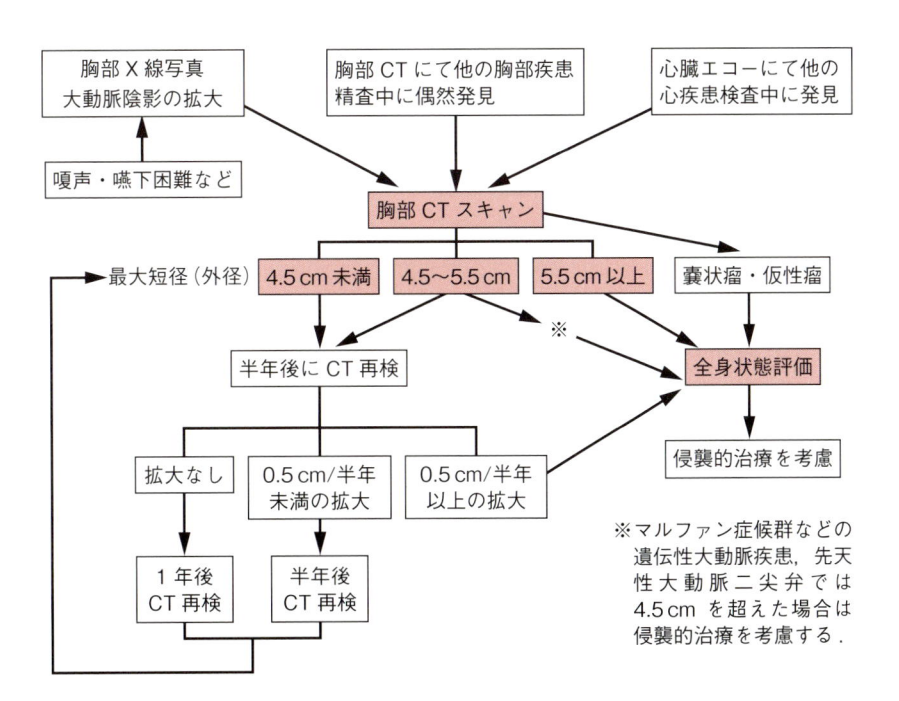

図3 ● 胸部大動脈瘤の診断
循環器病の診断と治療に関するガイドライン．大動脈瘤・大動脈解離診療ガイドライン（2011年改訂版）
http://www.j-circ.or.jp/guideline/pdf/JCS2011_takamoto_h.pdf（2015年4月閲覧）より転載

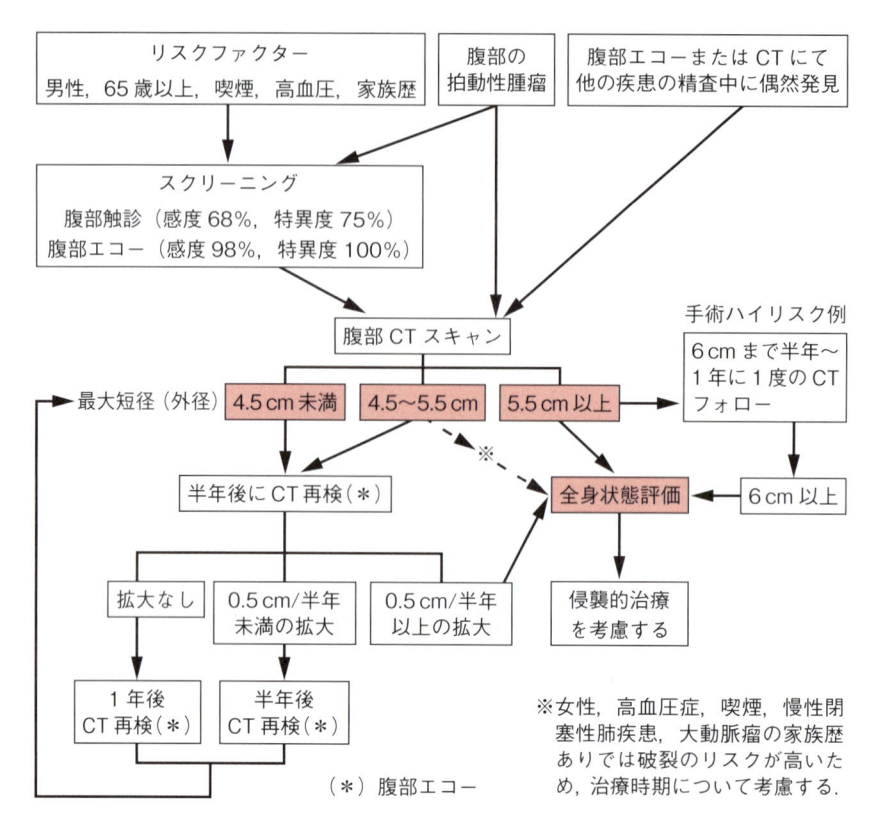

図4 ●腹部大動脈瘤の診断
循環器病の診断と治療に関するガイドライン．大動脈瘤・大動脈解離診療ガイドライン（2011年改訂版）
http://www.j-circ.or.jp/guideline/pdf/JCS2011_takamoto_h.pdf（2015年4月閲覧）より転載

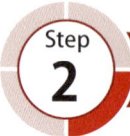

Step 2 手術当日，手術終了までに行うべきこと

手術概略

1. 手術の目的と概要

- A型大動脈解離では無治療での死因の90％は**心タンポナーデ**である．手術の目的は心タンポナーデ回避である．このため少なくとも上行大動脈置換が必要である．エントリーが複数あるものも多いが，解離の始まりである最初のエントリーを含めた大動脈を切除することが多い．エントリーが下行大動脈にあるもの，DeBakey I 型で若年者では上行弓部置換を行うことも多い．
- **大動脈瘤**では瘤を含む大動脈各部位を人工血管に置換する．この際に，吻合部前後で大動脈の遮断を要する．

2. 各大動脈置換の術式

- **腎動脈下腹部大動脈置換**では，大動脈単純遮断で血流を止め，人工血管置換を行うことがで

きる．
- **胸腹部大動脈置換**では末梢側遮断以遠の灌流（腹部分枝灌流を含む）と対麻痺予防のために体外循環を必要とする．
- **下行大動脈置換**では末梢側遮断以遠の血流を保つために体外循環を必要とする．
- **弓部大動脈置換**では大動脈遮断をせずに血流をなくす．すなわち，心筋保護液を冠状動脈より注入し心停止にする．人工心肺を用い冷却して循環停止の状態で末梢側大動脈を吻合する．脳は弓部分枝にカニューレを挿入し灌流を行う（脳分離体外循環）．
- **上行大動脈置換**では中枢側は心停止，末梢側は遮断あるいは脳分離体外循環で行う．

手術手順例

手順は各施設で異なるが，代表的なものを示す．

1. 大動脈解離

① 胸骨正中切開でアプローチする．
② 人工心肺装置の準備をする．送血部位は大腿動脈，腋窩動脈，上行大動脈より選択する．脱血は右房脱血あるいは上大静脈，下大静脈脱血を行う．ヘパリン250〜300単位/kgを投与して活性化凝固時間（ACT）を400秒以上に保つ．
③ 人工心肺を開始し，全身冷却を行う（直腸温を20〜28℃の間で目標を設定する）．左室ベントを挿入し，伸展を予防する．
④ 上行大動脈を遮断して切開する．
⑤ 心筋保護は冠状静脈洞にカニューレを挿入し，逆行性に行うか，あるいは冠状動脈口にカニューレを挿入し，順行性に行う．
⑥ 大動脈中枢部をsino-tubular junction付近で形成する．
⑦ 人工心肺をいったん中止して大動脈の遮断を外し弓部3分枝にカニューレを挿入して選択的脳灌流を開始する．
⑧ 末梢側大動脈を形成する．
⑨ 末梢側に人工血管を吻合する．人工血管側枝より末梢に送血を再開する．
⑩ 弓部置換も行う場合は弓部分枝も順次人工血管側枝と吻合し遮断も順に中枢に移していく．
⑪ 中枢側大動脈と人工血管を吻合し，心拍動を再開させ，人工心肺装置を終了する．プロタミン中和を行う．
⑫ ドレーンを心嚢，縦隔に留置して創部を閉鎖する．

2. 弓部大動脈瘤

① 胸骨正中切開でアプローチする．
② 人工心肺装置の準備をする．送血部位は腋窩動脈，上行大動脈より選択する．脱血は右房脱血あるいは上大静脈，下大静脈脱血を行う．ヘパリン250〜300単位/kgを投与してACTを400秒以上に保つ．
③ 人工心肺を開始し，全身冷却を行う（直腸温を20〜28℃の間で目標を設定する）．左室ベントを挿入し，伸展を予防する．
④ 人工心肺をいったん中止して上行-弓部大動脈を切開する．
⑤ 心筋保護は冠状静脈洞にカニューレを挿入し，逆行性に行うか，あるいは冠状動脈口にカニュー

レを挿入し，順行性に行う．
⑥弓部3分枝にカニューレを挿入して選択的脳灌流を開始する．
⑦人工血管は4分枝付きを用いる．末梢側大動脈に人工血管を吻合する．人工血管側枝より末梢に送血を再開する．
⑧弓部分枝を順次人工血管側枝と吻合し遮断も順に中枢に移していく．
⑨中枢側大動脈と人工血管を吻合し，心拍動を再開させ，人工心肺装置を終了する．プロタミン中和を行う．
⑩ドレーンを心嚢，縦隔に留置して創部を閉鎖する．

3. 胸腹部大動脈瘤

①左側方-側腹部にかけての斜切開（Stoney incision）でアプローチする．
②下行大動脈中枢側より置換の場合は第4，5肋間開胸と7，8肋間開胸の2部位を開胸する．下部下行より置換の場合は7，8肋間開胸のみで可能である．
③腹部は後腹膜アプローチで腹部分枝を剥離してテーピングする．
④末梢側は腎動脈下腹部大動脈あるいは両側総腸骨動脈を遮断部位とする．
⑤送血は左大腿動脈，脱血は左大腿静脈より右房にカニューレを挿入する．ヘパリン250〜300単位/kgを投与してACTを400秒以上に保つ．送血は左大腿動脈，脱血は左大腿静脈より右房にカニューレを挿入する．
⑥人工心肺を開始して中枢側より順次2カ所遮断して人工血管と吻合する．人工血管は4分枝付きを使用する．
⑦可能であればMEP（motor evoked potential：運動誘発電位）を測定し，振幅の低下あればその部位の肋間動脈，腰動脈を再建する．
⑧腹部4分枝に送血カニューレを挿入して血流を保つ．順次吻合し再建する．
⑨人工心肺を中止して，プロタミン中和を行う．
⑩ドレーンを腹部，胸腔に留置する．

4. 腹部大動脈瘤

①腹部正中切開でアプローチする（腹部斜切開で後腹膜アプローチを行う場合もある）．
②後腹膜を切開して腎動脈下動脈周囲を剥離して遮断できるようにする．
③末梢側は総腸骨動脈あるいは内外腸骨動脈を剥離して遮断できるようにする．
④ヘパリン50〜100単位/kgを投与してACTを200秒以上に保つ．
⑤瘤の中枢末梢を遮断して人工血管と吻合する．
⑥プロタミン中和を行う．
⑦必要であればドレーンを後腹膜腔やダグラス窩に留置する．

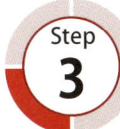

Step 3 手術直後から術後1日目までに行うべきこと

術後管理

- 術後出血への注意：ドレーン出血量が多く，血液の凝固傾向がなければ新鮮凍結血漿（FFP）投与を考慮，ドレーン内に凝固塊があり200 mL/時以上になれば再開胸止血術を考慮する．高血圧を合併していることが多く，血圧が高い場合はニカルジピン（ペルジピン®）やニトログリセリン（ミリスロール®）などの持続静脈注射でコントロールする．
- 術後不整脈に対する注意：術後心房細動が起こることがあり，アミオダロンやβ遮断薬（オノアクト®，メインテート®，アーチスト®など）の使用を考慮する．血圧が維持できない場合や頻脈時には除細動を施行する．
- 対麻痺への注意：胸部下行大動脈，胸腹部大動脈置換（下行大動脈以遠に及ぶ急性大動脈解離）では前脊髄動脈につながる肋間動脈，腰動脈の閉塞や術中の血流不足で対麻痺を発症することがある．予防のため平均血圧を80 mmHg以上に保つ．麻酔覚醒後に下肢運動障害がないかを注意深く観察する．術後1～2週間後の遅発性例もあるため観察を怠らない．発症すればすぐさま脳脊髄ドレナージを挿入し圧を10～15 mmHgにコントロールする．ナロキソンの1 μg/kg/時での持続投与も効果が報告されている．
- 腹部大動脈置換：開腹例では術後のイレウスに注意する．

◆ 本人，家族への説明に同席

手術の結果と今後予測される経過，注意点を説明する．

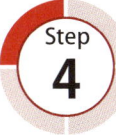

Step 4 手術後2～3日目から退院までに行うべきこと

術後管理（表1, 2）

◆ 投薬：抗菌薬は術後2日間投与する．
◆ 食事：抜管後6時間をめどに飲水を開始する．問題なければ食事を開始できる．
◆ 安静度：循環が安定していれば早期離床を進める．予定手術では通常翌日より歩行練習が可能である．
◆ 処置：創部は術後48時間以降，開放創でもよいとされている．カラヤヘッシブなどの創保護材もよい．創部の観察は毎日行う．ドレーンは血性でないこと，量の減少を待ち抜去する．
◆ 感染対策：可能な限り早期にライン，ドレーンを抜去する．
◆ 術後検査：解離例や，他部位の大動脈瘤が存在する場合はCT，MRIで評価も考慮する．

②-3）大動脈解離・大動脈瘤 137

表1 ● 胸部大動脈瘤，急性大動脈解離の周術期管理

		前日	手術当日	1	2	3	4	5	6	7	7〜14
投薬	補液		←――――――――――→ - - - →								
	抗菌薬		←――――→								
	内服薬	睡眠薬			開始						
	抗血小板薬	2〜7日前中止									
ICU			←――→		一般病棟へ						
食事		21時より絶食，当日0時より絶飲		飲水開始	食事開始						
検査	血算，生化学		●	●	●	●		●		●	必要時
	胸部X線		●	●	●	●		●		●	1〜2回/週
	心電図		●								
処置	創処置					創部視診				被覆材除去	
	ダグラス窩ドレーン					100 mL/日で抜去					
	尿道カテーテル			抜去							
	硬膜外麻酔			抜去（疼痛コントロールできていれば）							
	歯科受診	術前に施行				●					
安静度				坐位	立位練習		歩行リハビリ				ADL改善のリハビリ

退院準備

- 各種検査に異常なく，日常生活が可能になれば退院可能である．
- 動脈硬化リスクファクター治療の重要性につき説明する．
- 紹介先，かかりつけ医への情報提供書類を作成する．

主な合併症

- **術後出血**：術後24時間は再開胸止血術を施行しなければならない可能性があり注意を要する．
- **対麻痺**：Step3で述べたように，予防と観察に努め，発症した場合はすぐに対応する．
- **腸閉塞**：開腹例では術後のイレウスに注意する．
- **術後不整脈**：Step3術後管理の心房細動や心室性不整脈に注意する．
- **心嚢液貯留，心タンポナーデ**：上行大動脈置換術や弓部置換術では，ドレーン抜去後，術後7〜14日目に心嚢液貯留が起こることがある．定期的に心エコーでチェックし，増加があれば心嚢ドレナージを考慮する．
- **胸骨骨髄炎，縦隔炎，人工血管感染**：人工血管感染は人工血管の摘出を要し重篤な合併症であるため予防に徹しなければならない．創感染の発症，発熱や炎症反応高値が続く場合も胸

表2 ● 腹部大動脈瘤の周術期管理

		前日	手術当日	1	2	3	4	5	6	7	7〜14
投薬	補液		←- - - - - - - - - -→ (経口摂取量による)								
	抗菌薬		←- - - - - -→								
	内服薬	睡眠薬			開始						
	抗血小板薬	2〜7日前中止		→退室							
ICU			←- - - - - - - - -→								
食事		21時より絶食,当日0時より絶飲			飲水開始	食事開始					
検査	血算, 生化学		●	●	●	(●)	(●)	●		●	必要時
	胸部, 腹部X線		●	●	●	(●)	(●)	●		●	必要時
	心電図		●	●							
処置	創処置					創部視診				被覆材除去	
	ダグラス窩ドレーン			抜去							
	尿道カテーテル			抜去							
	硬膜外麻酔	●				抜去（疼痛コントロールできていれば）					
	歯科受診	術前に施行				●					
安静度				坐位	立位練習	歩行リハビリ			ADL改善のリハビリ		

骨骨髄炎, 縦隔炎を疑いCTなど施行し診断, 手術も考慮する.

文献
1) 循環器病の診断と治療に関するガイドライン.「大動脈瘤・大動脈解離診療ガイドライン（2011年改訂版）」
http://www.j-circ.or.jp/guideline/pdf/JCS2011_takamoto_h.pdf（2015年4月閲覧）

第2章 主な疾患の治療の流れ
② 胸部・血管の疾患

4 冠状動脈バイパス術

多林伸起

Point

- ▶ 日本循環器学会による「虚血性心疾患に対するバイパスグラフトと手術術式の選択ガイドライン」(2011年改訂版) に則した治療方針を知ろう
- ▶ 術式の選択 (人工心肺使用か非使用か), バイパスグラフトの特性と選択基準, 手術の手順, 術後管理の注意点を知ろう

はじめに

- 安定した冠動脈疾患に対して予定手術で行う冠血行再建術の目的は, ①生命予後の改善, ②心筋梗塞・不安定狭心症の発症予防, ③狭心症改善による生活の質 (QOL) の向上である.
- **冠状動脈バイパス術** (coronary artery bypass grafting : **CABG**) は狭心症を改善して心筋梗塞の発症を予防し, 予後を改善する. 内胸動脈グラフトを使用することにより, この予後改善効果はさらに長期間持続することが知られている (表1).

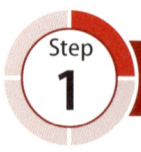

Step 1 入院してから手術前日までに行うべきこと

治療方針決定にかかわる術前検査

- 診断は冠状動脈造影検査で行う.
- 狭窄病変での心筋虚血の有無は心筋核医学検査, 冠状動脈造影時の血流予備量比 (FFR) で評価する.
- 心エコー検査で心機能や他の心疾患 (例:大動脈弁狭窄など) の有無を評価する.
- 大動脈CTで上行大動脈の石灰化の有無を調べる (上行大動脈にバイパスグラフトを吻合できるかを判定する).
- バイパスグラフトとして胃大網動脈 (GEA) を使用する際には胃内視鏡検査で胃癌などの病変がないことを確認しておく.
- バイパスグラフトとして大伏在静脈 (SVG) を使用する際には, エコー検査でSVGの径を測定し, 走行をマーキングしておく.

表1 ● PCI, CABG適応

解剖学的条件		PCI適応	CABG適応
1枝/2枝病変	LAD近位部病変なし	ⅠA	ⅡbC
	LAD近位部（入口部を除く）病変あり	ⅠC	
	LAD入口部病変あり	ⅡbC	
3枝病変	LAD近位部病変なし	ⅡbB	ⅠA
	LAD近位部病変あり	ⅢB	
非保護左主幹部病変	入口部, 体部の単独病変あるいは＋1枝病変	ⅡbC	
	分岐部病変の単独病変あるいは＋1枝病変	ⅢC/ⅡbC*	
	多枝病変	ⅢC	

*Ⅱbは回旋枝入口部に病変なくかつ心臓外科医を含むハートチームが承認した症例.
PCI：経皮的冠状動脈インターベンション
文献1より引用

治療法の決定

1. 手術方法の種類と適応

- 通常は人工心肺を用いない**心拍動下冠状動脈バイパス手術**（off-pump coronary artery bypass grafting：**OPCAB**）を行う．特に上行大動脈に有意な石灰化・粥状硬化を有する例，高齢者，術前合併疾患を有するハイリスク例，脳梗塞の既往のある例は人工心肺による脳梗塞など早期合併症リスクが高いためOPCABの適応となる．
- それに対し，**人工心肺使用心停止下冠状動脈バイパス手術**（conventional coronary artery bypass grafting：**CCAB**）は，①血行動態が不安定でOPCABが不可能であり，すでに体外循環が開始されている例，②心拍動下では露出や固定が得られない冠状動脈に有意狭窄が存在し，人工心肺を使用することにより完全血行再建が得られる例，に適応がある．

2. バイパスグラフト選択の基本

- グラフト材料には左内胸動脈（LITA），右内胸動脈（RITA），胃大網動脈（GEA），橈骨動脈（RA），大伏在静脈（SVG），下腹壁動脈（IEA）がある．
- LAD（左前下行枝）の血行再建にはLITAが第一選択である．
- RITAは左冠状動脈領域に優先使用する．
- GEAは右冠状動脈領域に使用する．
- RAは血流供給源として中枢側をin-situ ITAと吻合するか，大動脈と吻合し上行大動脈−冠状動脈（A-C）バイパスの形として使用する．A-Cバイパスとして使用した場合，SVGより開存率が高いが，冠状動脈枝の狭窄が中等度である場合の開存率は不良である．
- SVGは長期開存性は満足すべきものではないが，最も初期から用いられたグラフトであり，現在も多く用いられている．採取時に胸部の術野を妨げないため，特にemergency rescue CABGの際には第一選択となる．
- SVGは内視鏡的採取により，性状および開存率に影響を及ぼすことなく創部合併症や感染の

頻度を減少させる．

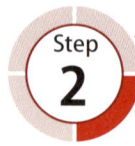

Step 2 手術当日，手術終了までに行うべきこと

1. 術直前の管理ポイント

- 飲水，食事は通常の全身麻酔手術に準じる．
- 抗血小板薬は，PCI施行後の場合には手術までの期間や患者の状態，術式により中止するか続行のまま手術するかを個別に決定する．
- もし，狭心症が出現すれば亜硝酸薬やCa遮断薬などの冠状動脈拡張薬を投与し冠血流の安定に努める．繰り返す例では手術時期の繰り上げ，さらに不安定狭心症や心筋梗塞に陥った例ではIABP挿入し緊急手術を行う．

2. 手術手順例

① 胸骨正中切開でアプローチする．
② 心膜切開し，冠状動脈吻合部の確認をする．
③ A-Cバイパスを予定している場合，人工心肺使用を予定している場合は，術中エコーで上行大動脈の性状を調べ，吻合や送血管挿入部位を決定する．
④ バイパスグラフト採取（ITA，SVG，GEA，RAなど）を行う．
⑤ ヘパリン（125〜300単位/kg）投与し，活性凝固時間（ACT）を250〜400秒以上に保つ．
（人工心肺使用の場合はヘパリン300単位/kgを投与し，ACTを400秒以上に保つ）
⑥ 送血管を上行大動脈に挿入，右心房に脱血管を挿入して人工心肺開始．
⑦ SVGを上行大動脈に吻合する．
⑧ 標的冠状動脈をstabilizerで固定して切開を入れ，バイパスグラフトと順次吻合する．
⑨ 右冠状動脈，左回旋枝ではheart positionerを用いて標的冠状動脈が吻合できるようにする．
⑩ CVPを上昇させ，グラフトの長さを調節する．上行大動脈をpartial clampあるいはエンクローズなどを用いて閉鎖し，吻合孔を開けてグラフト中枢側と吻合する．
⑪ グラフト流速を測定し，グラフト機能に問題ないことを確認する．
⑫ 心嚢，縦隔ドレーンを留置し，心膜，胸骨，皮膚を閉鎖する．

3. 手術のポイント

- SVG使用予定例あるいは緊急時に備えて，術前にエコー検査でSVGの走行をマーキングしておくと採取の助けになる．
- バイパスグラフトは走行部位や長さに注意する．例えば，RITAを大動脈前面に通し左冠系動脈に吻合した場合には，再手術での胸骨正中切開時にRITAを損傷してしまう可能性が高くなる．また，過長で蛇行することや，過短で冠状動脈が引きつれることは避けなければならない．
- 冠状動脈とバイパスグラフトの吻合時に，助手が血液を吹き飛ばす方式のCO_2ブロアーを使用することにより吻合口が広がり，クリアーになり吻合が容易になる．冠状動脈切開部にフロースルー®などの血管内シャントチューブを挿入しておくと冠動脈血流を保ち，吻合部よ

りの出血もある程度制御できる．
- OPCABの際には，心臓の動きを最小限にすることが必要である．ハートポジショナーで心臓を吻合に適する位置に固定し，スタビライザーで吻合する冠状動脈の動きを抑える．

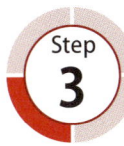

Step 3 手術直後から術後1日目までに行うべきこと

1. 術後管理
- **術後出血への注意**：ドレーン出血量が多く，血液の凝固傾向がなければ新鮮凍結血漿（FFP）投与を考慮する．ドレーン内に凝固塊があり200 mL/時以上になれば再開胸止血術を考慮する．
- **バイパスグラフト機能不全に対する注意**：
  ①動脈グラフト流量は血圧依存性であるため，血圧を高めに保つ（収縮期血圧110〜120 mmHg以上）．
  ②心電図での心筋虚血所見や血行動態異常あれば，グラフト機能不全を考える．血行動態が強心薬などでコントロールできない場合は大動脈内バルーンパンピング（IABP）挿入や経皮的心肺補助装置（PCPS）を装着し，緊急冠状動脈造影を躊躇なく行う．
  ③バイパスグラフトの開存性を保つため，術翌日より小容量アスピリン（バイアスピリン®100 mg）の投与を開始する．
  ④術後グラフト閉塞率の低下や心事故の低減のためにストロングスタチン（リピトール®，リバロ®，クレストール®）の投与が推奨されている．
- **術後不整脈に対する注意**：術後心房細動が20〜30％に発生する．アミオダロンやβ遮断薬（オノアクト®，メインテート®，アーチスト®など）の使用を考慮する．持続する場合は除細動を施行し洞調律に戻す．血圧が維持できない場合や頻脈時にはすぐに除細動を施行する．

2. 本人，家族への説明に同席
手術の結果と今後予測される経過，注意点を説明する．

3. 術後の呼吸管理・疼痛管理
- 術後は全身麻酔，挿管でICUに帰室する．人工呼吸器は手術室での条件を参考に設定する．
- 麻酔より覚醒した後に自発呼吸に問題なく，循環動態も安定していれば抜管できる．
- 胸骨正中切開では通常疼痛は軽度である．必要に応じて鎮痛薬を使用する．

4. SSIへの対策
- 術後SSI，特にdeep SSIは死亡率上昇にかかわり，グラフト閉塞の可能性も高くなるため避けなければならない．
- 剃毛は行わず，前日あるいは術直前にサージカルクリッパーを用いて除毛する．
- 皮膚切開前より術後48時間までセファゾリンナトリウムなどの抗菌薬を使用する．
- 手術時の清潔手袋を二重に装着するのも効果的である．
- 創部は術後48時間以降開放創としてよいとされている．

表2 ● 冠状動脈バイパス術の周術期管理

		前日	手術当日	1	2	3	4	5	6	7	7〜14
投薬	補液		←-------------------→								
	カテコラミン		←---------→								
	冠拡張薬		←→								
	抗菌薬		←------→								
	内服薬	睡眠薬		開始							
	抗血小板薬	2〜7日前中止		開始							
人工呼吸			覚醒後抜管								
ICU			←------→								
食事		21時より絶食,当日0時より絶飲		朝飲水,夕食事開始							
検査	血算, 生化学		●	●	●	●		●		●	必要時
	胸部X線		●	●	●	●		●		●	1〜2回/週
	心電図		●	●	●	●		●		●	1〜2回/週
	心エコー					●ドレーン抜去翌日				●	心嚢液貯留あれば頻回に
	冠状動脈造影										必要であれば退院前に施行
処置	口腔ケア	術前に行う									
	創処置					創部視診				被覆材除去	
	心嚢ドレーン					100 mL/日で抜去					
	尿道カテーテル					抜去					
安静度				坐位,立位練習		歩行練習				退院指導	

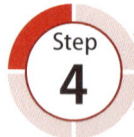

Step 4 術後2〜3日目から退院までに行うべきこと

術後管理（表2）

- **投薬**：抗菌薬は術後3日目を基準に中止を考慮する．術翌日よりバイアスピリン® 100 mgの投与を開始する．
- **食事**：抜管後6時間をめどに飲水を開始する．問題なければ食事を開始できる．
- **安静度**：循環が安定していれば早期離床を進める．予定手術では通常翌日より歩行練習が可能である．
- **処置**：創部は術後48時間以降は開放創でもよいとされている．カラヤヘッシブなどの創保護

材もよい．創部の観察は毎日行う．ドレーンは血性でないことを確認し，量の減少を待ち抜去する．
- **感染対策**：可能な限り早期にライン，ドレーンを抜去する．
- **術後検査**：必要であれば，冠状動脈造影検査でバイパスグラフトの開存性を評価する．

退院準備

- 全身状態に異常なく，日常生活可能になれば退院可能である．
- 動脈硬化の進行予防の重要性につき説明する．
- 紹介先，かかりつけ医への情報提供書類を作成する．

主な合併症

- **術後出血**：術後24時間は再開胸止血術を施行しなければならない可能性があり注意を要する．
- **グラフト閉塞**：グラフト機能不全に注意し，緊急冠状動脈造影も考慮する．
- **術後不整脈**：心房細動や心室性不整脈に注意する．
- **心囊液貯留，心タンポナーデ**：ドレーン抜去後，術後7～14日目に心囊液貯留が起こることがある．定期的に心エコーでチェックし，増加あれば心囊ドレナージを考慮する．
- **胸骨骨髄炎，縦隔炎**：創部の観察を行い，発赤や疼痛あれば感染を疑う．発熱や炎症反応の高値が続く場合も胸骨骨髄炎，縦隔炎を疑いCTなどを施行して診断し，大網充填術や大胸筋充填術を考慮する．

参考文献

1) 循環器病の診断と治療に関するガイドライン「虚血性心疾患に対するバイパスグラフトと手術術式の選択ガイドライン」（2011年改訂版）

http://www.j-circ.or.jp/guideline/pdf/JCS2011_ochi_h.pdf（2015年4月閲覧）

第2章 主な疾患の治療の流れ
③ 整形外科的な疾患

1 骨折

若林真司

Point

▶ 骨折は体のあらゆる箇所で起こりうるが，頻度の高い骨折と治療法を理解することが大切である
▶ 骨折は骨折部だけの問題でなく，局所や全身の合併症を併発することがあるため，画像にとらわれずきちんと診察を行うことが大切である
▶ 骨折は手術と術後のリハビリテーションが車の両輪である．術後も症例にあわせてリハビリテーションのメニューをよく検討して観察していく

はじめに

骨折は整形外科医が扱う最も頻度が高く重要な外傷の1つである．大腿骨，下腿骨，上腕骨，前腕骨といった四肢の**長管骨**の骨折から，脊椎や骨盤のような**体幹骨**の骨折まで人体のあらゆるところで骨折は起こりうる．一概に骨折といっても外部との交通により単純骨折（閉鎖骨折），複雑骨折（開放性骨折），骨折線の入り方により横骨折，斜骨折，粉砕骨折などさまざまなバリエーションがあり，それぞれの病態に応じて治療が選択される．**骨盤骨折**のような大きな骨折では初期の対応が全身状態を大きく左右し，**手指の骨折**の処置を誤ると長く機能障害を残す結果となる．本稿では主に骨折一般に対するマネジメントについて述べる．

基礎的事項

- 骨折治療の基本原則は「整復」「固定」「リハビリテーション」である．
- 外固定は原則的に骨折部の上下2関節を固定する．
- 転位の小さい場合には保存的治療，大きい場合には手術的治療が選択される．

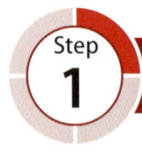

Step 1 入院してから手術前日までに行うべきこと

治療方針の決定

1. 治療方針決定にかかわる検査

a) **単純X線**

- 骨折の診断で最も重要な検査はいうまでもなく単純X線である．**受傷部位の最低2方向の単純**

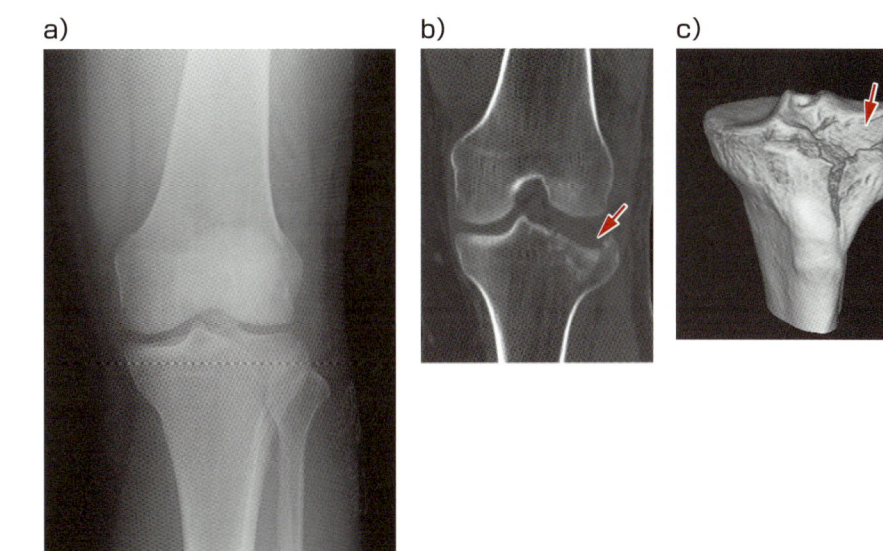

図1●高所からの落下を契機に受診した39歳男性の画像診断 [巻頭のカラーアトラスを参照]
a）単純X線像では左脛骨外顆部骨折が疑われるが詳細はわからない
b）CTでは脛骨外側関節面の落ち込みを認める
c）3D-CTでは脛骨外側関節面の落ち込んだ範囲がよくわかる

X線を撮影して診断する（図1a）.

- 手関節の骨折に気をとられていて肘の脱臼が見逃されるような場合があり，骨折部周辺の疑わしい箇所も必ず単純X線撮影をする.

b) CT

CTおよび3D-CTは骨折部を立体的に把握でき治療計画に役立つ（図1b，c）.

c) MRI

すべての骨折に必要となることはないが，**不全骨折**や膝関節骨折などの際に合併する半月板や靱帯損傷などの診断に役立つ.

2. 治療法の決定

a) 治療法の種類と適応

◆保存的治療

- 転位の小さな骨折，小児の骨折の多く

◆外科的治療

- 転位の大きな骨折（部位によりおおまかな目安がある）
- 神経血管などの合併症を伴う骨折
- 早期の社会復帰（外固定不要，早期荷重など）を目的とした場合

b) 代表的な術式

◆スクリュー固定

- ＜適応＞小骨片や比較的安定した骨折部の固定に用いられる（足関節内果など）.

③-1）骨折　147

表1 ● 四肢骨折後の血行障害や神経麻痺

1. 前脛骨筋症候群（コンパートメント症候群）	2. フォルクマン拘縮
〈下腿骨骨折に伴う〉	〈肘関節周辺の骨折に伴う〉
・脛骨，腓骨と骨間膜に囲まれた前区画（anterior compartment）の前脛骨筋，深腓骨神経，前脛骨動静脈が圧迫される ・下腿の腫脹，足関節と母趾の背屈障害，感覚障害	・小児の顆上骨折などに合併する可能性があるので注意 ・前腕掌側コンパートメントの屈筋群，正中神経・尺骨神経が圧迫される ・前腕に強い腫脹と疼痛を生じ，拘縮が完成すると前腕回内位，手関節屈曲位で拘縮 ・早期に診断，前腕の減張を図らなければならない

- 骨幹部，骨幹端部を固定する皮質骨スクリューと骨端部を固定する海綿骨スクリューがある．

◆プレート固定
- ＜適応＞関節内以外のほとんどすべての骨折部位に用いることができる．
- 骨折部を展開して整復するため強固な固定が得られる反面，周囲の軟部組織を傷つけることによる**血行障害が懸念**されることもある．近年では**MIPO**（minimally invasive plate osteosynthesis）法により骨折部を展開することなくプレート近位・遠位部に小切開を加え，ここからプレートを挿入してスクリュー固定する方法も行われている．

◆髄内釘固定
- ＜適応＞主に長管骨骨幹部の骨折に用いられる（上腕骨，大腿骨，下腿骨骨折など）．
- 基本的には骨折部を展開しないため**血行を阻害しない利点**があり，下肢では早期荷重が可能となる．

◆創外固定
- ＜適応＞開放骨折で皮膚欠損や感染が懸念される場合などに用いられる．
- 骨折部の近位と遠位に鋼線を刺入しその鋼線同士を体外で固定する．

c) 手術術式の決定に際して留意すべきこと
- 各骨折の分類を理解することで術式の多くは決まる．
- 術後早期から関節運動などのリハビリテーションが可能となる固定法を選択する．

3. 術前管理のポイント

a) リスク管理
- 手術までの期間，仮整復をしたあとにシーネなどで仮固定をしておくことがある．この場合，特に下腿と肘周辺の骨折のときは**血行障害や神経麻痺に気をつけなければならない**（表1）．
- 望んでいる整復位の保持ができないと判断された場合は持続牽引を行うことがある（表2）．
- 骨折に伴う腫脹により水疱を生ずることがあり，いわゆる**RICE**（Rest, Icing, Compression, Elevation）手技により患部の皮膚トラブルを防止する．

表2 ● 代表的な持続牽引と骨折部位

骨折部位	鋼線刺入部
前腕骨骨折	第2-3中手骨
大腿骨骨折	大腿骨遠位
大腿骨骨折（髄内釘手術予定） 大腿骨顆部骨折	脛骨近位
下腿骨骨折 足関節脱臼骨折	踵骨

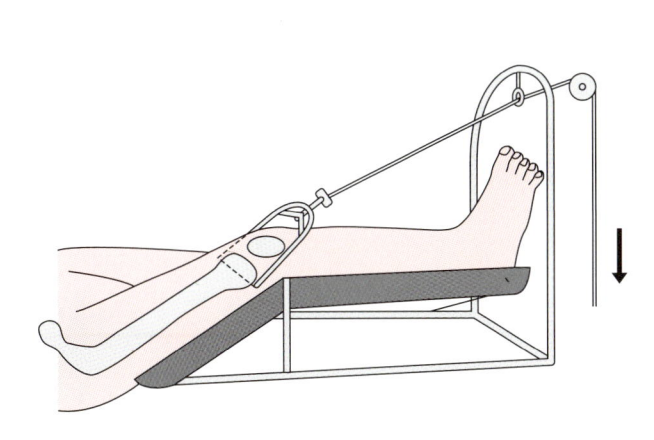

図2 ● 大腿骨近位部骨折の鋼線牽引
短縮や不安定性のある骨折には大腿骨遠位に鋼線を入れて直達牽引をする

図3 ● スキントラクション（スピードトラック）による牽引

> **memo** 鋼線牽引とスキントラクションの注意点
>
> 下肢の代表的な牽引として鋼線を大腿骨遠位（あるいは脛骨近位）に刺入する鋼線牽引（図2）と，スピードトラックといわれるスキントラクション（図3）の2つがある．鋼線牽引は刺入部からの感染や刺入部のぐらつきを生じることがあるため注意を要し，スキントラクション（スピードトラック牽引）も皮膚障害を防止するために毎日牽引をはずして下肢を清拭する．

b）インフォームドコンセント

- 手術的治療を選択する理由および方法
- 偽関節の可能性
- 術野の展開に伴う神経麻痺の危険性（上腕骨骨幹部骨折に伴う橈骨神経麻痺など）
- 股関節および下肢手術に伴う深部静脈血栓症，肺血栓塞栓症発症のリスク

などを骨折部位に応じて説明する

c）その他

- 使用するインプラントの特徴，サイズ，スクリューの本数や長さなど十分な術前計画を立てておく．

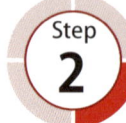

Step 2 手術当日・手術終了までに行うべきこと

術直前の管理のポイント

- 術前の外固定，術中操作などにより神経麻痺を生ずる可能性がある．術直前に麻痺を生じていないか確認しておく．

手術の手順

1. 中空スクリュー固定（足関節内果骨折）
① 内果直上に斜切開を行い骨折部を展開し，単鋭鈎などで直視下に整復
② X線透視2方向で確認しながら，骨折線に対してなるべく垂直にガイドワイヤーを挿入
③ 骨片の回旋を防ぐ必要があり，少なくとも2本は挿入
④ ガイドワイヤー越しにドリリングした後，計測に従ってスクリューを挿入
（その際，ネジ山が骨折線を越える長さのスクリューを選択）

2. プレート固定（足関節外果）
① 骨折部を中心に縦切開
② 近位は腓骨筋を後方へよけて骨折部を展開
③ 骨折部を把持鉗子などで整復し，適当な長さのプレート（片側3本のスクリューが入る長さ）を当てる
④ X線透視下にスクリュー長を確認しながら固定

3. 髄内釘（下腿骨幹部）
① 膝蓋腱中央または内側縁に縦切開
② 膝蓋腱をよけて脛骨結節近位に刺入口を開ける
③ X線透視下にガイドワイヤーを挿入し，骨折部を中心にリーミング
④ リーマーより1 mm細く計測に従った長さの髄内釘を挿入
⑤ 近位はガイドに従って，遠位はフリーハンドテクニックで横止めスクリューを挿入

手術のポイント

1. スクリュー固定
- スクリューは手ごたえを感じながら挿入する．
- 急に手ごたえがなくなりスクリューが効かなくなることがあるので最後の部分は慎重に行う．

2. プレート固定
- プレートはなるべく**片側3本のスクリューが入る長さ**の物を選択する．
- 粉砕状の骨折を固定する際には，プレートは骨折部の長さの3倍以上の物を選択する．

3. 髄内釘固定
- 閉鎖性に行うためある程度の変形を許容する必要がある．
- 回旋変形には注意して**時には骨折部を展開する**ことも必要である．

> **memo** 空気駆血帯の加圧値の目安
>
> 四肢の手術では無血の手術操作目的で空気駆血帯（ターニケット）を巻くことが多い．
> 加圧値についての正確な値は定められていないが簡易的には
> ・上肢手術　　収縮期血圧＋100 mmHg（200 mmHgほど）
> ・下肢手術　　収縮期血圧＋150 mmHg（250 mmHgほど）
> とされている．

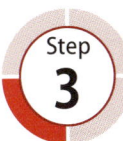

Step 3　手術直後から術後1日目までに行うべきこと

1. 術後管理

手術は手指の局所麻酔程度でできるものから，大腿骨などの大きな箇所の骨折で全身麻酔下で行うべきものなど多種多様に分かれる．

a) 術後出血への注意
- 創部にドレーンを入れている場合には，その排液の性状や量を観察する．

b) 患肢の観察
- 患肢を挙上してうっ血を防ぐ．
- 患肢の循環障害の有無やしびれなどの神経症状を観察する．

c) 感染症対策
- 周術期のSSIを予防する目的で抗菌薬の静脈内投与を行う（第1章-②-3参照）．

d) 疼痛管理
- 一般的な管理に準ずる（第1章-②-1参照）．

e) 深部静脈血栓症対策
- ガイドラインのリスクに応じた対策を行う（表3）．

2. 家族への説明に同席

骨折部の固定性の状況，荷重・可動域訓練などのリハビリテーションの計画，退院時期の目安などを説明する．

表3● 静脈血栓塞栓症のガイドラインにおける予防法

リスクレベル	手術	推奨予防法
低リスク	上肢手術	早期離床および積極的下肢運動
中リスク	大腿骨遠位部以下の単独外傷	弾性ストッキングあるいは間欠的空気圧迫法
高リスク	股関節骨折手術	間欠的空気圧迫法あるいは抗凝固療法

文献1より引用

表4● 足関節骨折の周術期管理

		前日	手術当日	1	2	3	4	1週	10日	2週	3週
投薬	補液		←──→								
	抗菌薬		←────→								
	服薬	下剤・睡眠薬		内服薬再開							
	食事			再開							
検査	血液・生化学			●		●		●		●	
	X線							●		●	
処置	創処置				被覆材交換			←─抜糸─→			
	尿道カテーテル			抜去							
安静度・その他リハビリ		床上安静	離床開始		可動域訓練				←退院→ 荷重──→		
			(外固定) ─ ─ ─ ─ ─ ─ ─ ─ ─ ─ ─ ─ ─ ─ ─ ─ ─ ─ →								

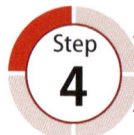

Step 4 手術後2〜3日目から退院までに行うべきこと

1. 術後管理（表4）

a) 投薬

- 抗菌薬は術後24〜48時間までは必要とされている．
- 術後疼痛は離床およびリハビリテーションにも影響するため合併症に注意しながら鎮痛薬を積極的に使用する．
- 下肢骨折，特に股関節骨折は深部静脈血栓症の高リスク群に該当し，術後出血および合併症のリスクも考慮しながら抗血栓薬の使用を検討する．

b) 食事

- 全身麻酔の場合は，基本的に手術当日から翌日にかけては輸液を行い絶飲食とする．腸蠕動が確認されれば翌日より経口摂取可能である．

表5 ● 下肢骨折手術の荷重時期
（施設や器械によってもかなり違うので注意）

骨折箇所	固定方法	荷重時期
1. 大腿骨近位部	・ピンニング	4週
	・ハンソンピン	1週
	・人工骨頭	1週
	・骨接合術（転子部）	1週
2. 下腿骨	・髄内釘	1〜2週
	・プレート固定	3〜4週
3. 足関節	・スクリュー固定	2〜3週
	・プレート固定	2〜3週

c) 処置

- 最近は皮下縫合を十分行うことで皮膚縫合を行わない施設もあるが，**定期的な創の観察は重要**であり，消毒，被覆材の種類，処置の回数も含め各施設の基準に従って行う．

d) 検査

- 定期的に単純X線撮影を行い，骨癒合，転位の有無を観察する．
- 創感染や全身状態の観察のため定期的に血液検査を行う．

e) リハビリテーション

- 全く同じ骨折というものはない．患者さんの年齢，術中の固定の状態を考慮してリハビリテーションの計画を立てていく必要がある．
- 可動域訓練は可能な範囲で早期から開始する．
- 下肢の場合は荷重と歩行の関係が重要になってくる．
- 代表的な下肢骨折の手術後の荷重時期を表5に示す．

f) その他

- 骨折治癒期間を短縮する目的で，**骨折から3週間以内に超音波骨折治療法の導入**を検討してもよい．

2. 主な合併症とその管理

a) 創感染

- 起因菌の同定は重要であり，可能であれば抗菌薬投与前に培養を行う．
- 抗菌薬の投与は必須であるが，深部感染の場合には創部の洗浄およびインプラント抜去の適否についても個々に判断する．

b) 偽関節

- 期待される時期に骨癒合が得られない場合に**遷延癒合**と診断される（一般的には3〜4カ月）．
- さらに骨癒合過程の停止した状態をもって**偽関節**と診断される（一般的には6〜8カ月）．

- 長管骨骨折で**術後3カ月が経過して遷延癒合が疑われる場合には超音波骨折治療法の導入を検討**する．

文献・参考図書

1) 「日本整形外科学会静脈血栓塞栓症予防ガイドライン」〔日本整形外科学会肺血栓塞栓症／深部静脈血栓症（静脈血栓塞栓症）予防ガイドライン改訂委員会／編〕，南江堂，2008

◇ 「AO法骨折治療」（トーマス・P. リュエディ他／著，糸満盛憲他／編），医学書院，2010
⇨ 骨折の観血的治療についてAOがまとめている．骨折のタイプ分類なども載っているのでわかりやすい

◇ 「整形外科医のための手術解剖学図説　原書第4版」（Hoppenfeld S, 他／著，寺山和雄，他／訳），南江堂，2011
⇨ 整形外科手術を行うのには必携の書

第2章 主な疾患の治療の流れ
③ 整形外科的な疾患

2 関節疾患・変形性膝関節症

若林真司

Point

- ▶ 変形性膝関節症に対する人工膝関節置換術は，痛んだ関節を人工の関節に置き換えることにより，関節の変形を矯正し機能の回復を図るために行う
- ▶ 下肢関節手術に際し，術後の深部静脈血栓症は最も重要な合併症である．深部静脈血栓症予防のためのガイドラインができているので概要を確認することが重要である

はじめに

　関節疾患は整形外科の中心を占める疾患群である．関節疾患のなかでは最も有病率の高いものの1つに変形性関節症があり，これは関節の変性退行性病変であり，加齢と深く相関している．特に下肢に多く，膝関節や股関節が高頻度に障害される．変形が高度になると疼痛や可動域制限などの機能障害が出現し歩行に支障をきたす．

　薬物療法やリハビリテーションなどの保存療法では効果が現れない場合は手術療法が適応となる．本稿では，日常診療でよく目にする変形性膝関節症を中心に述べる．

変形性膝関節症の基礎的事項

- 膝関節症の原因として高齢，性別（女性），肥満，過度の労働，激しいスポーツなどの生活習慣があげられる．
- 保存的治療として大腿四頭筋訓練が有効である．
- 外科的治療として，関節鏡手術，骨切り術，人工関節置換術がある．

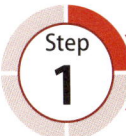

Step 1　入院してから手術前日までに行うこと

治療方針の決定

1. 治療方針決定にかかわる検査

◆ 単純X線

- 関節症の診断にまずは単純X線が用いられる．関節裂隙狭小化の評価は特に重要であり術式選択の指針となる（図1）．

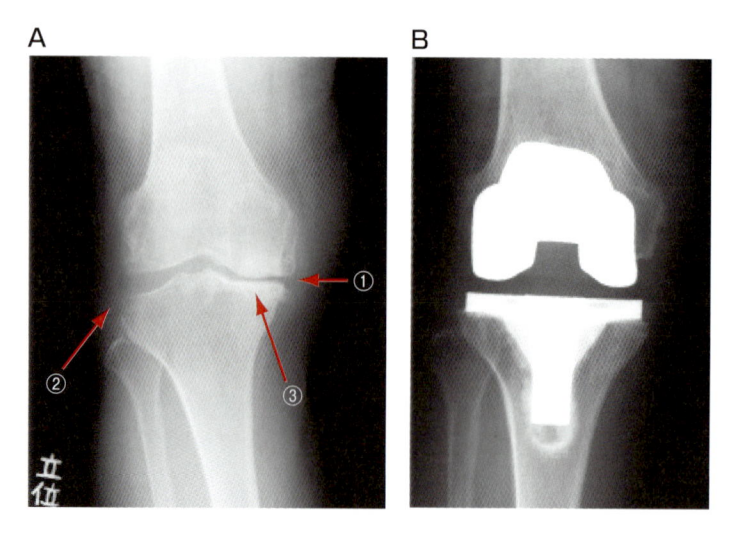

図1 ● 膝関節症の単純X線像
A) 立位正面：内側関節裂隙の狭小化（①），骨棘の形成（②），軟骨下骨の硬化（③）がみられる
B) 人工膝関節全置換術（TKA）後

- 下肢全長，荷重時・非荷重時正面像，側面像，膝蓋骨スカイライン撮影は必須である．

◆ CT
- 骨欠損などの評価をするうえで重要である．

◆ MRI
- 骨内信号の変化はもちろんのこと靱帯，半月板，関節包など軟部組織の評価に役立つ．

2. 治療法の決定
a) 治療法の種類と適応（表1）
◆ 保存的治療

＜適応＞
- 関節症性変化が軽度の症例

◆ 外科的治療

①関節鏡手術

＜適応＞
- 関節症性変化が軽度で水腫などの滑膜炎の強い例や半月板損傷の症例．

②骨切り術

＜適応＞
- 関節症性変化が中等度で活動性の高い人，比較的若年者．
- 多くは内側型関節症に対して行われる．

③人工関節置換術

＜適応＞
- 関節症性変化が高度で，可動域が悪い人，高齢者．
- 大腿脛骨関節の1側の障害では**人工膝単顆置換術**（UKA）が行われる．

表1 ● 変形性膝関節症に対する治療

A. 保存的治療	B. 手術
1. 生活指導 　①運動療法：大腿四頭筋訓練法 　②食事療法：肥満の改善 　③杖歩行の推奨 2. リハビリテーション 　①足底板 　②温熱療法 3. 薬物療法 　①非ステロイド抗炎症薬 　②ヒアルロン酸の関節内注入	1. 関節鏡手術 2. 骨切り術 　①高位脛骨骨切り術 3. 人工関節置換術 　①人工膝単顆置換術（unicompartmental knee arthroplasty：UKA） 　②人工膝関節全置換術（total knee arthroplasty：TKA）

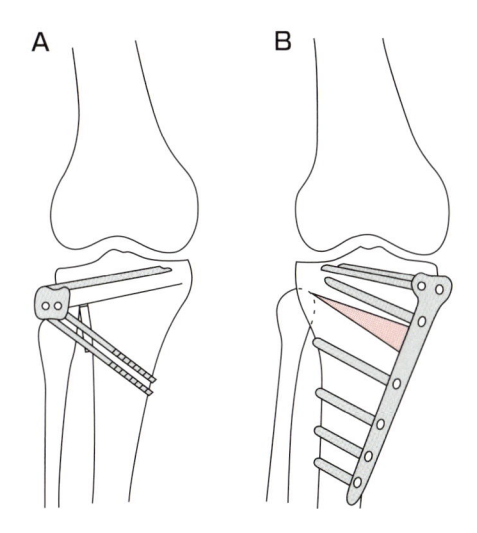

図2 ● 高位脛骨骨切り術
A) closed wedge法
B) open wedge法

- 変形の著明な例や大腿脛骨関節の内外側や大腿脛骨関節と膝蓋大腿関節が障害される例，関節リウマチなどでは**人工膝関節全置換術**（TKA）が行われる．

b) 代表的な術式

◆関節鏡視下デブリドマン
- 疼痛の原因と考えられる遊離体の除去，変性半月板や滑膜の部分切除を行う．

◆高位脛骨骨切り術（図2）
荷重軸を外側大腿脛骨関節面に移動させる術式
- closed wedge法：大きな矯正が可能だが，荷重は慎重に行う必要がある．
- open wedge法：矯正角度に制限があるが，早期荷重が可能である．

◆人工関節置換術（図3）
- 人工膝単顆置換術（UKA）：大腿脛骨関節の1側のみ人工物に置換する．
- 人工膝関節全置換術（TKA）：大腿脛骨関節と症例によっては膝蓋骨も人工物に置換する．

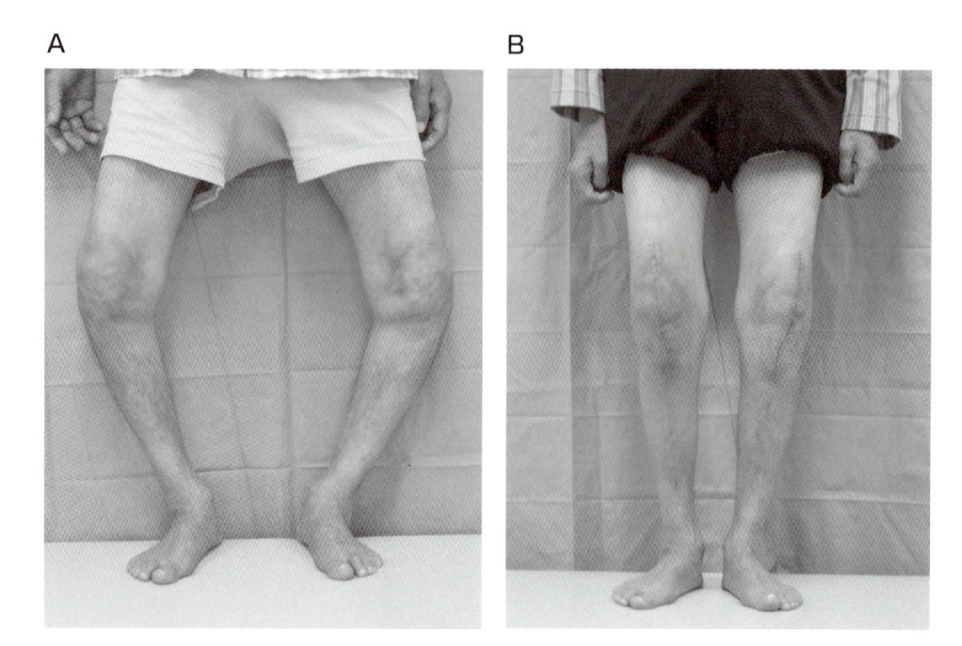

図3 ● 人工膝関節置換術による膝関節内反変形の矯正
A）術前, B）術後

c）手術術式の決定に際して留意すべきこと

- 関節鏡手術は比較的低侵襲な術式であるが効果の持続性が疑問視されることもある．
- 人工膝関節置換術は長期経過も報告され安定した術式であるが，術後感染やゆるみの危険性もありその適応については慎重を期すべきである．

3. 術前管理のポイント

a）リスク管理

- 心疾患や脳梗塞の既往のある患者は抗凝固薬や抗血小板薬を内服していることがある．これは手術時に出血の増加をきたす可能性があるため，かかりつけ医および麻酔科の医師と相談して休薬の可否を判断する．

b）インフォームドコンセント

- 外科的治療を選択する理由および方法
- 関節鏡手術の限界（骨に原因のある病変については処置できないこと）
- 骨切り術は10年くらいで効果が薄れる症例が出てくること
- 人工関節置換術では長期経過に伴う問題点（感染，ゆるみ）
- 術後の合併症である深部静脈血栓症や肺塞栓症

などを説明する．

c）その他

- 患者の出血リスクを加味して，必要に応じて手術3週間前に自己血の貯血を行う．
- 従来からの単純X線フィルムを用いたインプラントのテンプレーティング，CTなどを用いたデジタルテンプレーティングなどの術前計画は重要である．

- 疼痛のため患部に外用薬を貼付し皮膚トラブルを発生していることがあるので注意が必要である．

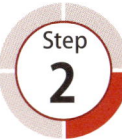

Step 2 手術当日・手術終了までに行うべきこと

1. 術直前管理のポイント
- カミソリによる剃毛は皮膚損傷を起こし感染を惹起する危険があるため，必要な場合には直前にクリッパーで除毛を行う．

2. 手術の手順

◆ 人工膝関節全置換術（内反膝）
- 正中縦切開，内側弓状切開，最小侵襲手術（MIS）による小切開などいくつかの展開方法があり各施設の慣れた方法に従う．
- 後十字靱帯（PCL）温存型（CR）かPCL切除型（PS）のインプラントの選択についても各施設の基準に従う．
- 大腿骨の遠位骨切り，脛骨近位の骨切りを行いインプラントの入るスペース（伸展ギャップ）を作成する．
- さらに，内側側副靱帯（MCL）の剥離を行い内側と外側のバランスを整える．
- 次に90°屈曲位で，伸展時と同程度のスペース（屈曲ギャップ）が確保できるインプラントのサイズを決めて大腿骨の4面カットを行う．
- 大腿骨，脛骨部品のトライアルを行い安定性や可動域を確認する．
- 膝蓋骨を置換する場合はインプラントの厚みに合わせて骨切りを行う．
- 各インプラントをセメントまたはセメント非使用（セメントレス）で固定する．
- トライアルで確認したインサートを挿入する．
- ドレーンを挿入し各層を縫合する．
- 圧迫包帯で固定する．

3. 手術のポイント

人工関節は正確な骨切りと靱帯バランスを得ることが重要である．
- 最終的に下肢全長単純X線写真で荷重軸（Mikulicz line）が股関節から足関節まで一直線上に並ぶような骨切りを行うこと（図4）．
- 良好なバランスを得るためにはインプラントの回旋に注意し，
  - ＊大腿骨ではWhiteside's line（大腿骨滑車溝と大腿骨遠位の顆間窩の中点を結んだ線），transepicondylar axis〔MCL付着部中央と外側側副靱帯（LCL）付着部中央を結んだ線〕などを指標とする．
  - ＊脛骨ではPCL付着部と膝蓋腱内縁を結んだ線（Akagi line）や脛骨結節内側1/3を指標とする．
- 膝蓋骨の中心は内側に偏位している．これらを考慮し膝蓋骨部品を置換する際には内側に設置する．

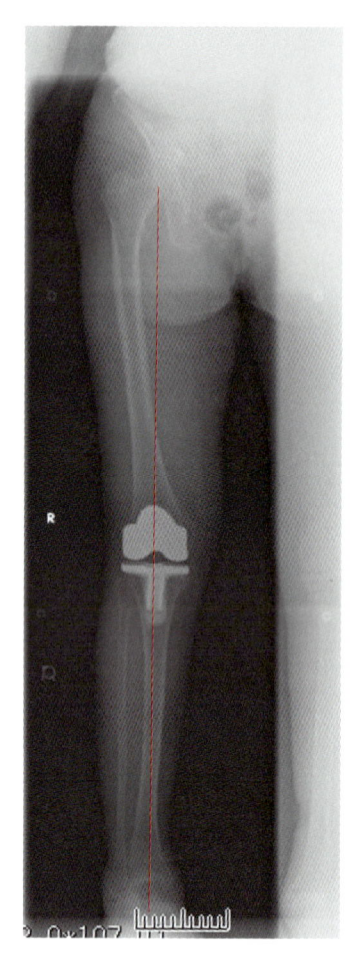

図4 ● 荷重軸が膝関節中心を通過している

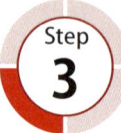

Step 3 手術直後から術後1日目までに行うべきこと

1. 術後管理

a) 術後出血への注意
- ドレーン内の血液の性状や量に注意する.
- 術後自己回収血を使用している施設では返血を行う.
- 術後出血を少なくするためにドレーンクランプ法を用いている際には，クランプの開放を忘れないように注意が必要である.

b) 感染症対策
- 第2章-③-1と同様.

c) 疼痛管理
- 硬膜外持続チューブや自己調節鎮痛法（PCA），術中の関節周囲への多剤カクテル注射などの使用により疼痛の軽減を図る.

> **memo** 関節周囲への多剤カクテル注射
>
> 局麻・麻薬・アドレナリン・NSAIDsなどのカクテルを関節周囲に注射する方法で硬膜外持続チューブと同等の効果があるといわれている．

d）深部静脈血栓症対策
- 弾性ストッキングおよびフットポンプ（間欠的空気圧迫法）を装着する．

> **memo** 下肢手術後の腓骨神経麻痺に注意
>
> 下肢手術後の一般的な注意であるが，患者は手術直後のため患肢を自由に動かすことができない．下肢が外旋していると腓骨近位部（腓骨頭）で腓骨神経が圧迫され腓骨神経麻痺を起こすことがある．腓骨神経が麻痺すると下垂足になり歩行に支障をきたす．また回復にかなり時間がかかる場合もあり十分に気をつけなければならない．

2. 家族への説明に同席
- 手術所見とそれに対する処置
- 基礎疾患のある患者では今後心配される全身状態の変化

などを説明する．

3. 病理診断
- 関節リウマチ，感染などが疑われる所見を認めた際には術中に滑膜などを採取し，臨床経過および術中所見，疑われる病態を記し病理部に提出する．

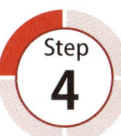

Step 4 手術後2〜3日目から退院までに行うこと

1. 術後管理 （表2）

a）投薬
- 抗菌薬は術後24〜48時間は必要とされている．
- 人工関節置換術は深部静脈血栓症の高リスク群に該当し，術後出血および合併症のリスクを考慮しながら抗血栓薬の使用を検討する．

b）食事
- 腸蠕動が確認されれば翌朝より経口摂取可能である．

c）処置
- ドレーン留置については一定の見解をみないが，留置した際には24〜48時間以内の抜去が推

表2 ● 人工膝関節置換術の周術期管理

		前日	手術当日	1	2	3	4	1週	10日	2週	3〜4週
投薬	補液 抗菌薬 硬膜外麻酔 抗凝固薬 服薬	下剤・睡眠薬		内服薬再開							
	食事			再開							
検査	血液・生化学 X線			●		●		●		● ●	
処置	創処置 ドレーン 尿道カテーテル				被覆材交換 抜去 抜去				←抜糸→		
	安静度・その他 リハビリ		床上安静	離床開始	CPM	荷重					退院

奨されている.
- 創処置については第2章-③-1と同様.

d) リハビリテーション
- CPM（continueous passive motion）はドレーン抜去後から開始する.
- 可動域訓練と並行して疼痛に応じた歩行訓練を行う.
- 深部静脈血栓症を防止するために早期離床および足関節の自動運動を積極的に行うように指導する.

e) 検査
- 血液，単純X線検査など定期的に行う．深部静脈血栓症のスクリーニングとしてDダイマーの検査も有用である．術後1週でDダイマーが10 μg/mLを超えるようであれば深部静脈血栓症を疑う必要があるとされている．

2. 主な術後合併症とその管理

a) 創感染
- 糖尿病合併例，関節リウマチ，長時間手術例では術後のSSIの発生率が高い．原疾患のコントロールが重要であることはもちろんだが，深部SSIを発見した際には早期に病巣清掃術とドレナージ，抗菌薬の投与を行うことでインプラントを温存できる可能性が高まることを知っておきたい．

b) 人工関節のゆるみ
- あくまでも人工物なので長期にわたる酷使の結果として人工関節の弛緩（ゆるみ）や破損を

生じることもある．そのことを患者や家族に説明し定期受診を欠かさないことを十分伝える．

文献・参考図書

◇ 「日本整形外科学会静脈血栓塞栓症予防ガイドライン」〔日本整形外科学会肺血栓塞栓症/深部静脈血栓症（静脈血栓塞栓症）予防ガイドライン改訂委員会/編〕，南江堂，2008
  ⇨ 整形外科に特有の下肢手術や硬膜外血腫などについての記載もある．

◇ 「骨・関節術後感染予防ガイドライン」（日本整形外科学会診療ガイドライン委員会　骨・関節術後感染予防ガイドライン策定委員会/編），南江堂，2006

◇ 「人工膝関節置換術―基礎と臨床―」（松野誠夫，他/編）文光堂，2005
  ⇨ 人工膝関節置換術のバイブル．

第2章 主な疾患の治療の流れ
③ 整形外科的な疾患

3 骨粗鬆症・大腿骨近位部骨折

若林真司

Point

- ▶ 骨粗鬆症は運動器の生活習慣病である．骨粗鬆症で問題となるのは，脆弱性骨折をきたしやすいということである
- ▶ 骨粗鬆症で多い骨折は，大腿骨近位部骨折，脊椎圧迫骨折，橈骨遠位端骨折である
- ▶「大腿骨頚部/転子部骨折診療ガイドライン」に示された推奨される標準的治療を学ぶ

はじめに

　高齢化社会を迎え，加齢と密接に関係した骨粗鬆症は増加の一途をたどっている．骨粗鬆症は「**骨強度の低下を特徴とし，骨折のリスクが増大しやすくなる骨格疾患**」と定義されている．骨折は頻度の多いもので，前腕骨，脊椎，大腿骨近位部骨折があげられる．このうち手術を要するものとして**大腿骨近位部骨折**が代表的であり，**橈骨遠位端骨折**も転位が激しい症例などに対し積極的に手術が選択されている．これらは整形外科の骨折手術のなかでも頻度の高いものであり，さまざまな手術方法や器械が開発されている．また骨粗鬆症による**脊椎圧迫骨折**は手術を行うことは稀であるが，麻痺を生じたりあるいは偽関節になるようであれば手術の適応となる（図1）．本稿ではそのほとんどが外科的治療の適応となる大腿骨近位部骨折の診断や治療の進め方について述べる．

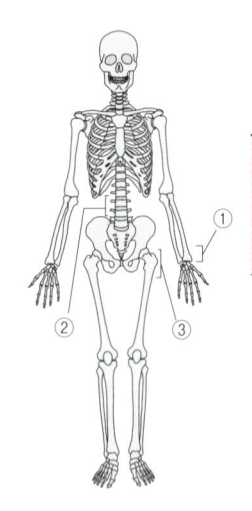

① 前腕骨骨折	橈骨遠位端骨折などで転位が激しい場合手術適応
② 脊椎骨折	麻痺や偽関節がみられた場合手術適応
③ 大腿骨近位部骨折	手術適応

図1 ● 骨粗鬆症により生じる主な骨折

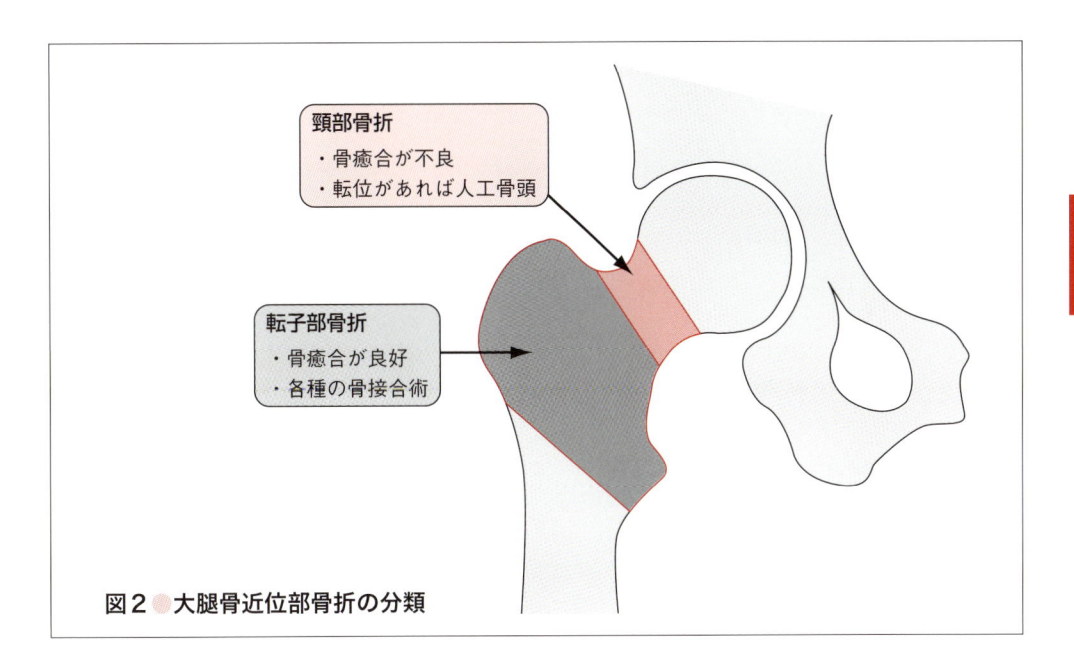

図2 大腿骨近位部骨折の分類

頸部骨折
・骨癒合が不良
・転位があれば人工骨頭

転子部骨折
・骨癒合が良好
・各種の骨接合術

骨粗鬆症の基礎的事項

- 脆弱性骨折のある例では骨密度が若年成人平均（young adult mean：YAM）の80％未満，脆弱性骨折のない例ではYAMの70％未満を骨粗鬆症とする．
- 骨折の臨床的危険因子として年齢，BMIの低値，脆弱性骨折の既往，両親の大腿骨近位部骨折歴，ステロイド治療，現在の喫煙，アルコールの過剰摂取があげられる．
- 骨粗鬆症における3つの代表的な骨折のうち，日本では脊椎圧迫骨折が最も多い．
- 骨粗鬆症の有病率は女性で高く，特に55歳を過ぎた閉経期に急激に有病率が高まる．

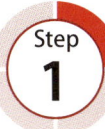

Step 1 入院してから手術前日までに行うべきこと

1. 治療方針決定にかかわる検査

◆ 単純X線
- 大腿骨近位部骨折の場合，頸部骨折か転子部骨折かの判定（図2）が手術を含めた今後の治療方針に大きく影響する（図3）．

◆ CT
- CTおよび3D-CTは骨折部を立体的に把握でき治療計画に役立つ．

◆ MRI
- X線では明らかでない骨折（不顕性骨折）の診断に有用である．**新鮮例ではT1強調像で低信号，T2 STIR像で高信号になる**（図4）．

図3 ● 大腿骨近位部骨折の手術の選択

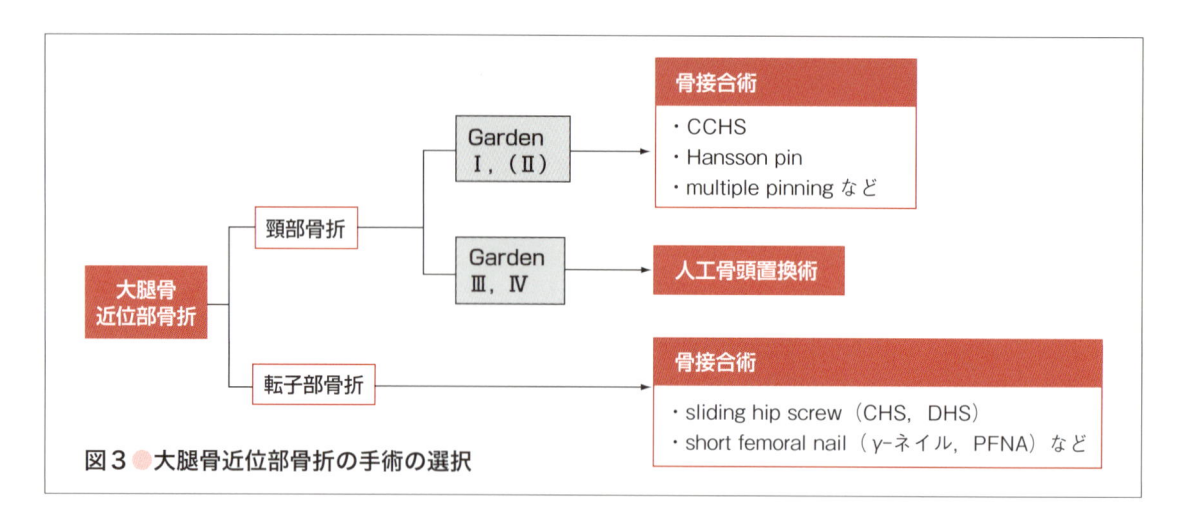

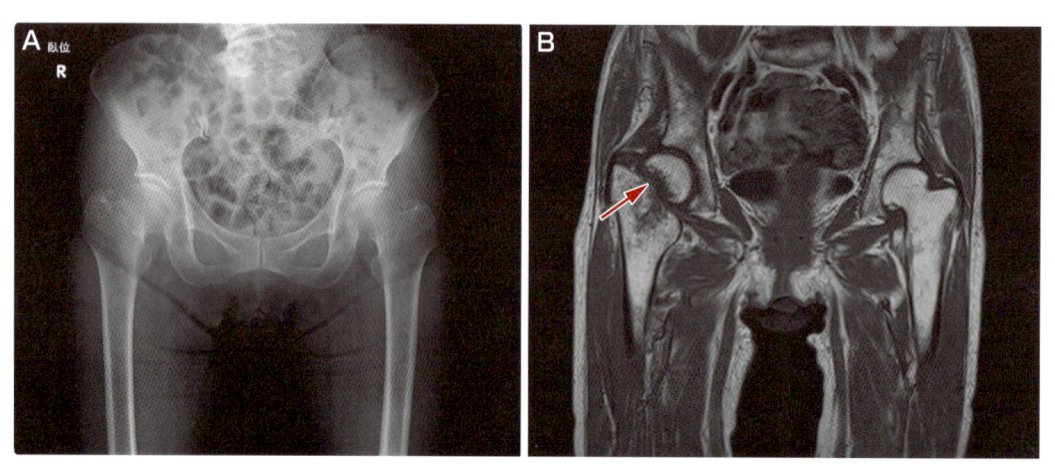

図4 ● 不顕性骨折の症例（83歳女性）
A）右股関節痛の訴えあるものの歩いて来院.
B）MRI T1強調像では大腿骨頸部に低信号を認める（→）.

2. 治療法の決定

a）治療法の種類と適応

①頸部骨折

　転位型と非転位型骨折に大きく分けられるが，保存的治療では偽関節の発生率が高くなることから，**全身状態が手術に耐えうる症例では保存的治療の適応はない**．

＜骨接合術の適応＞

- 非転位型（Garden stage Ⅰ，Garden stage Ⅱ）の症例

memo Garden分類について

Gardenは大腿骨頸部骨折を転位の程度により4段階に分類した.

stage Ⅰは不完全骨折，Ⅱは転位のない完全骨折，Ⅲは転位のある完全骨折，Ⅳは転位の高度な完全骨折とした.

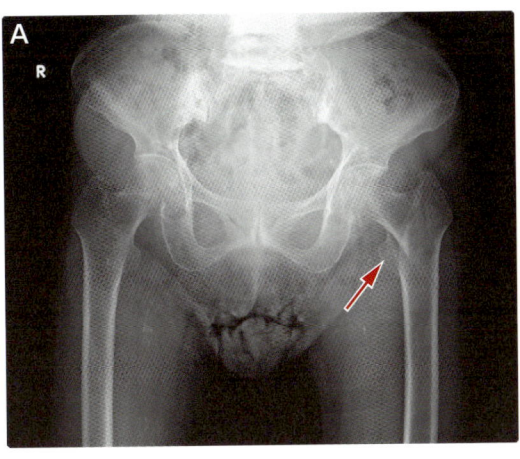

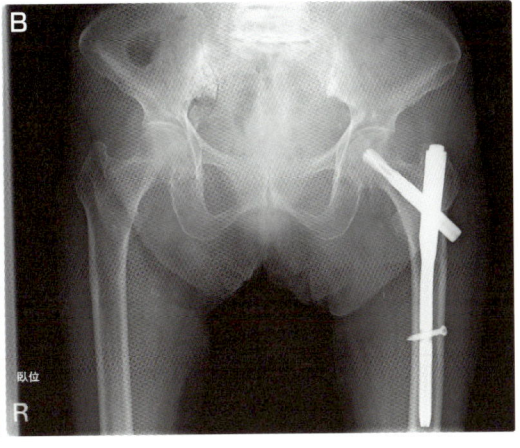

図5● 転子部骨折で骨接合術を行った例（81歳女性）
A）左大腿骨転子部骨折がみられ転子部が内反している（➡）．
B）術後．Proximal Femoral Nail Anti-rotation（PFNA）による骨接合術後．

<人工骨頭置換術の適応>
- 転位型（Garden stage Ⅲ，Garden stage Ⅳ）の症例

②転子部骨折

骨癒合がよいところであり保存的治療も可能であるが，**全身状態が手術に耐えうる症例では骨接合術が勧められる．**

b）代表的な術式

①頸部骨折

骨接合術

- cannulated cancellous hip screw（CCHS），Hansson pin，multiple pinning などで固定．

人工骨頭（人工関節）置換術

- 骨折した骨頭を摘出して人工骨頭（人工関節）に置換する．

②転子部骨折（図5）

骨接合術

- sliding hip screw（CHS，DHS），short femoral nail（γ-ネイル，PFNAなど）などで固定．

c）手術術式の決定に際して留意すべきこと

頸部骨折

転位型は非転位型に比べて骨癒合率が低く，骨頭壊死やlate segmental collapse（骨頭壊死後の骨頭の圧潰）の確率が高いとされている．したがって人工物置換が推奨されるが患者の全身状態が悪い場合や年齢が若い場合にはその適応は慎重に行う必要がある．

3. 術前管理のポイント

- 転子部の粉砕状の骨折の場合，骨折部の内出血により血圧が低下することもあるためバイタルサインを必ずチェックし状況によっては輸血も検討する．
- 骨折により下肢外旋位をとることが多いため良肢位の保持または腓骨小頭の保護を行い，**腓骨神経麻痺**を防止する．

- 深部静脈血栓症予防のために弾性ストッキングを装着する．
- 全身の機能低下を防ぐために**可及的早期の手術**を検討する．
- 待機手術や特殊な骨折型については下肢の牽引を考慮する．

4. インフォームドコンセント

- 全身状態が許せば外科的治療が選択される骨折であることを説明する．
- 高齢者に特有の疾患であることから，
    - ・周術期の全身的な合併症，認知機能の低下の可能性
    - ・すべての患者が受傷前の歩行能力に回復するわけではないこと

などを説明しておく．

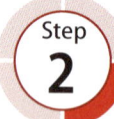

Step 2 手術当日・手術終了までに行うべきこと

1. 術直前管理のポイント

安静または牽引中に腓骨神経麻痺を発生している可能性もあり術直前に麻痺の有無を確認しておく．

2. 手術の手順

◆ 大腿骨近位部骨折（転子部骨折）

ここでは γ-タイプの髄内釘について説明する．

① 牽引手術台を使用する．
② 健側は股関節屈曲・外転・膝関節屈曲位で固定する．
③ 患側の体幹を健側に傾けた体位をとらせる．
④ X線透視下に患肢を牽引し整復操作を行う．
⑤ 大転子頂点より 5 cm 近位に約 5 cm の皮切を行う．
⑥ 大腿筋膜も同方向に切開し，中殿筋を線維方向に分けて大転子頂部を触れる．
⑦ X線透視下に正面像で大転子頂部，軸写像で大腿骨骨軸の中心を目安にネイル挿入部を作成する．
⑧ あらかじめ計画したサイズのネイルをブレード孔が至適な位置になるまで髄内に押し込む．
⑨ 小皮切からX線透視軸写像で頸部軸に平行になるような方向にガイドピンを挿入する．
⑩ 骨頭軟骨下から 5〜10 mm の位置に来るようなサイズのブレードを挿入する．
⑪ 小皮切から遠位横止めスクリューを挿入する．
⑫ X線透視下にすべての内固定具が骨内に挿入されていることを最終確認する．

3. 手術のポイント

- 整復操作が重要であることはいうまでもない．通常，外転，外旋させながら牽引し内旋で整復操作を行うが，十分な整復が得られない際には皮切予定部分から観血的な整復を行うことも検討する．
- ラグスクリューの至適な位置への挿入が術後のトラブルを防止する．

Step 3 手術直後から術後1日目までに行うべきこと

1. 術後管理
全身状態の把握については **3.**術前管理のポイントと同様.

a) 酸素投与
- 術後の低酸素血症がせん妄の発生にかかわる可能性も指摘されており十分な酸素投与を行う.

b) 患肢の観察
- 腓骨神経麻痺に注意する.

c) 感染症対策
- 第2章-③-1と同様.

d) 疼痛管理
- 一般的な管理に準ずる（第1章-②-1参照）.

e) 深部静脈血栓症対策
- 弾性ストッキングを装着する.

2. 家族への説明へ同席

手術による骨折部の固定性，リハビリの予定，周術期の全身的な合併症，認知機能の低下の可能性などについて説明する．同時に，家族の希望と歩行能力の予想されるゴールを確認しておく.

近年増加傾向にある一人暮らしの患者の場合，退院後の支援について医療ソーシャルワーカー（MSW）が介入していくことも説明しておく.

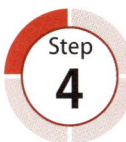

Step 4 手術2～3日目から退院までに行うべきこと

1. 術後管理 (表1)

多くの施設でクリニカルパスが導入されている．地域連携パスによる早期の転院，院内での回復期病棟への転棟など各施設の方針に従う.

a) 投薬
- 抗菌薬は術後24時間は必要とされている.
- **深部静脈血栓症の高リスク群**に該当し，術後出血および合併症のリスクも考慮しながら抗血栓薬の使用を検討する.

③-3）骨粗鬆症・大腿骨近位部骨折

表1 ● 大腿骨近位部骨折の周術期管理

		前日	手術当日	1	2	3	4	1週	10日	2週	3週	4〜5週
投薬	補液 抗菌薬 硬膜外麻酔 抗凝固薬 服薬	下剤・睡眠薬		内服薬再開								
	食事			再開								
検査	血液・生化学 X線			●		●		● ●		● ●		●
処置	創処置 尿道カテーテル				被覆材交換		抜去			抜糸		
	安静度・その他 リハビリ	床上安静	離床開始				荷重				転院・転棟	退院

b) 食事
- 腸蠕動が確認されれば翌日より経口摂取可能であるが、誤嚥などに十分注意する.

c) 処置
- 第2章-③-1と同様.

d) 検査
- 定期的に単純X線撮影を行い、骨癒合、インプラントトラブルの発生に注意する.

e) リハビリテーション
- 近年はクリニカルパスにより画一的なプログラムで行われるが術前のADLや術中の固定性、整復具合により荷重に関して慎重にリハビリを行うことも重要である.

2. 主な術後合併症とその管理

高齢者の場合、術前にまったくその徴候がないにもかかわらず、術後ベッド上で安静にしている短期間に不穏、せん妄などの精神症状を呈することがある. 安静が守れず立位をとってしまったり、点滴や尿道留置カテーテルを自己抜去してしまうことがある. 大声を上げたり体動が激しいため、時に治療者に向かっての暴言がみられたり暴力を振るわれることもある. 点滴やカテーテルなどを自己抜去されないように上肢から遠ざけておく、などの対策が必要である.

骨粗鬆症に対する薬物療法

従来から使われている骨吸収抑制剤のビスホスホネート製剤や選択的エストロゲン受容体モジュレーター (SERM) 製剤、筋肉などへの作用も注目されているビタミンD製剤に加え、より強力な骨吸収作用を要するといわれる抗RANKL抗体製剤のデノスマブ®〔RANKL（破骨細

表2 ● 骨粗鬆症治療薬の使い分けの一例

	既存骨折なし	既存骨折あり	
		未治療	治療歴あり
70歳未満	・SERM製剤 ・ビタミンD製剤	・ビスホスホネート製剤 　＋ビタミンD製剤	・ビスホスホネート製剤 　＋ビタミンD製剤 ・デノスマブ® ・PTH製剤
70歳以上	・SERM製剤 ・ビスホスホネート製剤 　＋ビタミンD製剤	・ビスホスホネート製剤 　＋ビタミンD製剤 ・デノスマブ® ・PTH製剤	・デノスマブ® ・PTH製剤

胞分化因子）に対する完全ヒト型モノクローナル抗体］，また骨形成促進作用のあるPTH製剤など，骨粗鬆症に対する薬物療法はさまざまなものがありその選択に困惑してしまうと思われる．患者の年齢，既存骨折の治療歴，骨密度検査の結果などを参考に大まかな適応を決めておくことがよいと考えられる．一例を示す（表2）．

参考図書

◇「大腿骨頚部/転子部骨折診療ガイドライン 改訂第2版」（日本整形外科学会診療ガイドライン委員会，大腿骨頚部/転子部骨折診療ガイドライン策定委員会/編），南江堂，2011

◇「骨粗鬆症の予防と治療ガイドライン 2011年度版」（骨粗鬆症の予防と治療ガイドライン作成委員会/編）ライフサイエンス出版，2011

第2章 主な疾患の治療の流れ
③ 整形外科的な疾患

4 脊椎脊髄疾患・腰椎椎間板ヘルニア

若林真司

> **Point**
> ▶ 脊柱障害の症状である腰痛と肩こりは日本人の有訴者率の第1位と第2位を占める
> ▶ 脊椎疾患では，どの部位が症状を発現させているか，という高位診断が最も重要であり，診察所見，検査所見を総合して術前にしっかりした高位診断をしておく

はじめに

脊椎脊髄疾患は，整形外科の日常診療で扱う障害のうち最も頻度の高いものの1つである．外来レベルではいわゆる肩こり，腰痛に始まり，腰椎椎間板ヘルニア，腰部脊柱管狭窄症，頸椎症性神経根症など多くの疾患が含まれる．また，外傷も脊椎圧迫骨折を始めとする骨折脱臼がさまざまな形であり，それに伴う脊髄損傷など重篤な病態もある．

本稿では脊椎疾患のうち頻度の高い腰椎椎間板ヘルニアをとりあげ，その診断治療について言及する．

腰椎椎間板ヘルニアの基礎的事項

- 腰椎椎間板ヘルニアの男女比は2〜3：1であり，好発年齢は20〜40歳代，好発高位はL4/5，L5/S1椎間である．
- 腰椎椎間板ヘルニアではヘルニアのサイズが大きいものや，遊離脱出したもの，MRIでリング状に造影されたものは高率に自然退縮する．
- 近年内視鏡下手術が盛んになってきている．

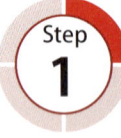

Step 1 入院して手術前日までに行うべきこと

治療方針の決定

1. 治療方針決定にかかわる検査

◆ 単純X線

- 単純X線像では腰椎椎間板ヘルニアの高位診断はできないが，感染，腫瘍などの他疾患を除外するために撮影することが望ましい．なお，腰椎前彎の減少は腰椎椎間板ヘルニアに特徴

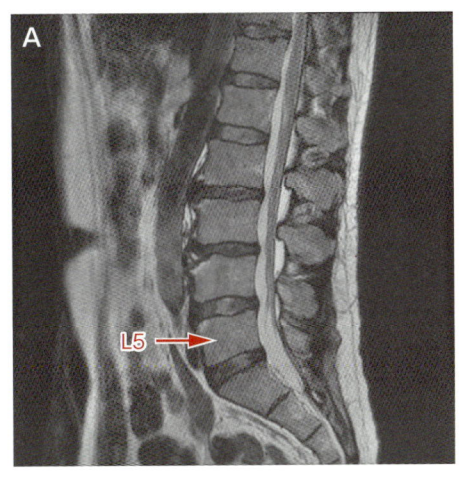

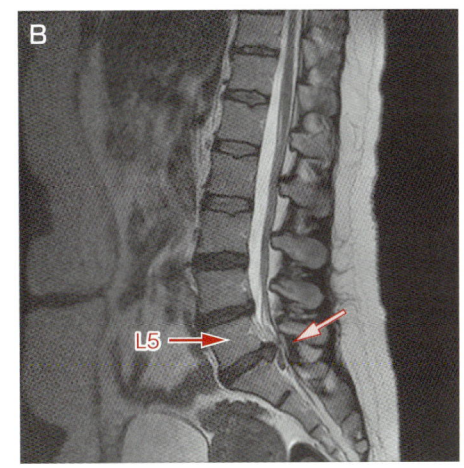

図1 ● 腰椎MRI矢状断
A) 正常
B) L5/S1腰椎椎間板ヘルニア：L5/S1のヘルニアが後方に脱出して，硬膜管を圧迫している（⟹）．

的とされている．

◆ MRI
- 診断に最も優れた検査である．
- 椎間板ヘルニアでは，椎間板の突出と硬膜管の圧排像がみられる（図1）．
- 無症候性の病変が描出されることがあるので注意が必要である．

◆ 脊髄造影
- 従来は脊椎疾患の診断において必須の検査であったが現在はMRIで代用が可能である．**前後屈などの動態撮影ができる点で優れているが，被曝の問題，造影剤使用に伴う合併症のリスクもあり必ずしも必須ではなくなっている．**

◆ 選択的神経根造影，ブロック
- 障害神経根が確定できない症例には選択的神経根造影（selective radiculography：SRG），選択的神経根ブロック（selective nerve root block：SRB）が有用で，再現痛の有無により障害神経根を同定すると同時に圧迫病変部を絞り込むことができる．

◆ 椎間板造影
- 椎間板造影（discography）は椎間板ヘルニアの診断に必須の検査ではないが，椎間板造影後CTがヘルニアの脱出形態の判定に有効とされている（図2，3）．

2. 治療法の決定

a) 治療法の種類と適応

◆ 保存的治療
＜適応＞
- 外科的治療の絶対的適応以外の症例

　一定期間（1〜3カ月）の保存的治療が無効で手術に至る例は重症度により20〜50％と幅があるものの，絶対的適応以外は，まずは保存的治療を行ったうえで外科的治療の判断をする．

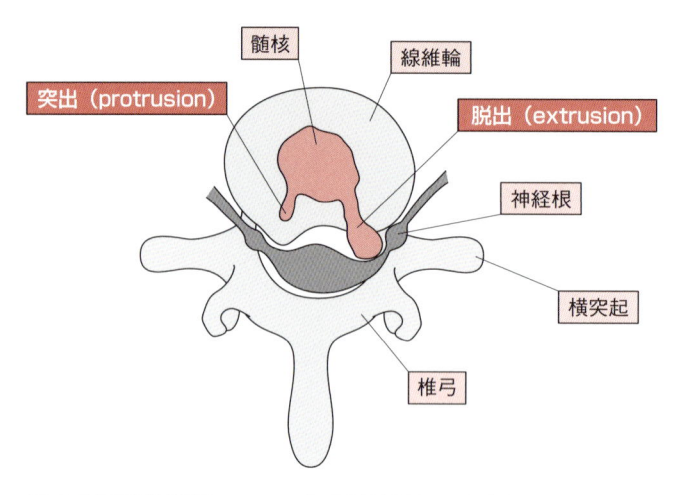

図2 ● 腰椎椎間板ヘルニアと脊髄神経根の関係
髄核が線維輪を破るものを脱出（extrusion）という．

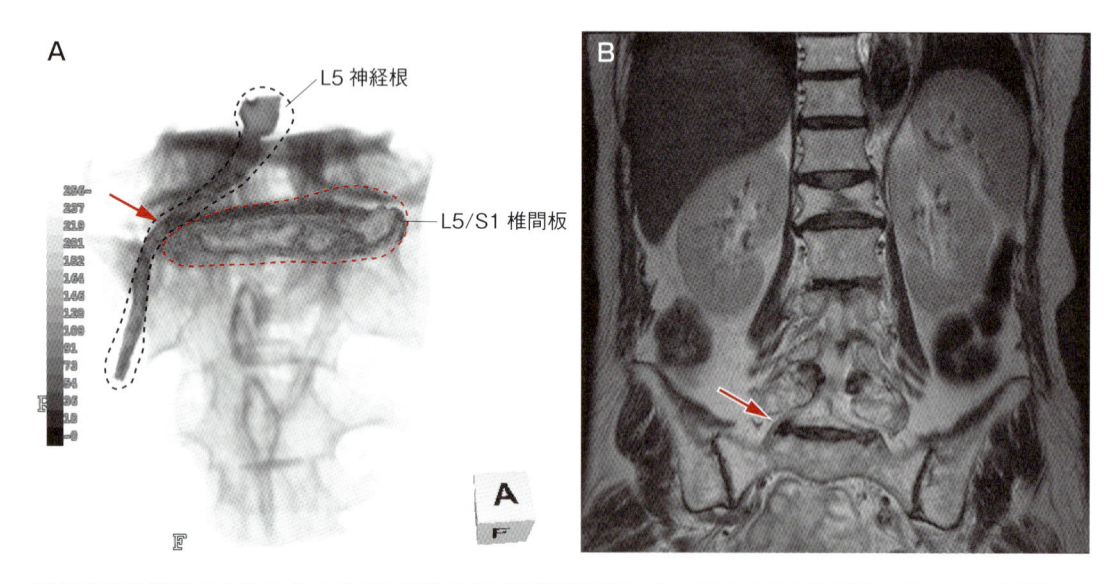

図3 ● 高位診断のためのさまざまな画像検査（腰椎椎間板ヘルニア L5/S1 外側型ヘルニアの症例）
A）椎間板造影と神経根造影を行った後にCTを撮影し3D解析した．L5/S1椎間板の外側が突出してL5神経根を圧迫している（──▶）［巻頭のカラーアトラスを参照］．
B）前額断のMRIでL5神経根がL5/S1椎間板の外側で圧迫されている（──▶）．
通常，外側型の腰椎椎間板ヘルニアは診断しにくいため，これらの画像検査を駆使する必要がある．

memo 腰椎椎間板ヘルニアの保存的治療について

保存的治療には，① 薬物療法，② 理学療法，③ ブロック療法がある．
① 薬物療法
最もよく使用されるものにNSAIDs（非ステロイド抗炎症薬）があげられる．NSAIDsは多種類の薬品があり，症例によって鎮痛強度，副作用，1日の使用回数などから使い分けていくことが重要である．また，近年ではNSAIDsなどの鎮痛薬の効果が期待できない例に対してプレガバリンがよく用いられるようになっている．

② 理学療法

腰痛体操などの他，マニピュレーション（徒手整復）による除痛などがある．マニピュレーションについては効果的とされるものの，有効か否かを判定するための十分な科学的根拠を示した研究がないことも指摘されている．また牽引や温熱療法なども有効なことがある．

③ ブロック療法

硬膜外副腎皮質ステロイドの注入療法は個人的には腰痛や坐骨神経痛に対しての効果を実感するが，ガイドライン改訂第2版では推奨度がAからCに変更となり，治療開始早期で疼痛軽減の可能性があるという記載にとどまる[3]．

また，抗凝固療法中の患者には硬膜外血腫などのリスクもあり注意が必要である．

◆ 外科的治療

＜絶対的適応＞
- 急性の重篤な膀胱直腸障害や神経根の脱落症状を呈した症例
- 進行性の神経根の脱落症状を呈する症例

＜相対的適応＞
- 坐骨神経痛などの疼痛が保存的治療に抵抗性である症例
- 早期の疼痛緩和と復職などの早期社会復帰の希望が強い症例

b）代表的な術式

- Love（変）法：片側切開で直視下にヘルニアを摘出
- 内視鏡下手術（MED法）：小切開で内視鏡視下にヘルニアを摘出

c）手術術式の決定に際して留意すべきこと

脊椎内視鏡下手術には技術認定医制度もあり，内視鏡手術は指導医のもとで一定の技量を習得したものが行うべきである．

身体所見を基に正確な高位診断がなされていることが大事であり，画像所見の異常のみにとらわれないように注意する必要がある．

memo　腰部椎間板ヘルニアの高位診断に役立つ所見

身体所見で重要なものは**下肢伸展挙上テスト**（straight leg raising test：SLR test）（図4）である．これは患者を仰臥位にして，下肢を膝伸展位にして他動的に挙上していき疼痛の誘発をみるテストである．正常では体の硬い人でも70°くらいまでは挙上可能であり，特に女性では90°を超えることもあるのに対し，下位腰椎の椎間板ヘルニアでは60°に至る前で大腿後面や殿部に疼痛を生じる．

この他に神経麻痺をみる手段として，**腰部脊髄神経の支配領域**（表1）を覚えておく必要がある．深部反射も病巣高位の診断に重要であり，特にアキレス腱反射の減弱や消失ではL5/S1椎間のヘルニアを疑う．臀部の坐骨神経の通る部位の圧痛も顕著であり，左右を同時に検者の母指で押すことにより左右差をみる．坐骨神経痛ではこの部位に強い圧痛を生じる．

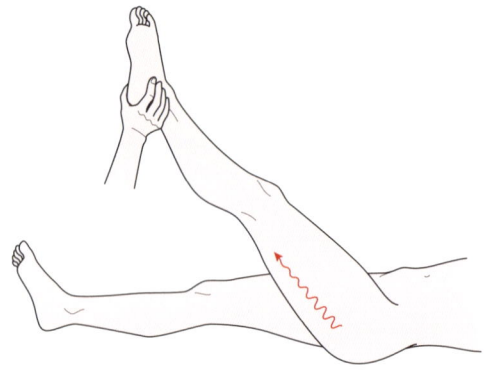

図4 ● 下肢伸展挙上テスト（SLRテスト）
膝関節を伸展して，他動的に股関節で屈曲挙上すると，患側下肢に放散痛を生じ，挙上が制限される．

表1 ● 腰部脊髄神経の支配領域

神経根	知覚領域	支配筋	深部反射
L4	下腿内側	大腿四頭筋	膝蓋腱反射
L5	下腿外側 母趾	前脛骨筋 長母趾伸筋	
S1	足部外側	長母趾屈筋 下腿三頭筋	アキレス腱反射

インフォームドコンセント

- 脊椎，脊髄疾患の治療においてはしびれが残存する可能性があること
- 下肢痛に比べて腰痛の改善は個人差があること
- 麻痺の回復についても経過を診ていく必要があること
- 術後硬膜外血腫を発生した際には，緊急手術が行われる可能性があること

などを説明する．

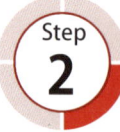

Step 2 手術当日・手術終了までに行うべきこと

術直前管理のポイント

1. 手術の手順

◆Love（変）法（図5）

① 手術レベルの誤認を防ぐために該当レベルの棘突起に鋼線などを打ちこんで，単純X線写真でレベルの確認をする．
② 該当レベルの棘突起上に3〜5 cmの皮切を行う．
③ 皮下，筋膜も同様に切開する．
④ 傍脊柱筋を棘突起と椎弓から骨膜下に剥離して椎弓後面を展開する．
⑤ 最小限の頭側椎弓の下縁切除と椎間関節内側の切除を行う．
⑥ 黄色靱帯を切除する．
⑦ 脊柱管内に達したところで神経根を内側へよけヘルニアを摘出する．
⑧ ドレーンを留置し縫合する．

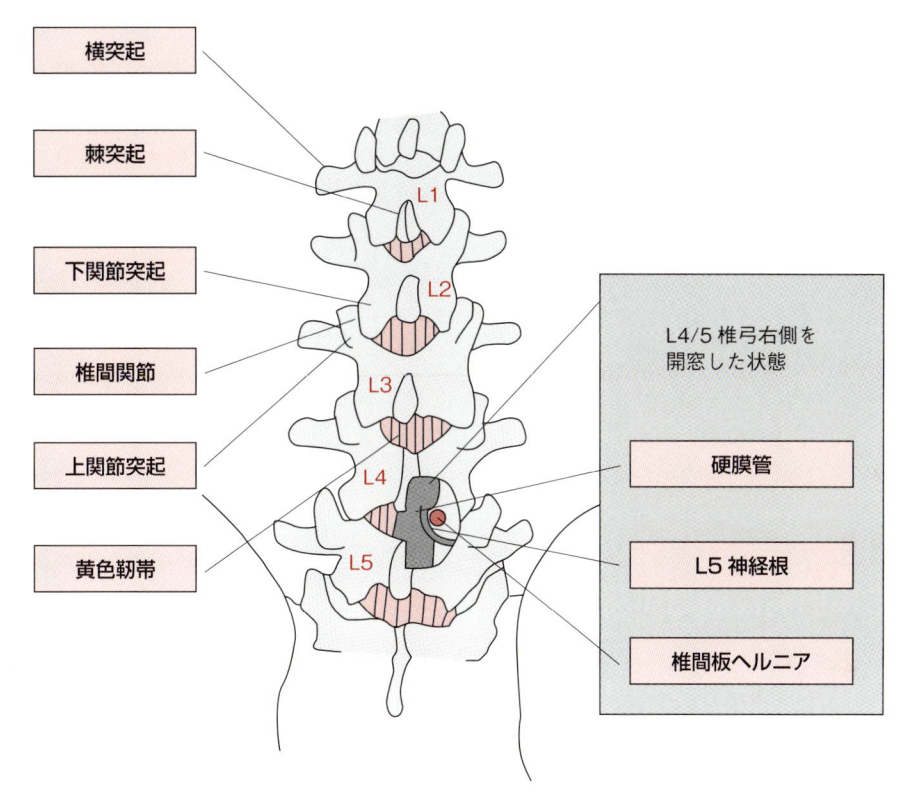

図5● 腰椎手術（後方アプローチ）の術野
傍脊柱筋を分けていくと棘突起や椎弓がみえる．椎弓と椎弓の間の黄色靭帯を切除して硬膜管を露出し，責任高位の神経根を同定していく．神経根が硬膜管と分かれる部位に椎間板ヘルニアが前方から脱出（突出）していることを確かめ，これを切除していく．

2. 手術のポイント

- 神経鈎などで神経根や硬膜管をレトラクトする際には愛護的に扱う．
- ヘルニア塊の取り残しがないように入念に確認する．

3. その他の注意点

腹臥位の手術は仰臥位の手術と違い，いくつかの注意点がある．
①腹臥位手術では，腸骨部や前胸部を適切にホールフレームに乗せ，同部の圧迫による皮膚障害にも十分に注意しよく観察する．
②長時間に及ぶ腹臥位の手術では，眼球結膜の浮腫を生じ開眼も困難になることがあるためこれもよく観察し注意する．

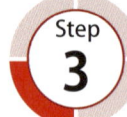

Step 3 手術直後から術後1日目までに行うこと

1. 術後管理

a) 神経症状の観察

　腰椎の手術では**術後下肢の神経症状についての観察が重要**である．下肢の感覚と筋力について診察を行う．手術直後で全身麻酔からの覚醒が不十分な場合，指示に従って筋力テストをしたり感覚障害について質問しても明瞭な反応や答えが得られないことがある．したがって，それが神経麻痺によるものかどうか判然としないことがあるので注意する．

　また手術時に神経根をレトラクトした場合などは，術後一過性にその神経根領域に沿って痛みやしびれを訴えることがある．

b) 術後出血への注意

- ドレーンの内容液についてその量と性状をよく観察する．
- 漿液性の流出液であれば脳脊髄液の漏出を疑う．
- 血性流出液が多量であれば，**術後の出血によって硬膜外血腫をきたす恐れがあるため**，下肢の麻痺の出現などに注意する．
- 硬膜外血腫を作らないためにも**ドレーンは必ず陰圧をキープ**しておかないといけない．

c) 感染症対策

- 第2章-③-1と同様．

d) 疼痛管理

- 一般的な管理に準ずる（第1章-②-1参照）．

e) 深部静脈血栓症対策

- **脊椎手術は深部静脈血栓症の中リスク群に該当**し，予防として弾性ストッキングあるいはフットポンプ（間欠的空気圧迫法）を装着する．

2. 家族への説明に同席

- 手術中の所見，神経損傷などの合併症がなかったかどうかを説明する．

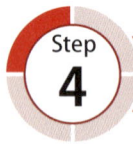

Step 4 手術後2～3日目から退院までに行うこと

1. 術後管理（表2）

a) 投薬

- 抗菌薬は術後24～48時間は投与する．

表2 ● 腰椎椎間板ヘルニアの周術期管理

		前日	手術当日	1	2	3	4	5	6	7	10
投薬	補液 抗菌薬		←——————→ ←——————→								
	服薬	下剤・ 睡眠薬			内服薬 再開						
食事					再開						
検査	血液・生化学 X線			●		●				(●)	
処置	創処置				被覆材 交換						抜糸
	ドレーン 尿道カテーテル				抜去 抜去						
安静度・その他			床上安静	離床 開始							退院

b) 食事
- 腸蠕動が確認されれば翌朝より経口摂取可能である．

c) 処置
- ドレーンについては硬膜外血腫の心配があるものの48時間以内の抜去が推奨されている．

d) 検査
- 血液検査，画像検査などは，感染徴候などが疑われる際に行う．

e) リハビリテーション
- 術後は可及的すみやかに立位歩行訓練を始める．臥床期間中も下肢の運動を励行して深部静脈血栓症の防止に努める．

2. 主な術後合併症とその管理

硬膜外血腫
- 急速に進行する下肢痛や麻痺の出現は，硬膜外に血腫形成が発生した可能性を示唆する．
- MRIを行い，診断が確定された際には緊急で血腫除去手術を行わなければならない．

参考図書

1)「整形外科医のための神経学図説—脊髄・神経根障害レベルのみかた，おぼえかた」(Hoppenfeld/著，津山直一/訳)，南江堂，2005
   ⇒ 脊椎の分野を勉強するのに必携．神経領域の覚え方なども書いてある．

2)「腰部脊柱管狭窄症診療ガイドライン 2011」(日本整形外科学会診療ガイドライン委員会，腰部脊柱管狭窄症診療ガイドライン策定委員会/編)，南江堂，2011

3)「腰椎椎間板ヘルニア診療ガイドライン 改訂第2版」(日本整形外科学会診療ガイドライン委員会，腰椎椎間板ヘルニア診療ガイドライン策定委員会/編)，南江堂，2011

第2章 主な疾患の治療の流れ

④ 脳外科的な疾患

1 慢性硬膜下血腫

中瀬裕之

Point

- ▶ 高齢化社会のなかで増加傾向にある
- ▶ 比較的軽度な頭部外傷が原因であることが多いが，原因となる外傷が思い当たらない（思い出せない）こともある
- ▶ 急激な脳卒中様発症もあれば，頭痛・精神症状・片麻痺をはじめ多彩な症状を呈し，脳卒中・老人性認知症（痴呆）・脳腫瘍などと鑑別を要する場合もある（表1）
- ▶ 水頭症と同様に手術で治せる認知症（treatable dementia）として知られている．比較的予後の良好な疾患であるが，再発することがある（約10％）

はじめに

　慢性硬膜下血腫は，頭部外傷後慢性期（通常1～2カ月後）に硬膜と脳の間に血腫が緩徐に形成される疾患で，血腫が脳を圧迫してさまざまな症状がみられる．年間発生頻度は人口10万人に対して1～2人とされ，高齢で男性に多くみられる．一般的には軽微な頭部外傷後の慢性期（3週間以降）に頭痛，片麻痺（歩行障害），精神症状（認知症）などで発症する．血腫の大きさが小さい場合で自然に治癒することもあるが，基本的な治療として外科的治療が推奨される．本疾患のほとんどは正しく診断され，タイミングを逸することなく治療が行われれば完治する予後のよい疾患である．

慢性硬膜下血腫の基礎的事項

①高齢の男性に多く，一般に軽微な頭部外傷後3週間～数カ月以内に発症する．
②頭痛，片麻痺（歩行障害，上肢の脱力），記銘力低下，意欲減退，見当識障害，認知症などの精神症状が徐々に進行する場合にまず本疾患を疑うことが診断の第一歩である．
③高齢者では認知症などの精神症状，失禁，片麻痺（歩行障害）などが主な症状で，認知症だけで発症する場合は認知症と混同されてしまうことがある．認知症という定義で言うならば「治療可能な認知症（treatable dementia）」の代表と言える．
④CT（図1）あるいはMRIで診断できる．
⑤慢性硬膜下血腫の発生に影響する因子は，❶アルコール多飲傾向，❷脳萎縮，❸脳梗塞で抗凝固薬内服，❹透析患者，❺クモ膜下出血後などの治療後症例などがある．

表1 ● 鑑別すべき疾患

症状からの鑑別診断	画像上の鑑別診断
1. 脳梗塞 2. 脳出血 3. 脳腫瘍 4. 認知症 5. 正常圧水頭症	1. 硬膜下水腫 2. 硬膜下膿瘍

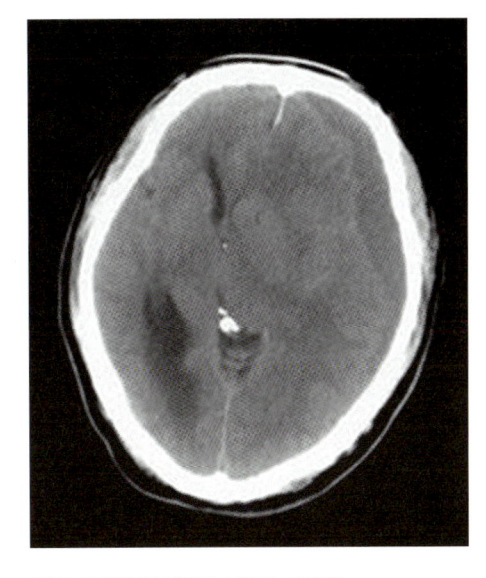

図1 ● 慢性硬膜下血腫のCT像
53歳，男性．頭痛で発症．CTで血腫はやや低吸収域を示す．正中偏位を認める．

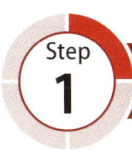

Step 1 入院してから手術までに行うべきこと

治療方針の決定（図2）

1. 治療方針にかかわる検査

a）症候の診かた

症候は以下の3つに大別される．

①頭蓋内圧亢進症状（頭痛）：比較的若年者（40～50歳代）では頭痛が主訴となる．高齢者では頭痛を訴えることは少ない．

②運動障害：歩行障害（失調歩行），片麻痺．

③高次機能障害：記銘力低下，意欲減退，見当識障害，認知症などの精神症状が徐々に進行する．

b）検査と所見の診かた（診断）

◆ 検査と所見の読みかた

CTにて頭蓋内面に接した三日月状の血腫を認める（図1）．血腫は，高吸収域，等吸収域，低吸収域，これらが混在するものがある．血腫に被膜が形成されているという特徴がある．構造の正確な把握や合併症の有無の検索のためにMRIを併用する場合がある．MRIでは，一般にT1強調画像で高信号域，T2強調画像で高信号域を示す．

◆ 確定診断のポイント

外傷の先行が明確であれば慢性硬膜下血腫の可能性を考える．確定診断にはCTあるいはMRIが有効かつ必須．

```
                          ┌─────────────────────────┐
                          │   慢性硬膜下血腫の発症    │
                          └─────────────────────────┘
若年者：頭痛・悪心などの**頭蓋内圧亢進症状**
高齢者：記銘力低下，意欲減退，見当識障害，認知症などの**精神症状**，失禁・歩行障害など
                                      │
                          ┌─────────────────────────┐
                          │      外来受診・入院      │
                          └─────────────────────────┘
                    CT検査：頭蓋内面に接した三日月状の血腫を認める
                    MRI検査：一般にT1強調画像で高信号域，T2強調画像で高信号を認める
```

保存療法	手術療法
①血腫が少ない ②神経症状がない	①症状がある（片麻痺・意識障害など） ②血腫の厚さが1cm以上
薬物療法 ・浸透利尿薬：グリセオール® ・漢方薬：五苓散，柴苓湯	手術療法 ・穿頭血腫ドレナージ術 ・穿頭血腫洗浄ドレナージ術 術後合併症 ・脳内出血，硬膜外血腫 ・術後痙攣 ・気脳症 ・術後感染

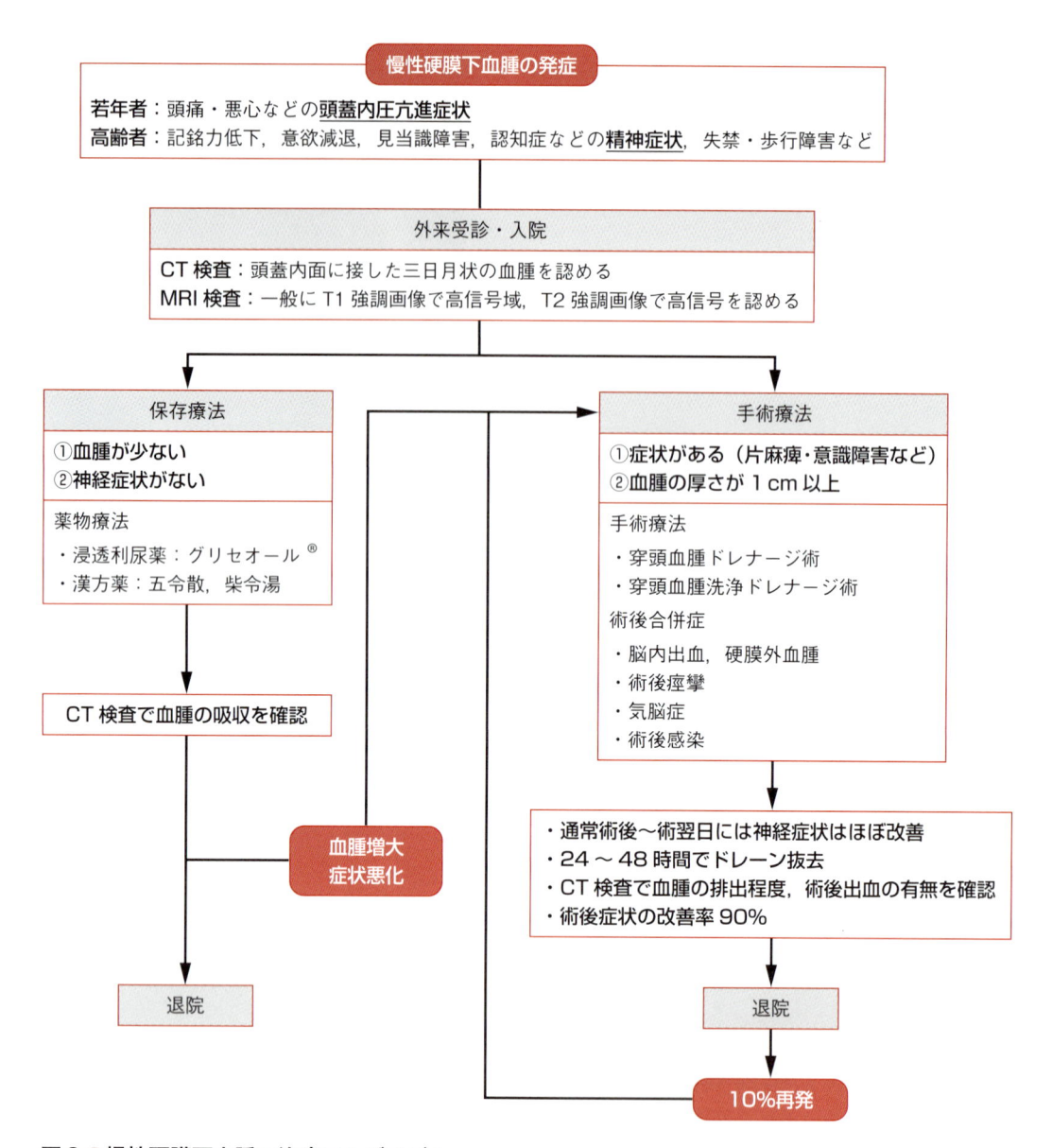

```
CT検査で血腫の吸収を確認          ・通常術後～術翌日には神経症状はほぼ改善
                                ・24～48時間でドレーン抜去
                                ・CT検査で血腫の排出程度，術後出血の有無を確認
   血腫増大                       ・術後症状の改善率90%
   症状悪化

   退院                           退院
                                 10%再発
```

図2● 慢性硬膜下血腫の治療アルゴリズム
文献1を参考に作成

◆ なかなか診断がつかないとき

時期により血腫が等吸収域を示すので診断上注意を要する．この場合，造影剤を投与すると血腫によって圧迫を受けている脳表の血管および血腫内膜内の血管が増強されるので，所見が一層明白となる．CT angiographyで無血管野の証明ができる．

◆ 注意点

慢性硬膜下血腫の好発部位は前頭・側頭・頭頂部で一側性のことが多いが，時に両側性（約10%）にみられる．

◆ 移送の判断基準

症状があれば外科的手術（穿頭術）の適応となる．さらに意識障害や片麻痺などの神経症状

があれば緊急手術の適応となる．

2. 治療法の決定

a) 治療法の種類と適応

◆経過観察のための検査・処置（保存的療法）

①血腫量が少なく②神経症状のない軽症のものに関しては，すぐに手術は行わずにCTなどで慎重に経過を観察する．手術加療が原則だが，（小血腫例や無症候性，何らかの理由で手術ができないときなどでは）保存療法を行うこともある．

ⅰ脳浮腫治療薬（グリセオール®）
ⅱ利尿薬の投与
ⅲステロイドの投与] ＊血腫外膜内外の浸透圧差による血腫増大を防ぐ

◆手術適応のポイント（手術療法）

①症状が既に出ている場合は，基本的に外科的治療が推奨される．特に，意識障害のあるときは脳ヘルニアの危険性があるため緊急手術の対象となる．
②血腫の厚さが1cm以上の場合など．

b) 代表的な術式

- 穿頭血腫ドレナージ術
- 穿頭血腫洗浄ドレナージ術

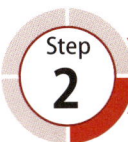

Step 2 手術当日・手術終了までに行うべきこと

術直前の管理のポイント

CT，MRI，頭部X線撮影によりburr holeの位置を決定する．

手術の手順

局所麻酔下に約5cmの皮膚切開を行い，頭蓋骨に小さな直径約1cmの穴（穿頭）を開けて硬膜下血腫を洗浄除去する（図3）．穿頭の位置は，CTで血腫が厚いと思われる部分の上で，かつ筋肉やおでこに切り込まないなどを考慮して決める（図4）．手術時間は20分程度．侵襲度の低い処置である．大開頭法は，石灰化血腫などの特殊例に限る．

手術のポイント

①burr holeの位置が一番高くなるように体位を設定する．
手術中に硬膜下に空気が多量に入った場合に生理食塩水などの注入により，空気抜きが可能となる．

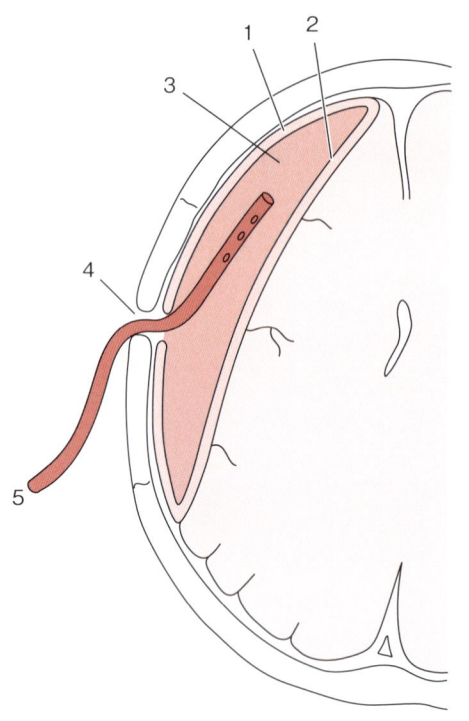

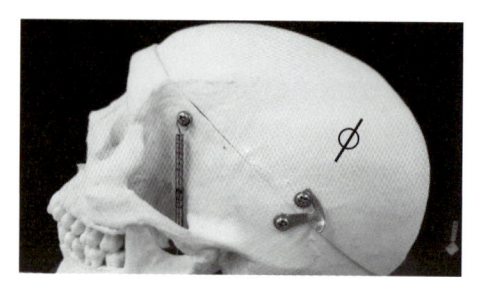

図4 ● 穿頭部の位置と皮膚切開

図3 ● 慢性硬膜下血腫の手術
1：外膜，2：内膜，3：慢性硬膜下血腫，4：穿頭部，
5：洗浄チューブ

②ドレナージチューブの挿入に際しては，チューブを通して空気が硬膜下に引き込まれないように注意する．

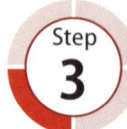

Step 3　手術直後から術後1日目までに行うべきこと

術後管理 (表2)

①硬膜下ドレーン管理：サイフォンシステムによる圧コントロールが必要である．自己抜去などの事故を防止する．
②高齢者の場合はせん妄の出現や廃用症候群の進行に対応する．時には抑制や鎮静を必要とする．

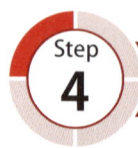

Step 4　手術2～3日目から退院までに行うべきこと

術後管理

①ドレーンは1～2日で抜去されることが多い．
　抜去後は積極的な離床とリハビリテーションが重要となる．

表2 ●慢性硬膜下血腫の周術期管理

イベント	入院	手術直後	手術翌日（CT撮影まで）	手術翌日（CT撮影後）	1日目	2〜5日目	6日目	7〜8日目
目標								退院
安静度	ベッド上安静			ドレーン抜去後，安静解除 麻痺あり→車いす				
食事	絶食			食事可（昼から）				
排泄		床上						
モニター		あり（心電図・SpO₂）		モニターoff可				
注射・点滴		持続点滴 点滴抗菌薬	持続点滴 点滴抗菌薬					
術後ドレナージ				ドレーン抜去				
創処置							創処置（全抜糸）	
画像			胸部X線 頭部X線 頭部CT				頭部CT	
検査			末血 生化学 検尿				末血 生化学	
説明・処置		術後説明					検査結果・退院前説明	・再診指示 ・退院処方 ・紹介元への報告書

②頭部CT検査

血腫の排出頻度，術後出血の有無を確認する．
症状が改善していればドレーン抜去する．

主な合併症とその管理

1. 予後判定の基準

遅滞なく手術が行われれば基本的には予後良好な疾患で，術直後から症状の改善がみられることが多い．

2. 合併症・続発症の診断

穿頭血腫除去術（経皮的硬膜下穿刺・血腫除去術）は安全性の高い手術であるが，ごく稀に脳実質内の出血や硬膜外血腫，感染などの合併症を生じ，症状の悪化や生命の危険をきたす場合がある．特に，出血傾向や脳梗塞の予防薬（抗凝固薬，抗血小板薬）の服用患者には注意．他に

術後痙攣や緊張性気脳症を起こすこともある．

3. 外来での管理

術後の再発は約10％にみられ，特に高齢者などで脳萎縮の強い例，血液凝固異常を有する症例や髄液短絡術後では再発を生じやすい．術後は再発（血腫の再貯留）を考慮して定期的にCTで経過を観察する．経過観察後に症状が再発したり，血腫の消退傾向がなければ再手術を行う．3回以上の再発例では，血腫腔にカテーテルを留置したリザーバーを頭皮下に設置し頻回に排液する方法や，血管内治療による中硬膜動脈の塞栓術を行う場合がある．

その他に知っておくべきこと

小児の慢性硬膜下血腫

- 乳幼児の慢性硬膜下血腫（水腫）は硬膜下液貯留状態で，成人の慢性硬膜下血腫とは臨床的に異なった病態である．生後3～9カ月頃をピークに発生し，85％が両側性である．進行性の頭部拡大・大泉門の膨隆・不機嫌・痙攣発作・嘔吐・傾眠などの頭蓋内圧亢進症状が認められる．

- 出血の時期や再出血の有無によりCTで低吸収域～高吸収域までさまざまな様相を呈する．脳溝および髄液槽が消失する．

- 大泉門外側からの穿刺による硬膜下穿刺を行い，血性液が認められれば診断は確定する．硬膜下穿刺のみで治療可能なことが多い．なお，頭蓋内圧亢進例（大泉門膨隆，嘔吐など）にのみ穿刺を行うべきである．

- 硬膜下穿刺によっても液貯留が改善されない場合には硬膜下腹腔シャントを行う（シャントまでが必要となるのは10％以下）．

- 死亡率は5～10％で50～75％は正常に発育する．生存例でも知能障害や神経脱落症状を示すものが少なくない．

文献
1) ブレインナーシング2012年春季増刊「術前術後の看護・治療の流れがひと目でわかる 脳神経外科疾患別看護マニュアル」（田村綾子/監修），メディカ出版，2012
2) 勝目幹郎，他：慢性硬膜下血腫．「脳神経外科学体系（12）」5章 各論 神経外傷，神経外傷，感染・炎症性疾患，pp245-251，中山書店，2005

第2章　主な疾患の治療の流れ

④ 脳外科的な疾患

2　クモ膜下出血（クリッピング術）

中川一郎

Point

- わが国では，クモ膜下出血は人口10万人あたり年間約20人に発症し，死亡率は約10～67％とされる重篤な疾患である
- 脳動脈瘤破裂によるクモ膜下出血の治療は開頭クリッピング術が主に行われてきたが，近年コイル塞栓術が選択肢に加わっている
- クモ膜下出血診療のガイドラインは，改訂を重ねた後，「脳卒中治療ガイドライン2009」中に収載されている

はじめに

　クモ膜下出血の頻度はわが国では年間10万人当たり約20人とされており，女性に多い（男女比1：2）とされている．クモ膜下出血全体での死亡率は約10～67％とされており，生存者の約30％は重度の障害を残すとされる重篤な疾患である．予後とよく相関するのは発症時の意識障害の程度，再出血，脳血管攣縮などであり，特に再出血は高率に予後を悪化させる．破裂脳動脈瘤の再出血予防のために早期の開頭クリッピング術やコイル塞栓術が必要とされる．

　これまでに「科学的根拠に基づくくも膜下出血診療ガイドライン」が2004年に発刊され，改訂第2版が2008年に発刊され[1]，その後「脳卒中治療ガイドライン2009」中のクモ膜下出血の項目として作成・改訂されている[2]．クモ膜下出血の病態は症例ごとのバリエーションが大きく，普遍的なガイドライン作成には多くの問題があるが，本稿では当ガイドラインに沿って解説を進めていく．

クモ膜下出血の基礎的事項

- クモ膜下出血は**発症様式・臨床所見で疑い，頭部CTで確認**することが重要である．症状として**髄膜刺激症状**と**急性頭蓋内圧亢進症状**があり，髄膜刺激症状は「突然ハンマーで殴られたような」激痛や悪心嘔吐，項部硬直があり，急性頭蓋内圧亢進症状には意識障害，眼球内出血などがある．
- 脳動脈瘤破裂によるクモ膜下出血は**再出血の予防**がきわめて重要であり，重症でない例では早期（発症72時間以内）の開頭クリッピング術あるいはコイル塞栓術を行うが，重症例では再出血予防処置の適応を検討する必要がある．
- 手術中は破裂率を低下させる目的で**降圧**が重要である．周術期には循環血液量，血清ナトリウム値，血清タンパク濃度を正常範囲内に保ち，特に**低ナトリウム血症**には注意を払う．
- 術後はnormovolemic/normotensive therapyを基本とするが，遅発性脳血管攣縮が疑われた場合にはtriple H療法（hypervolemia, hemodilution, hypertension）や，選択的動注化学療法や

表1● Hunt and Kosnik 分類（文献3より引用）

Grade	
Grade 0	未破裂の動脈瘤
Grade I	無症状か，最小限の頭痛および軽度の項部硬直をみる
Grade I a	急性の髄膜あるいは脳症状をみないが，固定した神経学的失調のあるもの
Grade II	中等度から強度の頭痛，項部硬直をみるが，脳神経麻痺以外の神経学的失調はみられない
Grade III	傾眠状態，錯乱状態，または軽度の巣症状を示すもの
Grade IV	昏迷状態で，中等度から重篤な片麻痺があり，早期除脳硬直および自律神経障害を伴うこともある
Grade V	深昏睡状態で除脳硬直を示し，瀕死の様相を示すもの

表2● WFNS分類（文献4より引用）

Grade	GCS score*	主要な局所神経症状（失語あるいは片麻痺）
I	15	なし
II	14～13	なし
III	14～13	あり
IV	12～7	有無は不問
V	6～3	有無は不問

*GCS：グラスゴーコーマスケール

経皮的血管形成術などの血管内治療を考慮する．

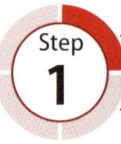

Step 1 入院してから手術までに行うべきこと

治療方針の決定

1. 治療方針にかかわる検査

①発症時の意識障害の程度：重症度によって治療方針が異なるため，これを正確に評価することが重要である．クモ膜下出血の重症度分類としてHunt and Kosnik分類（1974，表1）やWFNS分類（1983，表2）が一般的に用いられている．

②クモ膜下出血の診断：頭部単純CTの診断率は高く，「クモ膜下腔の高吸収」の所見が特に重要である（図1）．脳内出血や水頭症にも注意する．CT上クモ膜下出血を認めなくても疑われる場合には腰椎穿刺を行う．その際には脳脊髄液を排出しすぎないように注意する（closed tap）．MRIはFLAIR法などで診断されるが，CTに比べて診断率は劣る．

③脳動脈瘤の診断：脳動脈瘤の検出には従来からDSA（digital subtraction angiography）が行われる．多発性動脈瘤の可能性もあり全血管を検索すべきである．ただ近年では3D-CTA（CT angiography）の精度が上がっており，代用される場合が多い．

2. 治療法の決定

a）治療法の種類と適応

①開頭クリッピング術：Hunt and Kosnik分類I～IIIにおいて発症72時間以内に行う．出血から72時間が経過している場合には遅発性脳血管攣縮の時期が過ぎるのを待ってから処置を行う方が

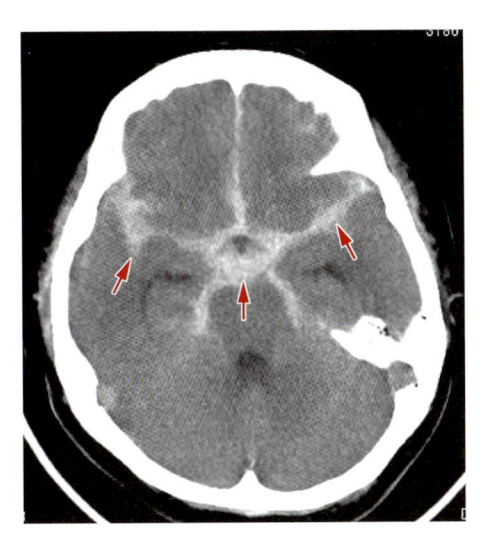

図1 ●クモ膜下出血の頭部単純CT像
　　➡：クモ膜下腔の高吸収

　よい．開頭後に顕微鏡を用いて行う．動脈瘤直達手術として専用のクリップを用いた動脈瘤頸部クリッピング術（ネッククリッピング）か，それが困難な場合には動脈瘤トラッピング術や親動脈近位部閉塞術，動脈瘤被包術（コーティング術）などが行われる．脳血行再建術（バイパス術）の併用が必要な場合がある．

②**コイル塞栓術**：開頭クリッピング術同様，Hunt and Kosnik 分類Ⅰ～Ⅲにおいて発症72時間以内に行う．マイクロカテーテルを動脈瘤内に誘導し，動脈瘤内に離脱型プラチナコイルを留置して動脈瘤内への血流を遮断する方法である．コイル塞栓術に適した動脈瘤の条件は，動脈瘤頸部が小さいこと（4～5 mm以下），動脈瘤自体が小さいこと（15 mm以下），Dome/Neck 比が2以上であること，などがあげられる．

③**保存的加療**：Hunt and Kosnik 分類Ⅳ・Ⅴの重症例においては，年齢・動脈瘤の部位・全身状態をみて再出血予防処置が困難と判断された場合は保存的に降圧療法や呼吸管理，栄養管理を行う．後述の遅発性脳血管攣縮の予防と治療も重要である．慢性期には水頭症の発生に注意する．

b）代表的な術式

①**前頭側頭開頭**：開頭手術の基本であり，脳動脈瘤手術の7割以上が本術式で対応可能である．テリオンを中心とした開頭であり，シルビウス裂を経由して動脈瘤へアプローチする（pterional approach）．内頸動脈瘤，中大脳動脈瘤，前交通動脈瘤，脳底動脈瘤などが対象となる．

②**前頭開頭**：半球間裂到達法（interhemispheric approach）は前交通動脈瘤や前大脳動脈末梢部動脈瘤などに対して適応となるアプローチである．架橋静脈の位置と前頭洞の発達に注意を要する．

③**後頭下開頭**：小脳の外側から小脳橋角部へのアプローチ法として外側後頭下開頭があり，椎骨動脈瘤や脳底動脈近位部動脈瘤などに対して適応となるアプローチである．いわゆるパークベンチポジションと呼ばれる側臥位で患者の後方からアプローチする．

c）手術術式の決定に際して留意すべきこと

　術前の脳血管造影検査や3D-CTAの結果から動脈瘤の部位，形状，向き，周囲血管の走行に

よって手術術式を決める．内頸動脈瘤や中大脳動脈瘤の場合は同側の前頭側頭開頭による pterional approach が用いられる．前交通動脈瘤の場合には動脈瘤の向き，左右前大脳動脈の走行などから左右どちらからアプローチするかを判断，高位または後ろ向きの場合には前頭開頭による interhemispheric approach を考慮する．

術前管理のポイント

① **患者の安静**：最も重要な点は再出血の予防であり，患者を集中治療室もしくは静かな場所に収容する．血液ガス分析や脳血管撮影時の動脈穿刺時には鎮静薬（ジアゼパム，ミダゾラムなど）を使用し血圧の変動を最小限にする．
② **血圧管理**：再出血予防のためには発症6時間以内は収縮期血圧を120〜130 mmHg程度に保つ．持続する高血圧に対しては塩酸ニカルジピンや塩酸ジルチアゼムを持続静注する．
③ **呼吸管理**：高齢者や呼吸状態の悪い患者では血液ガスのチェックを行い，呼吸状態が悪い場合には気管挿管を行い，レスピレーターの使用を考慮する．必要に応じてミダゾラム，プロポフォール，デクスメデトミジンなどで鎮静を行う．

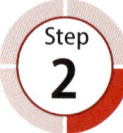

Step 2 手術当日・手術終了までに行うべきこと

術直前の管理ポイント

① バイタルサイン：血圧，体温，脈拍，呼吸数などに変化がないかどうか確認する．
② 血液検査で貧血や白血球増多，血小板減少，肝腎機能障害，電解質異常，血糖異常がないかを確認する．
③ 心電図上，ST変化や不整脈などについてチェックする．
④ 術中使用する薬剤（浸透圧利尿薬，抗生物質，インドシアニングリーンなど）や止血のための血液製剤，輸血の準備，同意書などの書類の確認を行う．

手術の手順

前頭側頭開頭による pterional approach を例に説明する（図2）．詳細は手術書を参照されたい．
① 静脈圧を下げて脳をslackにし，静脈出血をコントロールするために上体を15°程度挙上する．
② まず開頭野をデザインし，これを覆うような皮切をデザインする．皮切はhairline内におく．
③ 皮膚切開および側頭筋を切開，翻転し開頭野を露出し，クラニオトームを用いて開頭する．アプローチの際に邪魔になる蝶形骨小翼を削除し前頭蓋底が平らになるようにする．
④ 硬膜上の止血を行った後，硬膜切開を行い脳表を露出する．手術用顕微鏡を導入する．脳圧が高い場合には脳室穿刺を行い脳脊髄液を排出する．
⑤ シルビウス裂のクモ膜を剥離して動脈瘤にアプローチする．脳槽を順次開放していき，血腫洗浄および脳脊髄液の排出を行い術野を確保していく．

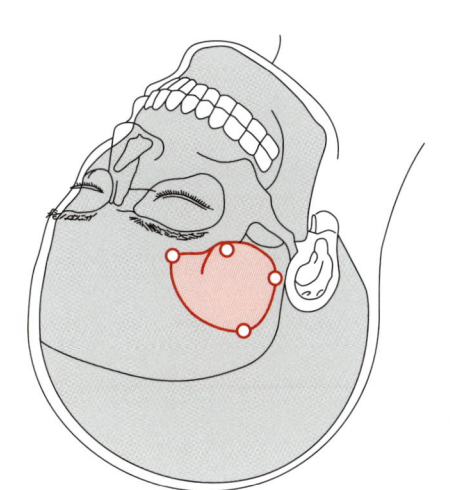

図2 ● pterional approachのための頭皮切開と前頭側頭開頭範囲
文献6より転載

⑥動脈瘤周囲を剥離し，母血管が狭窄しないように動脈瘤頸部にクリッピングを行う．周囲を確認し，分枝や穿通枝を挟んでいないか確認する．蛍光血管造影で動脈瘤の消失，母血管や分枝の開存を確認し顕微鏡操作を終了する．

⑦髄液漏が生じないようにwater-tightに硬膜縫合を行い，fibrin glueにてシールし，チタンプレートで頭蓋形成を行う．層別に縫合を行い手術を終了する．硬膜外ドレナージや脳室ドレナージの固定を確認する．

手術のポイント

①大き目の内頸動脈瘤などでは術中破裂に備えて術野内に頸部頸動脈を剥離し，テーピングするなどして確保しておく．
②重症例では大き目の開頭を行い，脳腫脹の改善がない場合には減圧開頭を考慮する．
③母血管を早期に確保しtemporary clipの使用を確認し，術中破裂に備える．
④ドレナージチューブが抜けてしまわないように確実に固定し，深さを確認する．

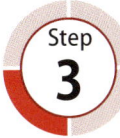

Step 3 手術直後から術後1日目までに行うべきこと

術後管理

①頭蓋内圧を下げるために頭位を軽度挙上し，不穏がある場合には四肢抑制を考慮しドレナージを抜去されないように注意する．
②意識レベル，瞳孔，神経症状，バイタルサインを厳重に監視し，変化に対して速やかに対応することが重要であり，対応の遅れは予後の悪化に直結する．
③脳室ドレナージやスパイナルドレナージなどは適切な圧設定が行われているか複数の目で確認することが重要である．不適切な設定は重篤な合併症につながることに留意する．

表3 ● クモ膜下出血（開頭クリッピング術）の術後管理

		手術当日	1	2	3	4～14	15～21	22～28
投薬	補液 抗菌薬 塩酸ファスジル 脳血管攣縮治療	←――――――――――→ ←――――→ ←―――――――――――――→ 				←―――→		
食事			開始（経口または経管栄養）					
検査	血液・生化学 CT・血管撮影 経頭蓋ドプラー	● ●	● ●	●	●	● ● ●	● ● ●	● ●
処置	創処置 硬膜外ドレナージ スパイナルドレナージ 尿道カテーテル	留置	抜去 開放			抜鈎 抜去 抜去		
安静度・その他		床上安静	離床開始	リハビリ（ベッド上）			リハビリ（リハビリ室），退院・リハビリ転院	

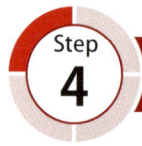

Step 4 手術後2～3日目から退院までに行うべきこと

術後管理（表3）

遅発性脳血管攣縮はクモ膜下出血の最も重要な合併症であり，クモ膜下出血発症4～14日目に発症するとされており，予後に大きく影響する．脳血管攣縮の予防，治療について述べる．

①輸液：1,500～2,500 mL/日を基本とし，normovolemiaを心掛ける．等張液を使用しナトリウム不足に注意する．

②血圧管理：100～150 mmHgを目標とし，normotensiveを心掛ける．心エコーにて心機能評価を行い，たこつぼ心筋症や虚血性心疾患などの異常がないか確認する．

③脳血管攣縮の治療：塩酸ファスジル，エダラボンの薬剤を投与する．低ナトリウム血症に対しては鉱質コルチコイドの投与を考慮する．症候性脳血管攣縮に対しては選択的に塩酸ファスジルの動注や経皮的血管形成術を行う．

④Triple H療法（hypervolemia, hemodilution, hypertension）：代用血漿剤，アルブミン製剤，輸血などで中心静脈圧を10 cmH$_2$O程度に保つ．塩酸ドパミンまたは塩酸ドブタミンなどの昇圧剤を使用し140～160 mmHgを目標とする．

主な術後合併症とその管理

①脳血管攣縮：前述の術後管理の他にスパイナルドレナージにてクモ膜下血腫の排除および脳脊髄液循環管理を行う．疑われたときは経頭蓋ドプラー検査，3D-CTA，脳血管撮影などを行い診断する．

②**正常圧水頭症**：脳血管攣縮の時期が過ぎれば水頭症の発生に注意する．認知症状，歩行障害，尿失禁などの症状が出現すれば腰椎タップテストを行い診断する．必要に応じて脳室腹腔短絡術を行う．

文献

1) 日本脳卒中の外科学会：科学的根拠に基づくくも膜下出血診療ガイドライン第2版．脳卒中の外科，36（増刊号）：1-79，2008
2) 脳卒中合同ガイドライン委員会：脳卒中治療ガイドライン2009（篠原幸人他/編）．協和企画，2009
3) Hunt WE & Kosnik EJ：Timing and perioperative care in intracranial aneurysm surgery. Clin Neurosurg, 21：79-89, 1974
4) Report of World Federation of Neurological Surgeons Committee on a Universal Subarachnoid Hemorrhage Grading Scale. J Neurosurg, 68：985-986, 1988
5) International Subarachnoid Aneurysm Trial (ISAT) Collaborative Group：International Subarachnoid Aneurysm Trial (ISAT) of neurosurgical clipping versus endovascular coiling in 2143 patients with ruptured intracranial aneurysms：a Randomized trial. Lancet, 360：1267-1274, 2002
6) 田中雄一郎，小林茂昭：1 テント上病変　Pterional approach と Subfrontal approach．「脳神経外科手術のための解剖学」（松谷雅生，浅野孝雄，堀 智勝/編），メジカルビュー社，1998

第2章 主な疾患の治療の流れ
⑤ 研修医が執刀する可能性がある疾患

1 急性虫垂炎

森田孝夫

> **Point**
> - 急性虫垂炎は急性腹症として緊急手術となることが多い
> - 診断に難渋することも多いが，治療法としては確立している
> - 術式，患者管理，術後経過は患者間で差が少ない
> - 診断から手術までの時間が短いため，患者の全身状態の把握や患者および家族とのコミュニケーションに時間的余裕がないので注意が必要である

はじめに

　急性虫垂炎は，急患として突然来院し，一般に強い症状を伴っており，急性腹症として緊急で手術を行うことが多い．疾患としては非常にポピュラーであり，また，虫垂切除術（appendectomy）は治療法としてほぼ確立していることから研修医諸君が初執刀する可能性が高い疾患である．術式，患者管理，術後経過などは比較的患者間での差が少ないが，診断から治療決定までの時間が短いこと，患者および家族とのコミュニケーションを図る十分な時間がとれないことなどは主治医として考慮すべき点である．本稿では研修医諸君が急性虫垂炎を初執刀することを前提に治療のポイントを概説する．

基礎的事項

　急性虫垂炎は，虫垂内腔の閉塞とそれに伴う二次的な細菌の異常増殖によって発症する非特異的化膿性炎症で，頻度の高い急性炎症である．発症は10〜30歳が多く，3歳以下および60歳以上は少ない．虫垂炎の死亡率は1％以下，術後合併症の発生率は6〜10％であるが，穿孔を起こした場合は死亡率6％，合併症発生率20〜40％と上昇する．

　＜分類＞
　①カタル性虫垂炎（catarrhal appendicitis）
　　虫垂内腔の閉塞と内圧上昇により虫垂壁リンパ路のドレナージが遮断され虫垂粘膜に浮腫が起こる．
　②化膿性・蜂窩織炎性虫垂炎（phlegmonous appendicitis）
　　細菌が虫垂内腔より粘膜内に侵入して壁内に微小膿瘍を形成する．
　③壊疽性虫垂炎（gangrenous appendicitis）
　　壁内の微小膿瘍が発展して虫垂壁の部分的壊死を起こし，腹腔内に細菌が遊離する．
　④穿孔性虫垂炎
　　さらに，内圧の上昇によって穿孔が起こり，限局性腹膜炎，膿瘍形成へと進展する．

表1 ● 急性虫垂炎の画像診断

		エコー検査	腹部CT検査
手技		7～7.5 MHzのプローブを用いる	虫垂付近を5 mm幅でスライスする
所見	虫垂径	最大径が7 mm以上	外径が6 mm以上
	虫垂壁	壁構造が正常と異なる	造影CTで造影される．壁肥厚（2 mm以上）
	その他	虫垂に一致して圧痛あり	虫垂周囲の炎症所見あり（脂肪織の濃度上昇，液体貯留など）

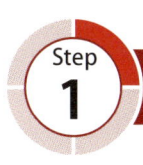

Step 1 入院してから手術までに行うこと

急性虫垂炎は突然発症し，急患として来院するため，来院時間が一定していないことや，術前準備期間が予定手術と比べて極端に少ないことが特徴である．

治療方針の決定

虫垂炎が疑われたなら，最初にすべきことは「**虫垂炎か否かを確かめる**」ことである．虫垂炎の場合は緊急手術を前提にして対処するが，虫垂炎以外の疾患は保存的治療が可能であるため診断を急ぐ必要がない．

1. 治療方針決定にかかわる検査

a）診察

食欲低下，心窩部あるいは臍周囲部痛，悪心・嘔吐，痛みが右下腹部に移動，微熱などの病歴により虫垂炎を疑った場合には，**痛がる部位にかかわらず右下腹部は必ず念入りに触診する**．虫垂炎ならば虫垂が存在する位置に圧痛点が固定される．すでに穿孔している場合，圧痛点はやや広がり腹部に筋性防御と反跳痛を認める．

b）一般血液・尿検査

白血球増多，CRPの上昇などの炎症所見を得るが，基本的に非特異的であり診断に直結しない．尿検査は尿路疾患の鑑別のために行う．

c）画像検査

腹部単純X線検査では虫垂炎を診断する特異的な所見は得られない．腹部エコー・腹部CT検査では確定診断に結びつく情報が得られる（表1）．

> **memo** 虫垂炎鑑別のためのアドバイス
>
> 虫垂炎の診断は難しく，教科書的には約20％の誤診があるといわれている．画像診断にも限界があり，右下腹部に圧痛と反跳痛があり，虫垂炎以外の疾患が否定的である場合は画像的に虫垂炎の所見がはっきりしなくても「虫垂炎」として扱うのが原則である．

表2 ● 虫垂炎の分類と臨床像

	カタル性	蜂窩織炎性	壊疽性	穿孔性
病態	・虫垂内腔の閉塞 ・分泌物貯留による膨張と内圧上昇 ・虫垂粘膜の浮腫	・細菌が虫垂壁内に侵入 ・微小膿瘍形成	・虫垂壁の血行障害 ・部分的壊死 ・腹腔内に細菌が遊出	・虫垂壁の穿孔 ・限局性腹膜炎 　膿瘍形成 ・汎発性腹膜炎
症状	①反射性嘔吐 ②食欲不振 ③便秘 ・上腹部〜臍周囲の鈍痛（内臓痛）	左記①〜③ ④腹痛は右下腹部へ移動し，限局化（体性痛）	左記①〜④ ⑤腹膜刺激症状	左記①〜⑤ （汎発性腹膜炎では下痢） ・苦悶，不安 ・脱水，呼吸促迫 　脈拍増加
身体所見	・38℃程度の発熱 ・右下腹部の圧痛 ・腹膜刺激症状なし	・38〜39℃の発熱 ・右下腹部の強い圧痛 ・Blumberg徴候，筋性防御		・39℃以上の発熱 ・下腹部全体に強い腹痛 ・腹壁緊張（板状硬）
検査所見 （RBC, CRP）	・軽度上昇	・中等度上昇		・高度上昇
画像所見 （エコー・CT）	・虫垂径6mm以下	・虫垂径6mm以上 ・粘膜下層の腫脹，鮮明化〜不鮮明化，腹水貯留		
				・膿瘍形成

2. 治療法の決定

虫垂炎の診断がついたなら次に病歴，身体所見，白血球増多，画像所見から程度評価をする（表2）．程度により治療法が異なる．

a) 治療法の種類と適応（図1）

①カタル性虫垂炎以下と診断した場合は**保存的治療**となる．
②蜂窩織炎性虫垂炎以上と診断した場合は**手術**の方針となる．確定診断がつかない場合には保存的治療を行い，診断確定の後に手術を行う（待機手術）．
③膿瘍形成性虫垂炎の一期的手術では，大きな開腹創での回盲部切除など拡大手術が必要となる場合がある．また，創感染や腹腔内膿瘍などの術後合併症の発生頻度が高率である．急性期には手術せず，保存的に治療して，炎症が沈静化したのちに虫垂切除を施行する**間歇期虫垂切除術**（interval appendectomy）が行われる．

◆ 急性虫垂炎の保存的治療

入院後，絶飲食とし，第2世代セフェム系抗菌薬を1日2〜4gで7日間投与する．治療開始後12時間と24時間経過ごとに，全身状態，局所所見，血液検査所見を厳重に観察し，いずれかの所見が改善しなければ手術の方針とする．また，入院後4〜5日目にCTを行って，膿瘍の縮小傾向がなければ経皮的ドレナージ（超音波ガイドまたはCTガイド）を行う．虫垂炎の保存的治療後の再発率は30％前後とされる．

b) 代表的な術式

◆ 開腹虫垂切除術

比較的小さな皮切で行えること，成人では腰椎麻酔でも行えることから虫垂炎治療の第一選

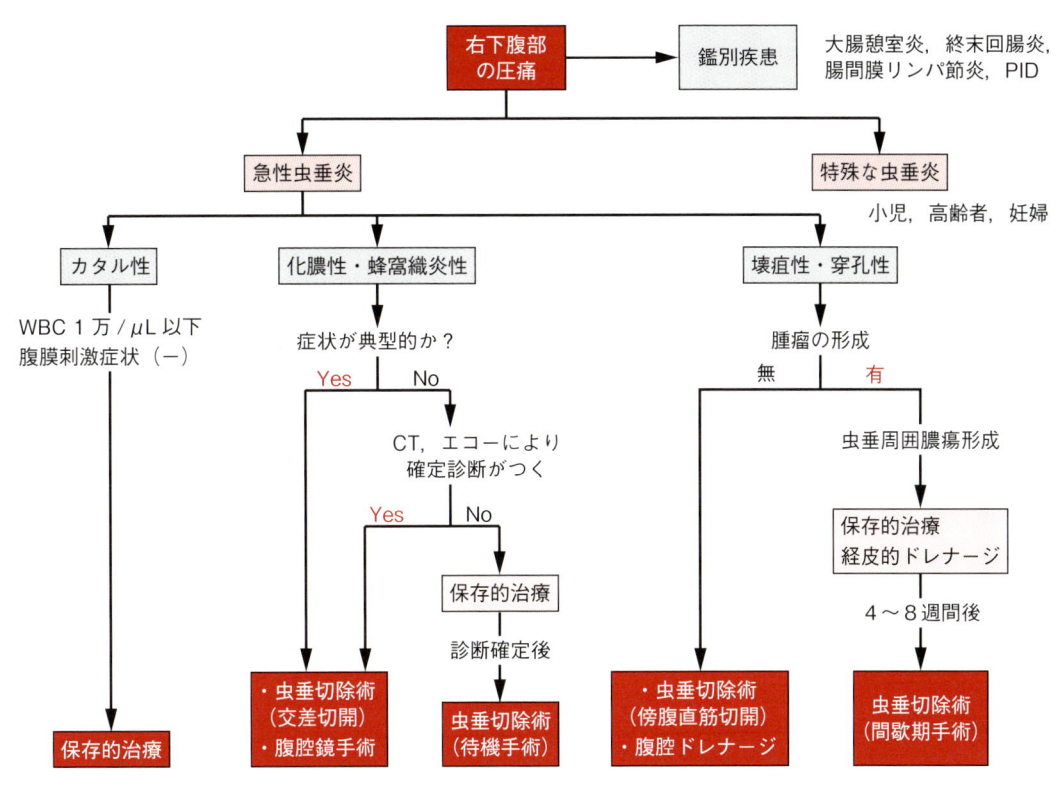

図1● 急性虫垂炎のアルゴリズム

択とされている．

- **交差切開法**

　皮膚割線に沿って切開するため傷が目立ちにくい，腹壁ヘルニアが生じにくい，虫垂に到達しやすいなどの長所はあるが，創を延長し難いという短所がある．

- **傍腹直筋切開法**

　切開創を上下に延長しやすい．高度の蜂窩織炎性・壊疽性症例，高齢者，肥満症で有用である．

◆ **腹腔鏡下虫垂切除術**

　腹腔内の広範な検索が可能であり，創感染率の低下および術後在院日数の減少などの利点がある．

＜腹腔鏡下虫垂切除術の適応＞
①肥満体で手術困難が予想される場合
②穿孔性虫垂炎と思われる場合
③女性で骨盤内炎症性疾患（pelvic inflammatory disease：PID）の可能性がある場合
④虫垂炎の確定診断に至っていないが手術に踏み切る場合

＜腹腔鏡下虫垂切除術の欠点＞
①全身麻酔下にしか施行できない
②虫垂断端が残るため再発がある
③遷延した汎発性腹膜炎例，高度腸管拡張例での実施は困難である

c) 手術術式の決定に際して留意すべきこと

◆ **手術のタイミングについて**

診断がつき次第速やかに手術を行うことを原則とする．しかし，夜中の場合には朝まで待っても虫垂穿孔のリスクは少ない．

◆ **間歇期虫垂切除術の時期**

保存的治療後の虫垂炎の再発は6カ月以内に多いことから，それよりも早い4～8週間後に施行する．

術前管理のポイント

虫垂切除術に関連した事項について概説する．

1. 入院時の説明・指導

救急疾患であり，来院から手術までが短時間であるため，外来での説明が不十分になりがちである．特に，患者本人は手術の準備と重なるため，当日の患者への説明は手術の必要性と手術内容を中心に行う．

2. 術前処置

- 絶飲絶食とする．最終経口摂取（水分を含む）の時刻，内容，量を確認する．
- 経口摂取が長時間できていない場合には，循環動態を安定させるため乳酸加リンゲル液（細胞外液型）を10 mL/kg/時で投与する．利尿を付けることが目標である．
- 抗菌薬感受性テスト：手術部位感染を予防するための抗菌薬は原則的に第2世代セフェム系抗菌薬を使用する．
- 下腹部・背部の除毛は入室直前に行う．

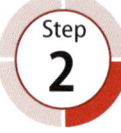

Step 2 手術当日・手術終了までに行うべきこと

手術の手順

1. 開腹虫垂切除術（図2）

①交差切開法または傍腹直筋切開法にて開腹する．
②盲腸を探索し発見したら盲腸の結腸紐をたどって虫垂を同定する．
③虫垂間膜をペアン鉗子で挟み，虫垂を創外に脱転させる．
④虫垂間膜を結紮切離する．
⑤虫垂根部をペアン鉗子で圧挫後に同部で虫垂を結紮し，切離する．
⑥タバコ縫合またはZ縫合にて根部断端を埋没させる．
⑦腹腔内を精査し，盲腸周囲あるいはDouglas窩の滲出液をよく拭き取り，変化のないことを確認して閉腹する．

図2 ● 開腹虫垂切除術

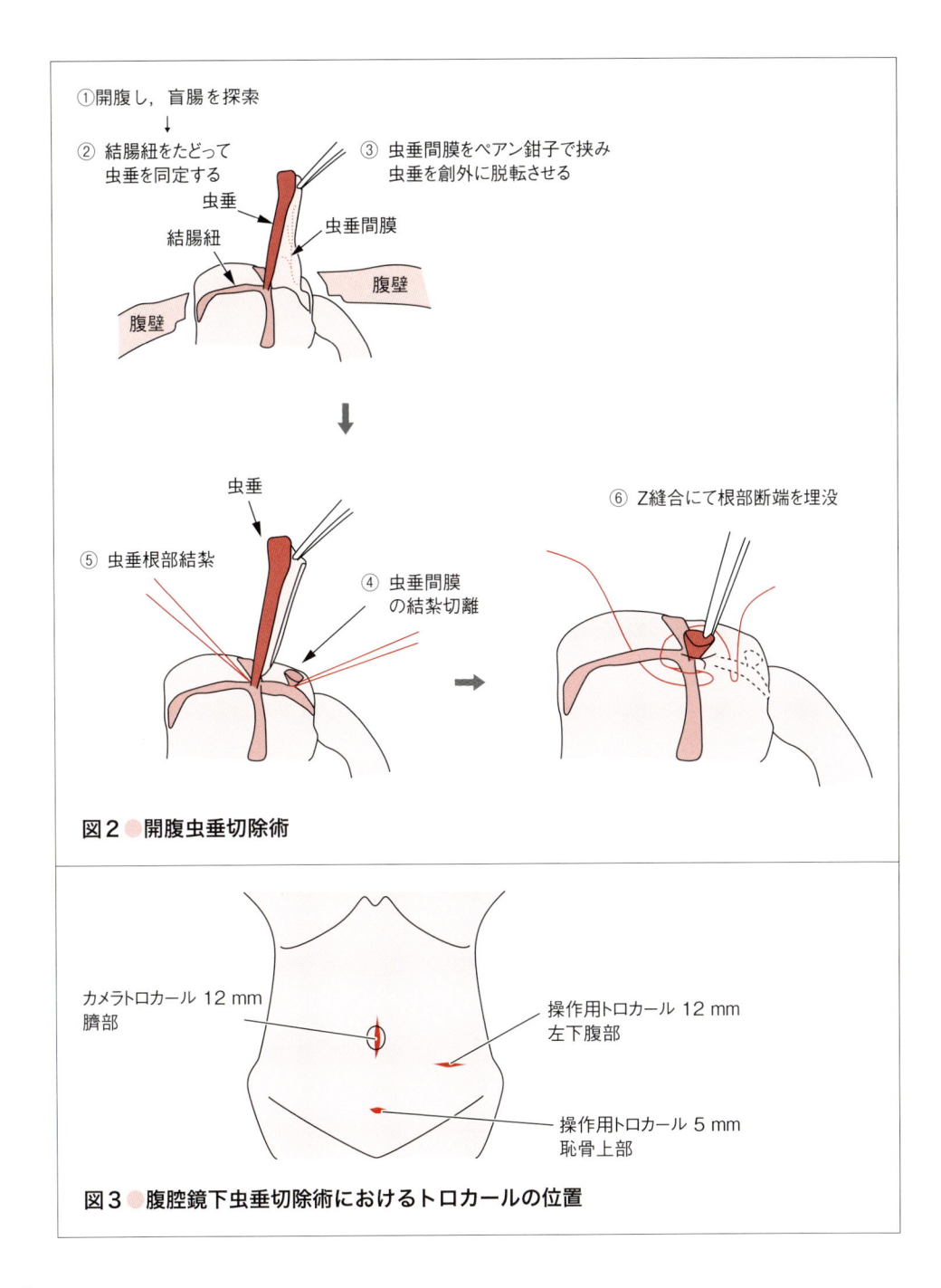

①開腹し，盲腸を探索
↓
②結腸紐をたどって虫垂を同定する
③虫垂間膜をペアン鉗子で挟み虫垂を創外に脱転させる
虫垂
結腸紐
虫垂間膜
腹壁
腹壁

⑤虫垂根部結紮
虫垂
④虫垂間膜の結紮切離
⑥Z縫合にて根部断端を埋没

図3 ● 腹腔鏡下虫垂切除術におけるトロカールの位置

カメラトロカール 12 mm 臍部
操作用トロカール 12 mm 左下腹部
操作用トロカール 5 mm 恥骨上部

2. 腹腔鏡下虫垂切除術（図3）

アプローチは開腹虫垂切除術と異なっているが，本質的には同じ処置を行う．

＜開腹手術との相違点＞

①全身麻酔下に気腹を行って視野を確保する．
②腹腔内に3本のトロカール（臍部，左下腹部，恥骨上部）を入れ，カメラおよび操作用鉗子を挿入して手術を行う．
③虫垂間膜は凝固装置で焼き切り，虫垂断端の埋没は行わない．

3. 逆行性虫垂切除術

虫垂と周囲との癒着が強度で創外への脱転が困難なときに行われる．
最初に虫垂根部を二重に結紮して切離し，断端を埋没させる．次いで虫垂間膜を処理し，虫垂と周囲との癒着を剥離して虫垂を取り出す．

手術のポイント

①開腹手術か腹腔鏡下手術かの選択は病院や術者の方針で行う．
②虫垂切除後の中枢側断端は必ずしも盲腸に埋没する必要はない．
③炎症が高度で虫垂切除が困難な場合にはドレナージのみを行って撤退してもよい．
④穿孔性虫垂炎では，術後の創部感染を防ぐため筋膜まで縫合して皮膚は開放とするのが一般的である．

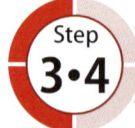

Step 3・4 手術後から退院までに行うべきこと

虫垂切除術は小侵襲手術のため手術侵襲からの回復は比較的早い．術後１日目になると病状は安定してくる．病状を確認しながら順次，不必要な処置を除いていく．術後の入院期間を左右する因子には，① **ドレナージの有無**，② **創部感染**，③ **イレウスの合併** などがある．

手術直後に行うべきこと

◆ 切除標本の処理

虫垂切除標本は割を入れ内腔を観察して，糞石の有無，壁の重症度，腫瘍性病変の有無を評価する．

術後管理 (表3)

急性虫垂炎の術後管理の要点

- 術後の検査は必要最小限のものとする．
- 創部の観察は基本的に毎日行う．
- 腹腔ドレーンは，遅くとも術後３日目までに，排液に混濁がないことを確認した時点で抜去する．
- 抗菌薬の投与は術後３日目までで中止する．
- 点滴は術後２日目までで中止する．
- 術後２日目より安静度の制限は設けない．
- 術後２日目より食事を開始する．絶食期間が短いことから早期に全粥とする．
- 腹部に負担のかかる運動は術後約１カ月の間は控える．
- １週間後に外来受診をし，異常のないことを確認してから社会復帰を許可する．

表3 ● 急性虫垂炎の術後管理

		手術当日	1	2	3	4 ～ 7
投薬	補液					
	抗菌薬					
	硬膜外麻酔		抜去			
	服薬	前投薬		術後内服再開		
食事			飲水開始	朝：流動食 昼：全粥	全粥	普通食
検査	CBC, CRP		●		(●)*	
処置	創処置				被覆材除去	抜糸・抜鉤（外来にて）
	経鼻胃管	術直後抜去				
	腹腔ドレーン				抜去	
	尿道カテーテル		抜去			
安静度，その他		ベッド上安静	自立歩行			退院指導

＊腹腔ドレーン挿入の場合

主な術後合併症とその管理

虫垂切除術に関連した合併症について概説する．

1. 創感染

創閉鎖した症例の術後数日～10日後に創周囲が発赤/腫脹し，混濁排液の流出がある．発生率は1～5％程度である．抜糸して創を開放創として処置すれば通常問題なく治癒する．

2. 腹腔内膿瘍

穿孔例では10％程度に認める．術後も微熱が続き，7～10日後に高熱が出て精査で確認される．治療は経皮的あるいは経直腸的ドレナージが行われる．

第2章　主な疾患の治療の流れ
⑤ 研修医が執刀する可能性がある疾患

2 痔核

森田孝夫

Point

- ▶ 痔核手術の特徴は，手術部位である肛門が疼痛に対し敏感な部位であり，かつ術直後より排便によって汚染される場所であることである
- ▶ 手術によってできた創は一次治癒を望めないため二次治癒を図ることになる
- ▶ 疼痛を抑え，円滑に創傷治癒が進むようにすることが治療の最大のポイントとなる

はじめに

　痔核は内痔核，外痔核，内外痔核，嵌頓痔核などきわめて多彩な臨床像を示す．また，治療法には保存的療法，硬化療法，凍結療法，ゴム輪結紮療法，レーザー療法，手術療法などさまざまな方法があるため，正しい診断とそれに則する治療が求められる．

痔核の基礎的事項

- 肛門疾患中最も頻度が高く，若年，中年で発症するものが多い．女性では妊娠に続発することが多い．
- 肛門管の粘膜下の内・外痔静脈叢の循環障害に起因する疾患であるが，痔核の基本的な構造は正常な肛門にも存在している．次第に増大し，臨床症状を呈した場合に治療対象となる．
- 解剖学的に歯状線より内側のものが内痔核，外側のものが外痔核と分類されている．
- 内痔核の発生部位は左側後方（4時），右側後方（7時），右側前方（11時）の3カ所に多い（図1）．

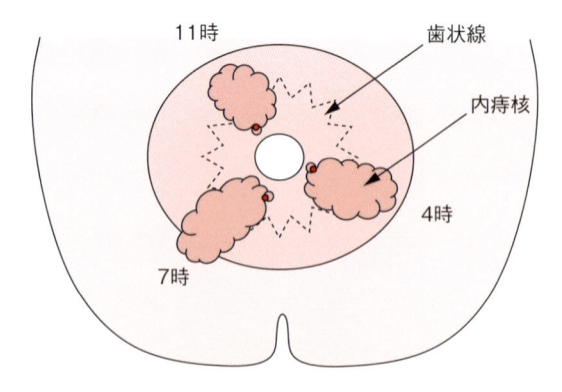

図1 ● 内痔核の発生部位

表1 ● Goligher 分類と治療法

	保存的治療	硬化療法		手術	
		PAO	ALTA	結紮切除法	PPH
Goligher Ⅰ	○	○			
Goligher Ⅱ	○	○	○		
Goligher Ⅲ			○	○	○（全周性）
Goligher Ⅳ				○	○（全周性）

PAO：phenol almond oil（フェノールアーモンドオイル）
ALTA：aluminum potassium sulfate・tannic acid（硫酸アルミニウムカリウム・タンニン酸水溶液）
PPH：procedure for prolapse and hemorrhoids

1. 痔核の症状

痔核の主要症状は出血，疼痛，脱出である．出血は排便時に多く鮮紅色である．疼痛は内痔核が肛門外へ脱出し肛門括約筋の収縮により嵌頓状態となったときに著明である．進行すると内痔核が常時脱出した状態となる．

2. 痔核の脱出度による Goligher（ゴリガー）の臨床病期分類（表1）

Ⅰ度：排便時にうっ血し，膨隆する．
Ⅱ度：排便時に内痔核が脱出するが，排便後に自然還納する．
Ⅲ度：脱出を納めるのに用手的還納を要する．
Ⅳ度：痔核が大きく外痔核まで一塊化しているため完全には還納できない．

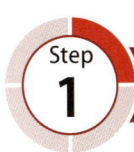

Step 1 入院してから手術前日までに行うべきこと

治療方針の決定

1. 治療方針にかかわる検査

肛門出血や肛門痛を起こす疾患の鑑別や痔核類縁疾患の合併の有無を調べるために必要である．

痔核の診断は指診と肛門鏡による．鑑別診断では直腸鏡，大腸内視鏡検査が用いられる．

2. 治療法の決定

a）治療法の種類と適応

痔核は Goligher 分類のⅠ度からⅣ度に向けて徐々に重症となり，その程度によって治療方法が選択される（表1）．

◆保存的療法

痔核治療の基本は，**食物繊維を摂取して便通を改善し，排便時のいきみを避けて血流障害を**

改善することである．GoligherⅠ，Ⅱ度の痔核では坐浴，入浴などの温浴療法，消炎薬投与などの薬物療法が有効である．しかし，脱肛症状を消失させる効果はない．

◆硬化療法

痔核に薬液を直接注射して炎症および二次的な線維化を起こし，痔核内の血流低下と痔核周囲の硬化を図る治療法である．速効性の血流遮断作用を有する．

①フェノールアーモンドオイル（PAO）

5％PAOを痔核に注射する．痔核の止血には有効であるが，痔核の脱出を治す効果はない．GoligherⅠ，Ⅱ度の痔核が適応となる．

②硫酸アルミニウムカリウム・タンニン酸水溶液（ALTA）

2％ALTAを痔核に注射する．血流遮断作用とともに線維化により痔核を硬化・退縮させて痔核の脱出を消失させる．GoligherⅡ～Ⅲ度の脱出する痔核に対して適応となる．

◆その他の治療法

①凍結療法

マイナス60℃の冷気を患部に当て，患部を凝固壊死させる．

②ゴム輪結紮療法

専用の器具を用いて輪ゴムを痔核にかけ，ゴムの収縮力を利用して患部を絞扼し，壊死させる．比較的小さな脱出した内痔核や出血例が適応となる．

③レーザー療法

ICG併用半導体レーザーまたはCO_2レーザーで痔核を焼却する．急性期の嵌頓痔核やGoligherⅣ度が適応となる．侵襲は少なく，手術時の出血もほぼないが，レーザー装置を必要とする．

b）代表的な手術法

結紮切除法とPPH法の2種類が主に行われている．

GoligherⅢ～Ⅳ度および嵌頓痔核は絶対的適応である．

①結紮切除法

痔核に対する標準術式である．痔核を肛門管の外から内へ縦方向に切離し，根部を結紮した後に痔核を切除する．根治性は高いが，術後の疼痛や出血などの合併症が多い．

②PPH法（図2）

自動吻合器を用いて，痔核より口側の直腸粘膜を環状に切除・縫合することで，肛門外へ伸長・滑脱した内痔核および肛門粘膜を吊り上げて固定し，同時に上直腸動脈の血流を遮断して内痔核を縮小させる．痔核を直接切除するのではない．肛門管内に創を作らないため，術後疼痛が軽微である．GoligherⅢ，Ⅳ度の痔核で全周性に滑脱するものが適応である．

c）手術術式の決定に際して留意すべきこと

①肛門は汚染された部位である．手術によってできた創は一次治癒を望めないため二次治癒を図る（図3）．

②結紮切除法では一度に最大3カ所までの痔核を切除できるが，それぞれの創面の間に健常な肛門粘膜を残さなくてはならない．大きい痔核から3つ選んで手術する．

③肛門の全周にわたる痔核ではPPH法を用いる．

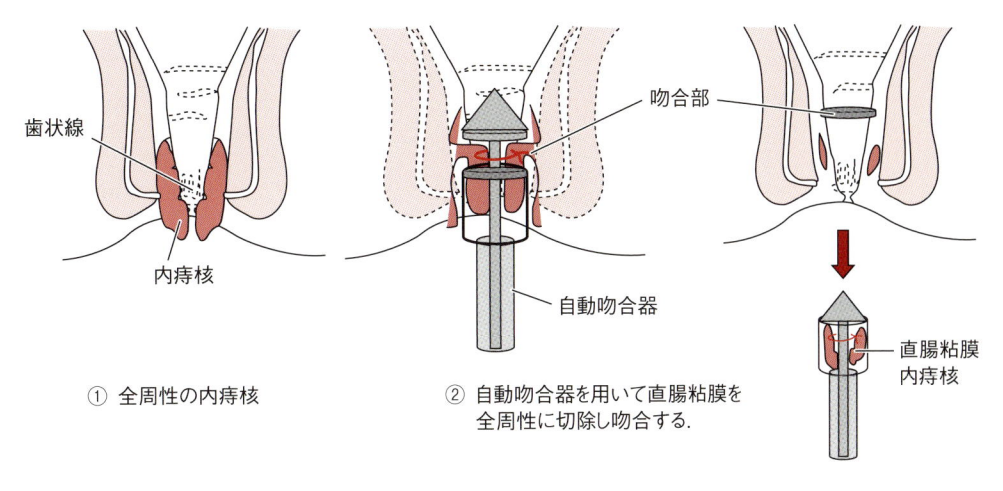

① 全周性の内痔核　　② 自動吻合器を用いて直腸粘膜を全周性に切除し吻合する．

図2 ● PPH法

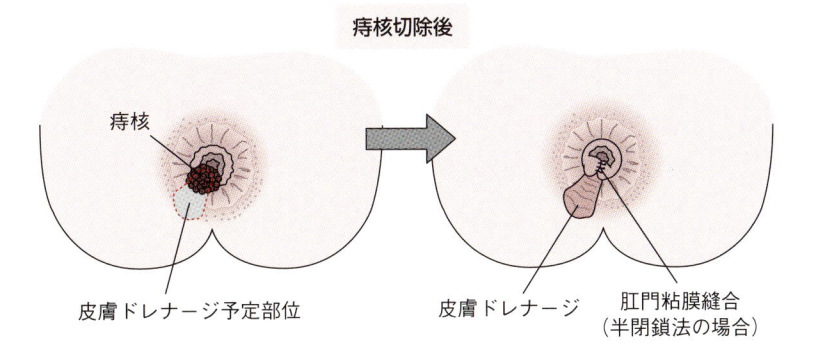

図3 ● 痔核切除術の基本的な考え方
痔核切除後は開放創とし，二次治癒を図る．ドレナージのために直近の皮膚を切除する．皮膚の上皮化は欠損部の修復よりも速やかに進むので，ドレナージのための皮膚切除は大きく，広範囲に行う．
半閉鎖法では，痔核切除後は肛門粘膜を縫合するが，一次治癒を期待するわけではなく，術後の欠損部の容積を少なくし，二次治癒を速やかに進行させるためである．

痔核の術前管理のポイント

　痔核手術を行う場合，外来手術ないしは日帰り手術を基本としている場合と，入院を原則としている場合とがある．また，入院手術の場合にも手術当日入院の場合とそれ以前から入院する場合とがあり，各施設によって診療の手順は一様ではない．ここでは**手術前日に入院して手術を行い，手術翌日（術後1日目）に退院する場合**を想定し，診療のポイントを概説する（表2）．

a) 術前処置
- 肛門内を空虚にする処置：術中排便による術野の汚染を防ぐために行う．手術前夜にレシチン炭酸坐薬（新レシカルボン®坐剤）を2個ずつ直腸内に挿入し，排便を誘発して直腸内を空虚とする．排便の不十分な場合はグリセリン浣腸120 mLを追加する．下剤投与や高圧浣腸などは翌日まで効果（影響）が残り，排便によって術野を汚染する原因となるため，原則として行わない．また，大腸内視鏡検査や大腸手術前に実施するような徹底した大腸内のクリー

表2 ● 痔核患者の治療の流れ

	手術前日	手術当日 手術前		手術当日 手術後	手術後1日目（退院）
処置	・入院 ・排便の誘発（便秘の解消） ・入浴・清拭（外陰部・肛門の清潔）	・排便の誘発（レシチン炭酸坐薬挿入） ・血管確保 ・除毛（背部，肛門周囲）	手術	・後出血のチェック ・酸素投与 ・ECGモニター装着	・創面を清潔に：入浴，坐浴 ・術後合併症の予防（肛門指診による肛門の拡張）
検査	・術前検査データのチェック	・特になし		合併症のない限り検査は行わない	
投薬	・常用薬の確認	・処方箋提出（術後に使用）		・疼痛のコントロール ・抗菌薬投与	内服開始 ・疼痛のコントロール ・排便のコントロール
食事	・制限なし	・朝より絶飲絶食		・術後3時間で飲水可 ・夕食は全粥	・常食
検温	・バイタルサイン測定 ・排尿・排便確認	・バイタルサイン測定 ・排尿の確認		・尿量の確認（尿道カテーテルが抜去されている場合には排尿の確認）	・退院時チェック
安静活動	・フリー	・手術室入室時歩行or車イス		・ベッド上安静（腰椎麻酔後は頭部を挙上する）	・フリー
説明	・手術についての説明 ・麻酔についての説明	・手術必要書類点検		・手術経過について説明	・退院基準にて退院評価 ・退院指導

ニングは必要ない．

- 重症の便秘症の場合には入院前に（外来にて）緩下剤投薬，低残渣食を処方して便秘を解消しておく．

b）食事

常食を指示する．手術前日の経口摂取の制限は必要ない．

c）入浴，清拭

肛門，会陰，腰部を清潔にする．

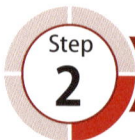

Step 2 手術当日・手術終了までに行うべきこと

術直前の管理のポイント

- 術中排便を避けるために，前夜の処置に続いて手術の約3時間前にレシチン炭酸坐薬（新レシ

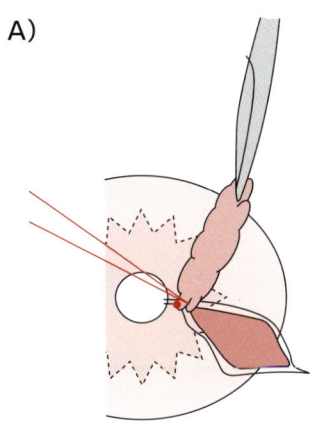

A) 肛門管上皮に切開を加えて，創を菱形とする．痔核を根部で結紮する．

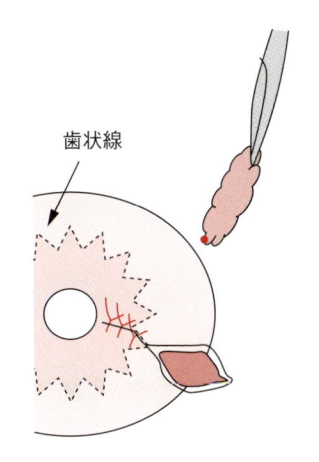

B) 痔核を切除後，粘膜切開創は歯状線まで縫着し，それより外側を開放創とする．

図4 ● 手術の手順　結紮切除法

　カルボン®坐剤）を直腸内に挿入して排便を行い，直腸内を空虚とする．
- 手術室入室直前にトイレで放尿する．
- 入室前に肛門周囲，会陰部の除毛を施す．
- 手術当日は絶飲絶食とする．術前に留置針を用いて点滴（維持輸液，ソリタ®T3 500 mLなど）を行う．

手術の手順（結紮切除法）(図4)

①内痔核を確認し，開肛器を挿入する．
②上直腸動脈末枝を結紮する．
③痔核を中心にV字切開を行う．
④肛門括約筋と痔核との間を剥離する．
⑤痔核を切除する（図4A）．
⑥止血し，欠損粘膜を縫合する（図4B）．

手術のポイント

- 結紮切除法では，**肛門部皮膚にドレナージのための開放創を置き，痔核切除後の肛門粘膜は縫合閉鎖することが一般的である．**
- 術後疼痛を軽減するための処置
  ・肛門内にはストップロール（止血の目的で肛門管内に留置するロール状のガーゼ）や異物を置かない．
  ・手術では肛門皮膚に電気メスによる熱傷を与えない．
  ・肛門括約筋に糸針を掛けない．
  ・麻酔のかかっているときに，肛門内に両側示指あるいは二双鈎を挿入して，肛門を開大するように，相反方向に全周にわたって，肛門括約筋のストレッチを十分に行っておく．

手術終了時

- 手術終了時に鎮痛坐薬を肛門内に挿入することで術後疼痛が軽減され，疼痛コントロールが容易となる．
- 腰椎麻酔を行った場合には麻酔によって排尿障害が生じるため，尿道カテーテルを留置する．

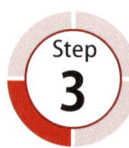

Step 3　手術直後から退院までに行うべきこと

術後管理（表2）

手術後1日目までに手術侵襲から脱し一般状態は安定する．術後1日目以降は創傷管理・疼痛管理が中心となる．

a) 安静度

術直後は**ベッド上安静**とする．腰椎麻酔であるため術後に頭痛が生じることがあるので，なるべく頭を動かさないように指導する．また，腰椎麻酔により排尿障害が生じるので，術中に尿道カテーテルを挿入しているが，違和感を訴えて抜去を希望する場合にはその旨を説明したうえで抜去する．手術当日の排尿はバイタルサインが安定するまでベッド上で行う．

術後1日目では**離床**を促し，**自立歩行**，**トイレ歩行**を許可する．

b) 創傷管理

◆ **後出血の確認**

肛門部を覆っていたガーゼを外し，創面からの出血のないことを確認する．

◆ **創面の管理**

開放創のドレナージが常に有効となるように配慮する．創面の汚物はドレナージ効果を減少させ，また創傷治癒の促進を阻む原因となるので，入浴，坐浴をしっかりと行って除去する．

c) 術後疼痛のコントロール

術直後の疼痛については十分にコントロールする必要がある．術後の肛門の浮腫は疼痛の原因となるため，入浴，坐浴を徹底して行って創面を温め清潔に保つとともに消炎鎮痛薬，副交感神経節遮断薬，鎮静薬などを使用する．ペンタゾシン（ペンタジン®またはソセゴン®）30 mgを筋注する．手術後に肛門内に鎮痛坐薬を挿入することは創面からの後出血を誘発し，また疼痛を増強させるため禁忌である．

d) 排便のコントロール

腸管機能の回復に伴って排便が起こる．排便を抑えるのではなく，排便があることを前提として管理していく．水酸化マグネシウム（1回0.5 mg，1日3回）を投薬し，軟便を排泄するようにする．4日間以上排便がないときは緩下剤を処方する．

e）食事

術後3時間から徐々に飲水を許可し，手術当日の夕食は全粥またはパン食とする．術後1日目より常食とする．

f）患者・家族への説明
◆生活指導の内容

痔核手術では二次治癒を図るために治癒期間は長くなる．しかし，創面に触れても出血がないほどに上皮化が進めば日常生活は支障なく行える．それまでに要する期間は通常2週間である．

術後合併症と予防

1. 肛門狭窄

術後は循環障害によって肛門浮腫が起こり，また，肛門への持続的な刺激は内括約筋痙攣を誘発する．これらが長時間持続すると肛門狭窄を生じる．これを防止するために術後早期より肛門指診ないしは肛門鏡の挿入を行って肛門を拡張しておく．

2. ポケット形成

痔核手術では肛門管のドレナージを効かせるために痔核に接した皮膚を広範囲に切除する．術後の創傷治癒のスピードは，痔核を切除してできた肛門管内の欠損部分より，ドレナージのために切除した皮膚欠損部の方が速い．したがって，皮膚切除の範囲が少ない（不十分な）場合には肛門管内の欠損部の修復が終わらないうちに皮膚の修復が完了してしまうことがある．このとき肛門管内の欠損部を残したままその外側を皮膚が覆うので，ポケット状の構造が手術部に形成されることになり，創傷治癒遷延の原因となる．**ドレナージのための皮膚切除は「大胆に大きく」**が基本である．

第2章 主な疾患の治療の流れ
⑤ 研修医が執刀する可能性がある疾患

3 鼠径ヘルニア

森田孝夫

Point

- ▶ 鼠径ヘルニアはポピュラーな疾患であるが，近年の術式の著しい進歩と使用されるメッシュ素材の発達により手術法は多様である
- ▶ どの手術法を選択するのかは各施設（術者）によって異なる．それぞれの手術法をすべて実施している外科医（施設）はほとんどない．手術法の原理を理解し，代表的な手術法を修得しよう
- ▶ 嵌頓ヘルニアは絞扼性イレウスであり，緊急手術を要するので鑑別の要点を把握しよう
- ▶ 小児（若年者）の鼠径ヘルニアの治療の特徴，周術期管理の留意点を理解しよう

はじめに

　鼠径ヘルニアは良性疾患であり，ヘルニア嵌頓を起こして緊急手術となる場合を除いて，通常は予定手術として行われる．近年，鼠径ヘルニアの手術術式に変遷があり，手術法が大きく変わってきている．従来の手術（Bassini法やMcVay法など）では，既存組織を後壁補強に用いていたが，最近ではメッシュを用いて後壁補強を行う**テンションフリー術式**が主流となっている．また，**腹腔鏡下ヘルニア修復術**も盛んに行われている．この手術法の変化は術後の疼痛を軽減し，早期の社会復帰を可能にするなど患者にとっての利点のみでなく，局所麻酔での手術や日帰り手術をも可能にするなど鼠径ヘルニアの医療そのものをも変化させてきている．現在の鼠径ヘルニアの治療は多様性がきわめて大きく，施設によって，また術者によって選択される術式が異なるので研修医諸氏もそれらの状況を踏まえて対応する必要がある．
　本稿では，鼠径ヘルニア治療のポイントを入院から退院までの診療の流れに沿って概説する．一般外科手術のなかでは低難易度手術と位置付けられているため，研修医諸氏が術者となることも考え，手術法の要点についても述べたい．なお個々の手術法の詳細については紙面の関係で触れることはできないので成書を参照していただきたい．

基礎的事項

　日本ヘルニア学会は鼠径部ヘルニアの分類を発表している（JHS分類，2009年4月改訂）．これは手術時に観察されるヘルニア門の位置と大きさに基づいて分類されている（表1）．

表1 ● 日本ヘルニア学会分類

分類			大きさ
Ⅰ型 間接（外）鼠径ヘルニア	Ⅰ-1型	軽度	ヘルニア門の径は1cm（1横指）未満とする （1横指未満とは原則として第5指先端部の挿入不可能な程度）
	Ⅰ-2型	中等度	ヘルニア門の径は1cm以上，3cm（2横指）未満とする （2横指未満とは原則として第2指と第3指が挿入不可能な程度）
	Ⅰ-3型	高度	内鼠径輪は3cm（2横指）以上である
Ⅱ型 直接（内）鼠径ヘルニア	Ⅱ-1型	膀胱上	ヘルニア門の径は3cm（2横指）未満であり，ヘルニア門の中心は，鼠径管後壁を二分して内側に近いもの
	Ⅱ-2型	限局型	ヘルニア門の径は3cm（2横指）未満であり，ヘルニア門の中心は，鼠径管後壁を二分して外側に近いもの
	Ⅱ-3型	びまん型	ヘルニア門の径は3cm（2横指）以上のもの
Ⅲ型		大腿ヘルニア	
Ⅳ型		併存型	間接（外）鼠径ヘルニア，直接（内）鼠径ヘルニア，あるいは大腿ヘルニアが併存したもの
Ⅴ型		特殊型	上記の分類に属さない型 再発ヘルニアは初発ヘルニアの分類案にしたがって記載

日本ヘルニア学会2009年4月改訂版より引用

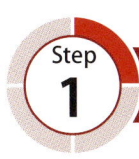

Step 1　入院してから手術前日までに行うべきこと

治療方針の決定

ヘルニアの治療は時代とともに今も変遷を遂げつつあり，まだ確定したものがない．ヨーロッパヘルニア学会（EHS）は2009年9月にガイドラインを発表しているが，本邦では一般的でない手術法が推奨されていることなどもあり，日本ヘルニア学会が本邦の実情に照らしてガイドラインの策定を進めている．

1. 治療方針決定にかかわる検査

a）診察

鼠径部の腫脹を主訴として来院するが，仰臥位では多くが還納されてしまうため体表診察のみでは描出率は約40％と低い．多くは発症の時期，症状などを詳細に聞き，触診を丹念に行って診断する．外鼠径ヘルニア，内鼠径ヘルニア，大腿ヘルニア，陰嚢水腫および腫瘍を鑑別することが必要となる．

b）CT検査

腹圧をかけた状態での描出率は約60％である．

c）エコー検査

陰嚢水腫の診断には非常に有効である．

```
                                        ┌→・Potts法
                   ┌従来法─→            ├・Lucas-
               無─┤(前方)                │  Championiere法
                   │                      └・Marcy法
     後壁          └腹腔鏡下──────→・LPEC法
     補強
                   ┌従来法─→            ┌・Bassini法
               無─┤(前方)                ├・Ileopubic tract法
ヘルニア         (tension repair)         └・McVay法
 手術
                                  ┌ヘルニア ・Lichtenschtein法
                                  │門の前方 ・Mesh plug法
                   ┌前方─パッチ─┼ヘルニア
     メッシュ     │    の位置    │門の後方 ・Direct Kugel法
     の使用       │              └コンビネ
         有─アプローチ               ーション ・PHS法
            (tension free)
                   ├腹膜前─────────→・Kugel法
                   │                      ┌腹膜前腔
                   └腹腔鏡下─手術操作─┤での処理 ・TEPP
                                の場所    └腹腔内で
                                           の処理  ・TAPP
```

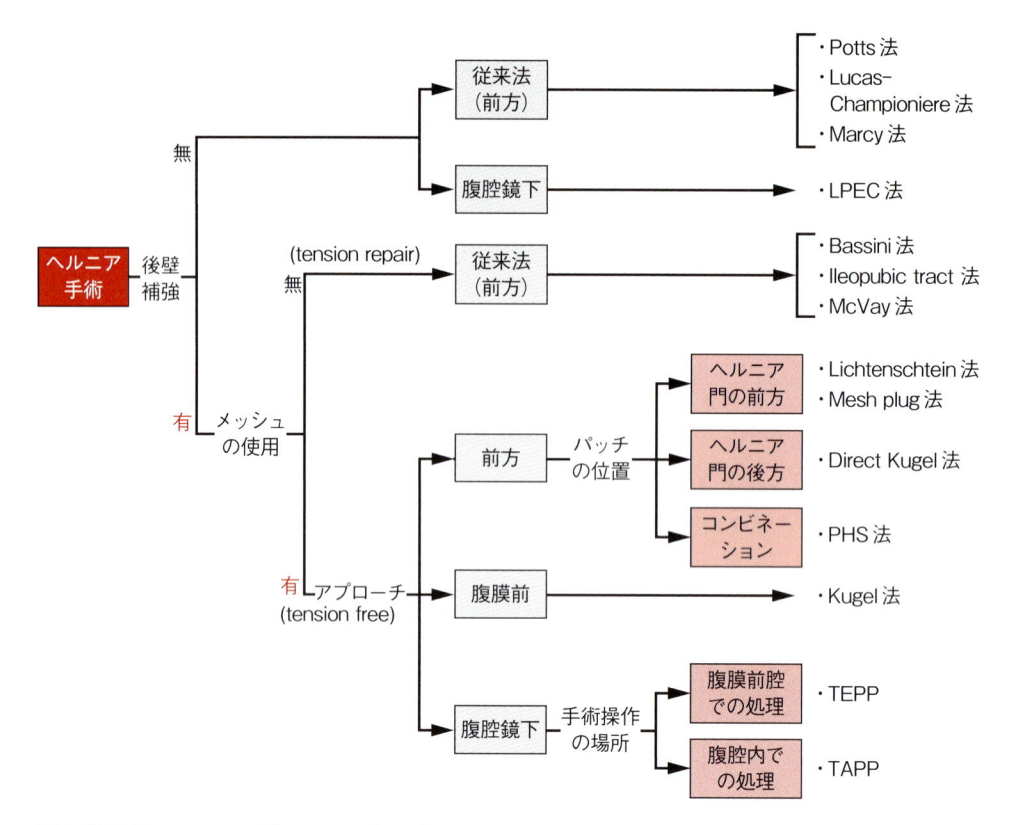

図1● 鼠径ヘルニア手術のアルゴリズム

d）嵌頓ヘルニアの鑑別

腸管壊死を伴うことがあるので緊急手術となる可能性が高い．局所の腫脹，疼痛，赤黒い変色などは嵌頓ヘルニアの重要な局所所見である．エコー検査，局所のCT検査が診断の助けとなる．腹部単純X線撮影（立位）で小腸ガス（ニボー）を認めた場合には絞扼性イレウスとなっている可能性が高い．

2. 治療法の決定

a）治療法の種類と適応

ヘルニア治療の原則は，①ヘルニア嚢の処理，②ヘルニア門の閉鎖（後壁補強）である．
治療法の種類は，①後壁補強の有無，②メッシュの使用の有無，③メッシュをヘルニア門に設置するルート，④ヘルニア門に対するメッシュの位置によってさまざまである（図1）．

b）代表的な術式

◆従来法による鼠径ヘルニア手術（図2）

①小児鼠径ヘルニアの手術
- ヘルニア嚢の高位結紮切除のみ行う．
- Potts法，Lucas-Championiere法など

②成人の鼠径ヘルニア手術
- 鼠径部よりアプローチし，下腹壁にある既存組織を用いて鼠径部後壁にあるヘルニア門を閉鎖し補強する．

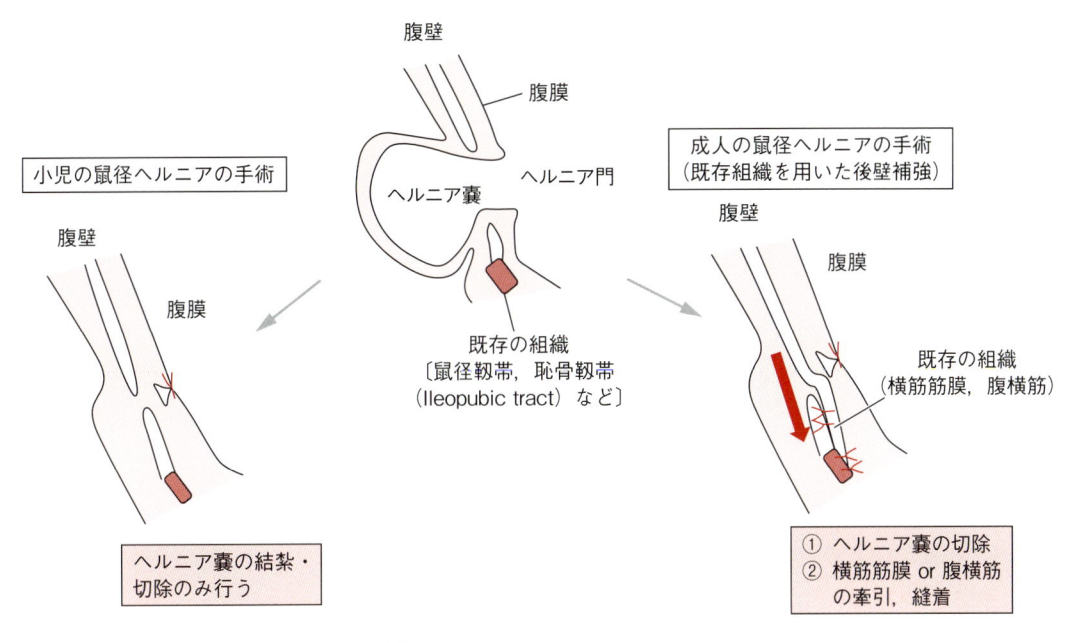

図2● 従来法による鼠径ヘルニア手術

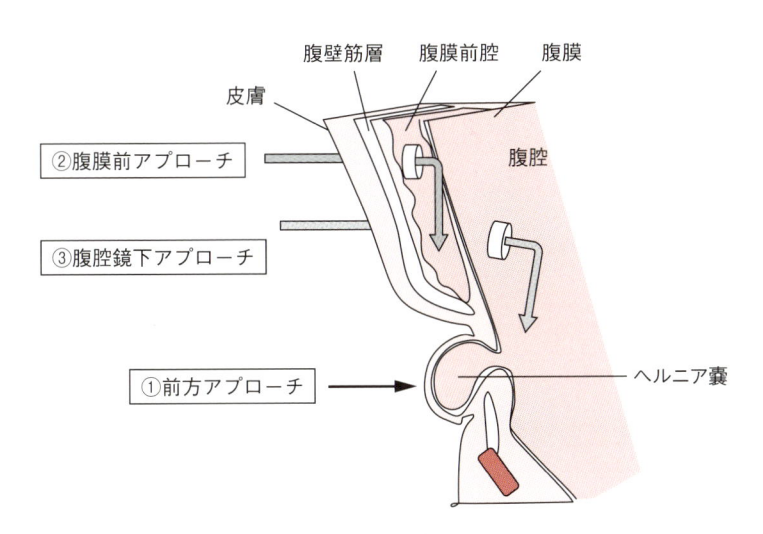

図3● メッシュをヘルニア門に設置するルート

- Bassini法，Ileopubic tract法，McVay法，Marcy法など

◆ **メッシュをヘルニア門に設置するルート**（図3）

①前方アプローチ
- Lichtenschtein法：鼠径管を開放してヘルニア囊を剝離し，腹腔側へ反転させる．メッシュで鼠径管後壁を覆い，メッシュを裂孔靱帯，鼠径靱帯，内腹斜筋腱膜と縫合する．
- Mesh plug法：ヘルニア囊を処理した後，plugをヘルニア門に挿入し，さらにonlay meshで鼠径管の後壁を覆う．

①Onlay patch 法　　　　　②Inlay patch 法　　　　　③PHS 法（コンビネーション法）

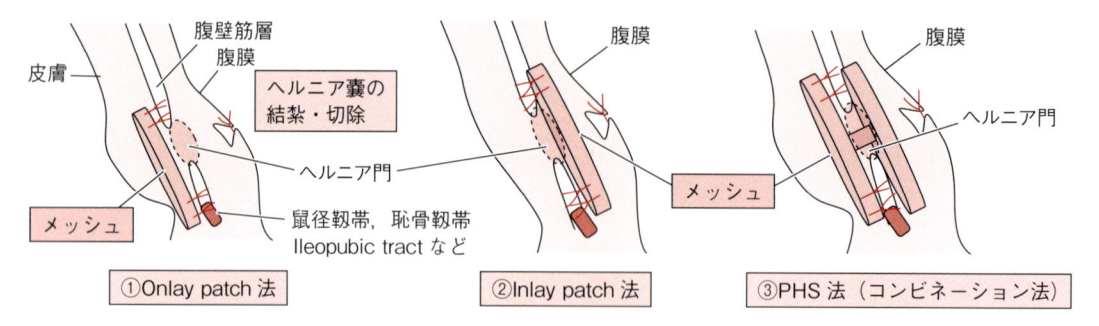

図4● ヘルニア門を閉鎖するメッシュの位置

②腹膜前アプローチ
- Kugel 法：前方アプローチよりやや外側，頭側からアプローチし，鼠径管を開放することなく腹膜前腔を剥離して，形状記憶パッチを挿入する．

③腹腔鏡下アプローチ
- TEPP（totally extraperitoneal preperitoneal approach）法：optical long port を臍部より腹膜前腔に挿入し，バルーンを膨らませながら臍下部より恥骨結節まで鏡視下に剥離して術野（working space）を作る．Kugel 法での腹膜前アプローチを腹腔鏡により行う．
- TAPP（trans-abdominal preperitoneal approach）法：腹腔内から腹膜を切開して腹膜前腔にメッシュを挿入し，挿入後に腹膜を閉鎖する．

◆ヘルニア門を閉鎖するメッシュの位置（図4）
①**Onlay patch 法**：ヘルニア門を前方（外側）から補強する．
- Lichtenschtein 法，Mesh plug 法

②**Inlay patch 法**：ヘルニア門を後方（内側）から補強する．
- Direct Kugel 法

③**コンビネーション法**：Onlay patch と Inlay patch でヘルニア門を両側から補強する．
- PHS（prolene hernia system）法

c）手術術式の決定に際して留意すべきこと

◆JHS 分類Ⅰ-1のヘルニア
- 鼠径管のシャッター機構とバルブ機構（valvular action）が保たれている．
- 手術はヘルニア嚢の単純高位結紮で対処する．
- 従来法ではPotts法，Lucas-Championiere 法が，腹腔鏡下手術ではLPEC（laparoscopic percutaneous extraperitoneal closure）法が推奨される．
- 小児および若年者が適応となる．

◆手術法と麻酔
- 小児鼠径ヘルニア，腹腔鏡下ヘルニア修復術では全身麻酔が必要である．
- 従来法およびテンションフリー術式を腰椎麻酔で行う場合には，麻酔からの覚醒が遅いため日帰り手術は避ける．
- 前方アプローチ（テンションフリー術式）は局所麻酔下でも可能である．

表2 ● 術前管理の概要

	初診～手術前日	手術当日（手術前）
処置	・病歴聴取 ・診察 ・麻酔科診察	・入院 ・除毛 ・血管確保
検査	・術前検査 ・検査データチェック	・ヘルニア部位（左右）の再確認
投薬	・常用薬の確認	・処方箋提出 （術後に使用）
食事	・制限なし	・朝より絶飲食
検温		・バイタルサイン測定 ・排尿・排便確認
安静 活動 創処置	・フリー	・手術室入室時 　歩行or車イス
説明	・手術についての説明 ・術前検査説明 ・麻酔についての説明	・入院時オリエンテーション ・手術必要書類点検

◆ 患者による選択

　テンションフリー術式と腹腔鏡下手術で治療成績に大きな差が認められない現状では，それぞれの長所・短所および麻酔について患者に十分に説明したうえで，術式の選択を患者に委ねることも重要である．

術前管理のポイント

　初診時から手術までの術前管理（リスク管理，栄養管理，インフォームドコンセントなど）を表2に示す．鼠径ヘルニア手術は一般外科手術のなかでは低難易度手術と位置付けられていることから一般的に入院期間は短い．本稿では手術当日入院，手術翌日（術後1日目）退院を想定している．

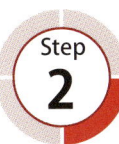

Step 2　手術当日・手術終了までに行うべきこと

手術の手順（Mesh plug法）（図5）

① 皮膚を消毒し，覆布がけを行う．
② 鼠径部皮膚に斜切開を入れる．
③ 外腹斜筋腱膜を切開して鼠径管を開放する．
④ ヘルニア嚢を処理する．
⑤ 腹膜前腔を剥離してPlugをヘルニア門に挿入する．

皮膚　腹壁筋層　腹膜

① ヘルニア嚢の処理

③ Onlay mesh で
ヘルニア門を前方
より補強する

② plug をヘルニア門に
挿入し，固定する

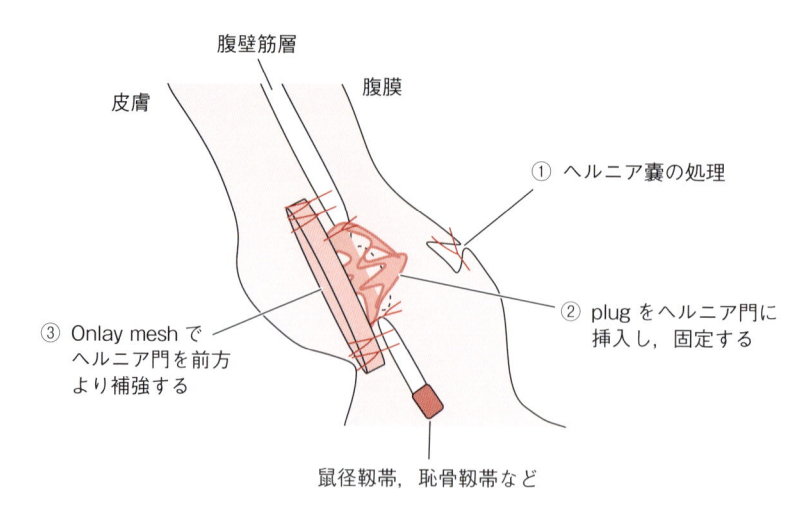

鼠径靱帯，恥骨靱帯など

図5● 手術の手順（Mesh plug 法）

⑥Onlay mesh で鼠径管の後壁を覆い，縫合固定を行う．
⑦閉創する．

手術のポイント

①術中にヘルニア門の位置と大きさを計測し，JHS 分類を決定する．
②メッシュ法は清潔手術である．清潔操作を徹底し，術後感染を予防しよう．
③腹腔鏡手術ではモニターを通してヘルニアの形態，修復過程を術者とともに観察できる．局所の解剖を理解する機会として大いに利用しよう．

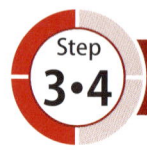

Step 3・4　手術直後から退院までに行うべきこと

1. 術後管理

　今日の鼠径ヘルニア手術はテンションフリー術式が一般的であり，術後疼痛が少なく，歩行などの日常動作に支障をきたさないため，早期に退院が可能である．したがって，手術直後から退院までを一括して概説する．表3に術後管理の概要を示す．手術翌日の退院を想定している．
　術後1日目の患者は手術侵襲から脱しつつあるが，創傷治癒はまだ完了していない．退院に際しては手術侵襲から完全に脱していることを確認し，自宅療養のなかで安全に創傷治癒が進むように指導することが肝要である．
　＜退院の基準＞
　①痛みのコントロールができている，②呼吸苦がない，③嘔気・嘔吐がない，④創部から出血していない，⑤発熱していない，⑥食事が摂れる，⑦自尿がある，⑧手術局所が汚染された場合に自宅での処置ができる，⑨退院することに不安がない，⑩日常生活を制限なく行える

表3 ● 術後管理の概要

		術直後〜術後2時間	術後2時間以降	手術後1日目（退院）
処置	手術	・術後経過観察 ・酸素投与 ・ECGモニター装着		・退院基準にて評価 ・退院決定
検査		合併症のない限り検査は行わない		
投薬		・手術室よりの輸液続行 ・抗菌薬投与	・維持輸液	・内服開始
食事			・麻酔覚醒後水分のみ可	・常食
検温		・帰室後バイタルサインチェック	・尿量の確認 ・尿道カテーテルが抜去されている場合には排尿の確認	・退院時チェック
安静 活動 創処置		・ベッド上安静 ・創部滲出確認	・歩行可 ・創部観察	・フリー ・創部観察
説明		・手術経過について説明		・退院指導

＜退院指導の項目＞

①疼痛時の対処法，②創部が汚染された場合の消毒（対処）方法，③退院後の日常生活，④次回の外来受診，⑤異常時の連絡方法

2. 主な合併症とその管理

◆出血・血腫

手術局所に外力が加わらないようにする．術後2週間は局所の安静を保つ．

◆メッシュの感染（膿瘍形成）

数カ月後に発症するものがある．膿瘍形成の診断にはエコー検査が有用である．軽症では抗菌薬を投与し，重症例では切開・排膿，再手術を行う．

◆術後慢性疼痛

手術操作およびメッシュ素材による鼠径部の神経障害に起因することが多い．
メッシュの固定箇所を少なくするなど損傷を避ける工夫が必要である．

◆漿液腫

残存したヘルニア嚢がある場合に形成される．手術時にヘルニア嚢の切除，摘出を徹底する．通常2〜4週間で自然吸収される．
難治性の場合にはエコーガイド下に漿液腫を穿針，吸引する．

◆術後再発

従来法での術後の再発率は2〜10％であり，テンションフリー術式，腹腔鏡下手術では1〜5％と報告されている．

小児鼠径ヘルニアの術前・術後管理

小児のヘルニアは，胎生期に存在した腹膜鞘状突起が消退せずに生下時に残存することが原

因で発症する．治療の基本は腹膜鞘状突起の除去である（図2）．ヘルニア門の閉鎖，補強を行わないため，術後の課題は創傷治癒のみであり，入院期間が短い（通常2泊3日）のが特徴である．以下，小児鼠径ヘルニアの治療上の特徴を概説する．

Step1（小児）　入院してから手術前日までに行うべきこと

- 麻疹，風疹，水痘にかかった子どもでは完治後2週間以内の手術は避ける．
- 術当日38℃以上の発熱があれば，手術は延期する．前日入院の場合には慣れない環境での就寝で感冒に罹患するケースは意外と多いのである．また，当日入院の場合には術直前の体調管理がうまくいかない場合がある．
- 小児では剃毛などの術前処置および投薬は行わない．
- 手術前日の経口摂取の制限はない．

Step2（小児）　手術当日・手術終了までに行うべきこと

- 手術当日は絶飲絶食とするが，乳児・幼児の場合には，手術3時間前までは水分のみ摂取を許可する．手術は基本的に午前中に予定されることが多いが，手術開始が午後になる場合には午前中に点滴（維持輸液2〜3 mL/kg/時間）を行う．
- 手術は全身麻酔下に行われる．仙骨麻酔を併用することが多い．
- 創閉鎖は吸収糸を用いた埋没縫合で行い，抜糸の必要がないようにする．
サージカルドレープで創を被覆し防水処理をする．

Step 3・4（小児）　手術直後から退院までに行うべきこと

- 術直後には麻酔からの覚醒に伴って，泣き叫ぶ状態となる．親は創部痛のためと考えて除痛を望んでくることが多いが，実際は手術に伴う不安や恐怖心のためであることが多い．この覚醒の時期を経ると落ち着いてくる．
- 術後3時間目に白湯約100 mLを飲水し，10分間ほど様子をみて，嘔吐などの異常がなければ経口摂取を開始する．食事も通常と同じでよい．
- 創部のチェック（出血の有無，陰嚢の腫脹の有無など）を行う．
- 創傷治癒の完了まで約1週間を要するが，患者家族による注意深い対処が可能であれば手術翌日には退院とする．

＜退院の条件＞
①患者家族（特に母親，祖母）が創傷治癒完了までの生活上の注意点を理解している．
②手術創（部）への外力や汚染を避ける．
③入浴は避けてシャワー浴とする．
④異常を感じた場合にはただちに連絡し，外来を受診する．

第3章
基本知識とトラブルシューティング

第3章 基本知識とトラブルシューティング

1 外科系診療での輸液

森田孝夫

Point

- ▶ 体液区画とイオノグラムが輸液の基礎である．これをまず押さえよう
- ▶ 通常の輸液は細胞外液の是正を目的にしているので，Na^+，Cl^-および水分を調節できればよい．簡単にいえば水と食塩の補給の仕方をマスターすればよい
- ▶ 外科では維持輸液，喪失輸液，欠乏輸液の3つの要素に分けて考えるのがコツである
- ▶ 1日の輸液量は「維持量＋喪失量＋欠乏量÷2」で計算される
- ▶ 市販の輸液剤にはNaイオン濃度により「1号液」から「4号液」まであるが，その意味を知り使いこなそう

　輸液療法はいずれの診療領域においても必ず行われており，研修医にとっては必修の課題となっている．外科系診療においてもさまざまな場面で輸液が行われており，その目的も多様であるが，内科診療とは少し異なった視点，アプローチも存在する．外科輸液の特徴を理解して輸液計画を立てることが必要となる．本稿では外科診療における実践的な輸液法を解説するが，理解を容易にするために，①水分・電解質代謝異常をきたす内科疾患がないこと，②呼吸不全，循環不全，腎不全などの特殊な病態を伴っていないことを前提として解説する．すなわち輸液を行う患者に輸液に対する調節力が備わっていることを前提とする．内科疾患や複雑な病態を伴っていてより繊細な輸液を必要とする場合には他の成書を参照していただきたい．

輸液に必要な基礎知識

　輸液に必要な最小限の体液生理学の知識は**体液区画**と**イオノグラム**である．

1. 体液区画

　体液区画は細胞内液，細胞外液（血漿，間質液）に分かれる．輸液は通常，血管内に投与されるので輸液剤は細胞外液に入ることになる．成人の場合には細胞外液は体重の20％であり，血管内には5％が存在する．血管内への投与を通して全体の水分・電解質代謝を調節するのである（図1）．

2. 体液の組成

　体液区画により組成に特徴があるので，是正しようとする体液区画に合わせて輸液組成を変える必要がある．

a) 細胞内液の是正

　図2のイオノグラムからもわかるように細胞内液の異常を是正するためには陽イオンとしてK^+が第1に考慮されるべきであり，次いでMg^+である．陰イオンではリン酸（PO_4^{3-}）が第1で，次いでタンパクイオンである．したがって，細胞内液の補正にはカリウム，リン，アミノ酸

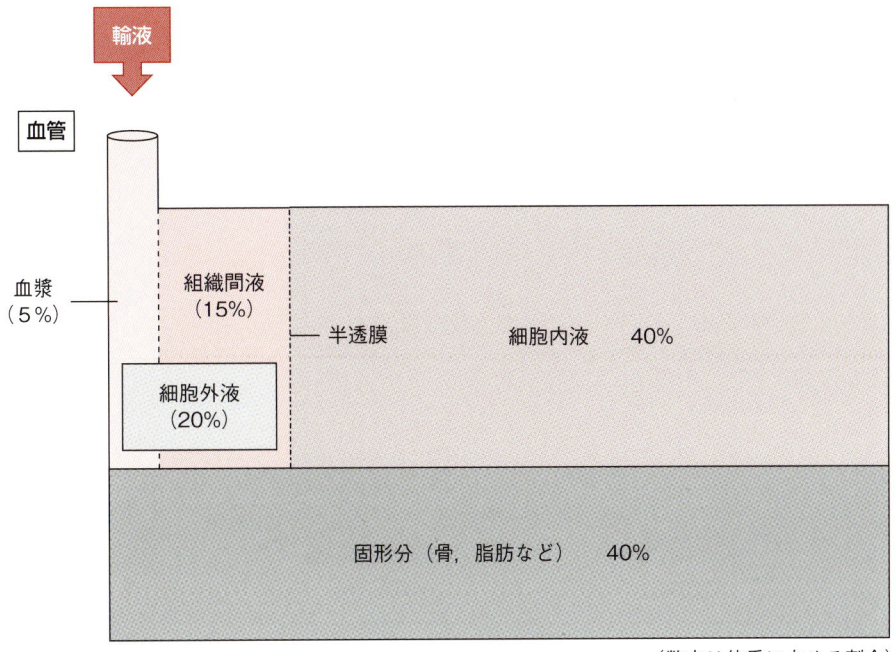

図1 体液区画と輸液
輸液剤はすべて血管内すなわち細胞外液に投与される．細胞内液に直接輸液することはできない．細胞外液と細胞内液を隔てる壁は「半透膜」であり，水のみが自由に移動できる．他の物質はすべて能動輸送で移動する．

とそれを有効に利用するためのエネルギー源を必要とする．すなわち**高カロリー輸液**を行うということである．患者の栄養状態にもよるが，通常は絶食期間が1週間以上となる場合に考慮すればよい．

b) 細胞外液の是正

細胞外液に異常がある場合には陽イオンとしてNa^+，陰イオンとして塩素（Cl^-），重炭酸イオン（HCO_3^-）の是正を図ることになる．HCO_3^-は体内で生成されるので，酸塩基平衡に大きな異常がない限り，結局はNaClの補給であり，**生理食塩水**をベースに考えればよい．通常の輸液はこの細胞外液の水分・電解質代謝の是正を目的として行われる．

血漿と間質液の組成での大きな差はタンパク質の有無である．**タンパク製剤の投与の目的は血漿の膠質浸透圧の上昇を目的としたもので，栄養補給が目的ではない**．出血によって血管内のボリュームが減少した場合（出血性ショックなど）には輸血を行うことになる．

c) 体液の浸透圧

ヒト血漿の浸透圧濃度は285〜290 mOsm/Lである．生理食塩水の実効浸透圧濃度は288 mOsm/Lであり，血漿と等張である．あまり浸透圧の高い輸液剤を用いると刺入部の静脈に**血管炎を併発し，疼痛・発赤のために輸液の継続が困難となる**．糖液では5％液（5％グルコース液）が等張であり，血流による希釈を考慮にいれても10％液が上限である．したがって，**末梢血管を用いての高カロリーの輸液（栄養輸液）は難しい**のである．

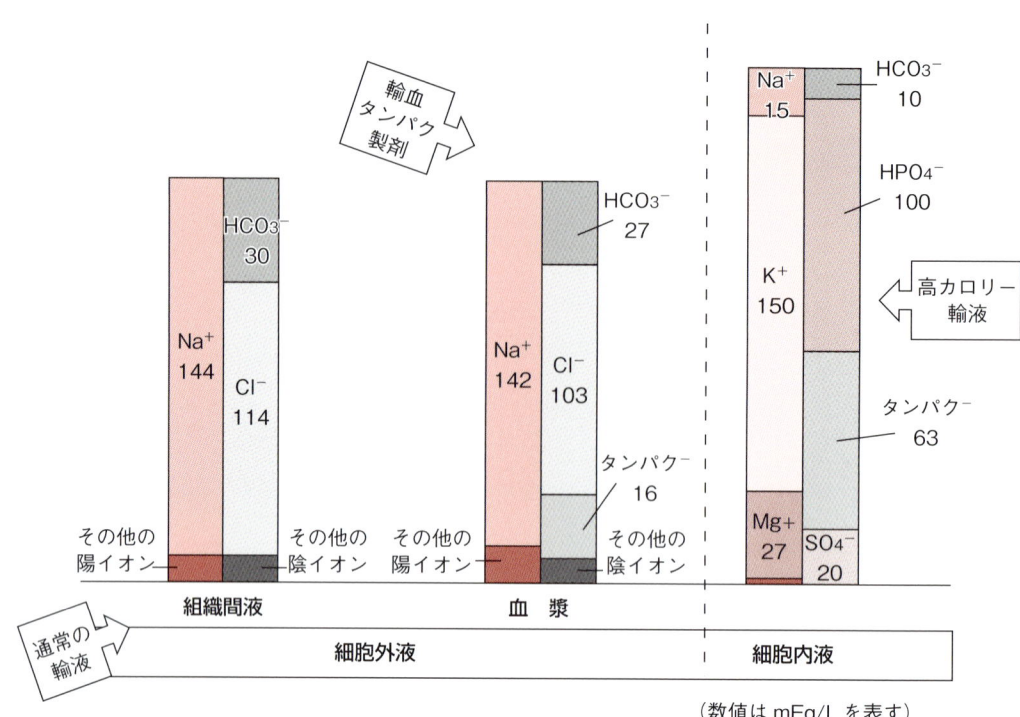

図2 ● 体液区画とイオノグラム
通常の輸液は細胞外液の是正を目的とする．細胞内液を是正する場合は高カロリー輸液を行うが，体液区画によってイオン分布が異なることに注意しよう．

外科における輸液の特徴

外科における輸液の目的は，循環動態の維持，酸塩基平衡の是正，薬剤投与経路の確保など実に多様である．また，術後は手術侵襲のために一時的に経口摂取が不能となり，特に消化管の術後では腸管機能が停止するため，輸液の重要性はより高まる．

1. 外科における輸液の考え方

外科での輸液はその目的から**維持輸液**（maintenance therapy），**喪失輸液**（replacement therapy），**欠乏輸液**（deficit therapy）の3つの要素に分けて考えるとわかりやすい．次のイレウス症例について具体的に解説する．

症例	イレウス
症　例：	60歳，男性
既往歴：	開腹手術
現病歴：	3日前よりイレウス状態で嘔吐しており経口摂取ができていない．
現　症：	入院時体重60 kg．この3日間で体重は2 kg減少したという．血清Na^+ 120 mEq/L（基準値140），Cl^- 88 mEq/L（基準値106），K^+ 4.5 mEq/L
経　過：	入院後も経鼻胃管より淡白色透明の排液（胃液）が1日1,200 mLのスピードで持続している．

表1 ● 成人1日の水分出納

摂取量（mL）		排泄量（mL）	
食事	1,300	尿	1,500
飲水	1,000	糞便	200
代謝水	300	不感蒸泄	900
計	2,600	計	2,600

a）維持輸液（maintenance therapy）

健康な人が飲まず食わずで1日を過ごすときに行う輸液と考えればよい．「維持」の意味は「**細胞外液の水分・電解質代謝の維持**」の意味であり，熱量やタンパク質代謝をも維持するわけではない（熱量・タンパク代謝を維持するためには高カロリー輸液が必要である）．維持輸液は，検査・処置のために1日絶食する場合や術後すぐに経口摂取が可能な場合などで行う．成人の維持量は

- 水分量：2,000〜2,500 mL
- Na^+量：100〜200 mEq（食塩として6〜12 g）
  （食塩1gのNa^+，Cl^-量はそれぞれ17 mEqである）
- K^+量：40〜80 mEq

である（表1）．

<維持輸液量の計算例>

60歳男性．体重60 kgであることから，維持量を少なめに見積り，水分量2,300 mL，Na^+量102 mEq，K^+量40 mEqと設定した．

memo　輸液の計算に用いる基準値

輸液の計算に用いる摂取量などの基準値には幅があるが，いずれも経口摂取を行っている状態での数値である．経口摂取では，水分・電解質が消化管から吸収され細胞外液に移動するときに調節機能が働いている．輸液では輸液剤が血管内に強制的に投与されるので，計算に用いる基準値は少なめに設定する方が安全である．

b）喪失輸液（replacement therapy）

輸液を開始してからも継続している体液の喪失に対する輸液である．これはその後の24時間の喪失量を予測して行うものである．病態の改善に時間を要し，その間，体液の喪失が持続する場合で，実際にはイレウス患者で経鼻胃管より排液（胃液，腸液など）が続いている場合，胆道ドレナージチューブから胆汁が流出している場合，胸腔内あるいは腹腔内に挿入されたドレーンから排液が続いている場合などに行われる（表2）．

表2 ● 消化液中の電解質濃度

消化液	電解質濃度（mEq/L）				量（mL/日）
	Na⁺	K⁺	Cl⁻	HCO₃⁻	
胃液	60	10	120	0	1,000〜3,000
膵液	140	5	76	100	400〜1,000
胆汁	148	5	100	35	300〜1,000
小腸液	120	10	105	30	1,000〜3,000
下痢便	90	25	90	45	600〜1,800

<イレウス時の胃液喪失量の計算例>

経鼻胃管より淡白色透明の排液（胃液と考えてよい）が1日1,200 mLで持続し，今後も同様に排液があるとすると，喪失水分量は1日1,200 mLとなる．
胃液内のCl⁻濃度はNa⁺濃度より高いのでCl⁻をもとに計算する．
胃液内のCl⁻濃度を120 mEq/LとするとCl⁻喪失量は120 mEq/L × 1.2 L = 144 mEq（食塩として8.5 g）となる．

---

c）欠乏輸液（deficit therapy）

輸液開始以前に失われた体液を取り戻すための輸液である．いわゆる**脱水に対する輸液**と考えてよい．

<イレウスによる脱水時の補正量の計算例>

3日前よりイレウス状態で経口摂取ができていない．体重は2 kg減少して60 kgであり，血清Na⁺ 120 mEq/L（基準値140），Cl⁻ 88 mEq/L（基準値106），K⁺ 4.5 mEq/Lである．
・欠乏水分量は体重減少から考えて2 Lである．
・欠乏Na⁺量は細胞外液中のNa⁺の減少である．細胞外液は体重の20％であるから，
　欠乏Na⁺量 =（正常血清Na値－検査時Na値）mEq/L × 体重（kg）× 0.2
　　　　　 =（140 − 120）× 60 × 0.2 = 240 mEq（食塩として14.1 g）
・血清K値は正常範囲であるためKの補正は必要ない．

したがって，水分2,000 mL，食塩14.1 gが欠乏している計算になるが，欠乏量のすべてを1日で補正してはならない．Half correctの原則により計算値の1/2を1日の補正量とする．すなわち，第1日目の補正量は水分1,000 mL，NaCl 120 mEq（食塩として7.0 g）となる．

---

memo　欠乏量の算定

欠乏量の推定方法は臨床的な症候による判定法のほかにいくつかの計算式がある．しかし，計算式によって得られた数値はあくまでも推定値でありおおよその目安と考える．それでは計算式を用いる意味が問われるが，何の根拠もなく適当に投与することは危険である．輸液の基準（計算方法など）は同じにし，常に患者の病態，検査データをチェックして現在の輸液が正しいかを確認する姿勢が大事である．

表3 ● 単純電解質剤の種類と組成

	種類	濃度（重量%）	組成 (mEq/L)		用途
			Na⁺	Cl⁻	
Na輸液剤	低張性NaCl液（生理食塩水）	0.90%	154	154	細胞外液の補充用
	高張性NaCl液	5.85%（1M） 10%（1.7M） 14.5%（2.5M）	1,000 1,700 2,500	1,000 1,700 2,500	Naの補給用 希釈して使用
			K⁺	Cl⁻	
K輸液剤	KCL液	7.5%（1M） 15%（2M）	1,000 2,000	1,000 2,000	希釈して使用 投与時心電図チェック 高K血症に注意
	アスパラK液		1,000	アスパラギン酸	
	リン酸二K液		1,000	リン酸	
			Ca²⁺	Cl⁻	
Ca輸液剤	塩化Ca液	2% 5.5%（0.5M）	360 1,000	360 1,000	希釈して使用 血管外に漏らすと組織壊死を起こす
	グルコン酸Ca液	8.50%	380	グルコン酸	
	アスパラCa液	5%	330	アスパラギン酸	

2. 輸液の組み立て方

外科での輸液は維持輸液，喪失輸液，そして欠乏輸液の1/2をそれぞれ計算し，これを合計して1日の輸液を決める．

> 1日の輸液量＝維持量＋喪失量＋（欠乏量×1/2）（安全係数）

輸液の組み立て方は十人十色であり，医師はそれぞれ独自の方法をもっている．しかし，輸液剤の使用法から大きく2つに分けることができる．

> **a) 輸液の組み立て方①**
> 基本輸液剤（5％グルコース液，注射用蒸留水など）に単純電解質剤（ナトリウム製剤，カリウム製剤など）を適当量添加して目的とする輸液内容を作る（表3）．
> **b) 輸液の組み立て方②**
> 市販されている輸液剤を利用する（表4）．

前述したイレウス症例で輸液の組み立て方のいくつかのパターンを紹介する．必要な輸液量はすでに計算した通り次のようになる．

　　　水分量＝維持量＋喪失量＋（欠乏量÷2）＝2,300＋1,200＋1,000＝4,500 mL
　　　Na量＝102＋144＋120＝366 mEq（食塩として21.5 g）
　　　K量＝維持量＝40 mEq

表4 ● 電解質輸液剤の組成

輸液製剤の種類	分類	製品名	販売元
細胞外液補充液	生理食塩水	各社	
	リンゲル液	リンゲル液「オーツカ」	大塚製薬工場
		リンゲル液「フソー」	扶桑薬品工業
	乳酸リンゲル液	ハルトマン液「コバヤシ」	共和クリティカルケア
		ラクテック®D輸液	大塚製薬工業
		ニソリ®M注	マイラン製薬＝ファイザー
		ラクトリンゲルS注「フソー」	扶桑薬品工業
		ソルラクト®D輸液	テルモ
		ハルトマン輸液「NP」	ニプロ
	酢酸リンゲル液	ソリューゲン®G注	共和クリティカルケア
		リナセート®輸液	エイワイファーマ＝陽進堂
		ヴィーン®F輸液	興和＝興和創薬
		アクメイン注	光製薬
		ペロール®注	マイラン製薬＝ファイザー
		ソルアセト®D輸液	テルモ
	糖化酢酸リンゲル液	ヴィーン®D輸液	興和＝興和創薬
		フィジオ®140輸液	大塚製薬工場
	重炭酸リンゲル	ビカーボン®輸液	エイワイファーマ＝陽進堂
		ビカネイト®輸液	大塚製薬工業
低張性電解質液	1号液（開始液）	ソリタ®-T1号輸液	エイワイファーマ＝陽進堂
		KN1号輸液	大塚製薬工場
		ソルデム®1輸液	テルモ
		リプラス®1号輸液	扶桑薬品工業
	2号液（脱水補給液）	ソリタ®-T2号輸液	エイワイファーマ＝陽進堂
		KN2号輸液	大塚製薬工場
		ソルデム®2輸液	テルモ
	3号液（維持液）	ソリタ®-T3号輸液	エイワイファーマ＝陽進堂
		KN3号輸液	大塚製薬工場
		ソルデム®3輸液	テルモ
		リプラス®3号輸液	扶桑薬品工業
		ハルトマン-G3号輸液	共和クリティカルケア
		フィジオゾール®3号輸液	大塚製薬工場
		トリフリード®輸液	大塚製薬工場
		フルクトラクト®注	大塚製薬工場
		アクチット®輸液	興和＝興和創薬
		ヒシナルク®3号輸液	ニプロ
		ユエキンキープ輸液	光製薬
		アステマリン®3号MG輸液	マイラン製薬＝ファイザー
	4号液（術後回復液）	ソリタ®-T4号輸液	エイワイファーマ＝陽進堂
		KN4号輸液	大塚製薬工場
		ソルデム®6輸液	テルモ

注）Glu：グルコース，Mal：マルトース，Sor：ソルビトール，Fru：フルクトース，GFX：グルコース・フルクトース・キシリトース

| 電解質濃度 ||||||| (mmol/L) | (μmol/L) | 緩衝剤 (mEq/L) | 糖質 (%) |
| (mEq/L) |||||||||||
Na⁺	K⁺	Ca⁺⁺	Mg⁺⁺	Cl⁻	HCO₃⁻	P	Zn		
154	—	—	—	154	—	—	—	—	—
147	4	4.5	—	155.5	—	—	—	—	—
147.2	4	4.5	—	155.7	—	—	—	—	—
130	4	3	—	109	—	—	—	Lactate⁻ 28	—
130	4	3	—	109	—	—	—	Lactate⁻ 28	Glu (5%)
130	4	3	—	109	—	—	—	Lactate⁻ 28	Mal (5%)
130.4	4	2.7	—	109.4	—	—	—	Lactate⁻ 27.7	Sor (5%)
131	4	3	—	110	—	—	—	Lactate⁻ 28	Glu (5%)
131	4	3	—	110	—	—	—	Lactate⁻ 28	—
130	4	3	—	109	—	—	—	Acetate⁻ 28	Glu (5%)
130	4	3	—	109	—	—	—	Acetate⁻ 28	Glu (5%)
130	4	3	—	109	—	—	—	Acetate⁻ 28	—
130	4	3	—	109	—	—	—	Acetate⁻ 28	—
130	4	3	—	109	—	—	—	Acetate⁻ 28	Glu (5%)
131	4	3	—	109	—	—	—	Acetate⁻ 28	Glu (5%)
130	4	3	—	109	—	—	—	Acetate⁻ 28	Glu (5%)
140	4	3	2	115	—	—	—	Acetate⁻ 25 Gluconate⁻ 3 Citrate³⁻ 6	Glu (1%)
135	4	3	1	113	25	—	—	Citrate³⁻ 5	—
130	4	3	2	109	28	—	—	Citrate³⁻ 4	—
90	—	—	—	70	—	—	—	Lactate⁻ 20	Glu (2.5%)
77	—	—	—	77	—	—	—	—	Glu (2.6%)
90	—	—	—	70	—	—	—	Lactate⁻ 20	Glu (2.6%)
90.8	—	—	—	70.8	—	—	—	Lactate⁻ 20	Glu (2.6%)
84	20	—	—	66	—	10	—	Lactate⁻ 20	Glu (3.2%)
60	25	—	2	49	—	6.5	—	Lactate⁻ 25	Glu (2.35%)
77.5	30	—	—	59	—	—	—	Lactate⁻ 48.5	Glu (1.45%)
35	20	—	—	35	—	—	—	Lactate⁻ 20	Glu (4.3%)
50	20	—	—	50	—	—	—	Lactate⁻ 20	Glu (2.7%)
50	20	—	—	50	—	—	—	Lactate⁻ 20	Glu (2.7%)
40	20	—	—	40	—	—	—	Lactate⁻ 20	Glu (5%)
35	20	—	—	35	—	—	—	Lactate⁻ 20	Glu (4.3%)
35	20	—	3	38	—	—	—	Lactate⁻ 20	Glu (10%)
35	20	—	5	35	—	10	5	Acetate⁻ 6 Citrate³⁻ 14	GFX (10.5%)
50	20	—	—	50	—	—	—	Lactate⁻ 20	Fru (2.7%)
45	17	—	5	37	—	—	—	Acetate⁻ 20 H₂PO₄⁻ 10	Mal (5%)
35	20	—	—	35	—	—	—	Lactate⁻ 20	Glu (4.3%)
35	20	—	—	35	—	—	—	Lactate⁻ 20	Glu (4.3%)
35	20	—	3	38	—	—	—	Lactate⁻ 20	Glu (10%)
30	—	—	—	20	—	—	—	Lactate⁻ 10	Glu (4.3%)
30	—	—	—	20	—	—	—	Lactate⁻ 10	Glu (4%)
30	—	—	—	20	—	—	—	Lactate⁻ 10	Glu (4%)

1) 外科系診療での輸液

a）輸液の組み立て方①（投与必要量を計算し調整する）

投与必要量を計算し，輸液剤を調整する方法である．基本輸液剤として注射用蒸留水，5％グルコース液，生理食塩水を用い，単純電解質剤として10％NaCl液（1.7 mEq/mL），7.5％KCL液®（1 mEq/mL）を使用する場合を考える．

この症例ではNaCl 366 mEqの投与を必要としており，

- 生理食塩水（154 mEq/L）で補正する場合には，

366 mEq ÷ 154 mEq/L ＝ 2.377 L ＝ 2,377 mL

- 10％NaCl液（1.7 mEq/mL）で補正する場合には

366 mEq ÷ 1.7 mEq/mL ＝ 215 mL

のいずれかを使用する．

加えて，40 mEqのK$^+$として7.5％KCL液（1 mEq/mL）を40 mLが必要となる．
したがって以下の2通りの処方が考えられる．

＜輸液処方1＞

生理食塩水 2,400 mL ＋ 5％グルコース 2,100 mL ＋ 7.5％KCL液 40 mL

実際の投与では生理食塩水500 mLボトル5本，5％グルコース500 mLボトル4本を用いることになる．7.5％KCL液40 mLは各ボトルに均等（1ボトル4.4 mL）に分注する．この処方ではボトルによってNaCl濃度が大きく異なることが問題になる．成人では調節力があるので問題はないが，**小児の場合には負荷を軽くするために1日を通して均等な輸液となるように処方する．**

＜輸液処方2＞

5％グルコース 4,285 mL ＋ 10％NaCl液 215 mL ＋ 7.5％KCL液 40 mL

実際には5％グルコース500 mLボトル9本を用意し，1ボトル当たり10％NaCl液23.8 mL，7.5％KCL液4.4 mLを注入して，総量4,540 mLを輸液する．**10％NaCl液，7.5％KCL液は単独での輸液は絶対に行わない．**この処方では9本のボトルがほぼ均一なNaCl濃度となる．

注意：①生理食塩水の塩分濃度（Na，Cl）は0.9％である．10％NaCl液の浸透圧は非常に高いため，強い疼痛と電解質異常に起因する体調不良を起こす．
　　　②7.5％KCL液の単独投与は高カリウム血症による心停止を起こす．

---

b）輸液の組み立て方②（必要とされる輸液の濃度を計算し調整する）

輸液の電解質濃度を計算してその濃度に近い「市販の輸液剤」を利用する方法．
この症例の輸液剤のNa$^+$（またはCl$^-$）濃度（mEq/L）を計算すると

366 mEq ÷ 4.5 L ＝ 81.3 mEq/L

このNa$^+$濃度は生理食塩水を1/2に希釈したもの（1号液，77 mEq/L）に近い．よって，市販の「1号液」を利用する．厳密にいえばNa$^+$，Cl$^-$濃度は異なっているが，後述の「0号液」，「2号液」よりも，「1号液」の方が求める輸液剤に近いという意味である．もちろん10％NaCl液を用いて補正してもよいが，多忙な臨床業務のなかでは困難なことも多い．計算値よりやや低い濃度の輸液であることを忘れなければ問題ではない．

表5 ● 輸液剤の種類と組成

種類	生理食塩水：5％糖水	Na⁺, Cl⁻濃度 (mEq/L)	用途	代表的製剤	特徴
0号液 (細胞外液補充液)	1：0	154	細胞外液補充 ショック時	ラクテック®, ハルトマン, ソルラクト®, ラクトリンゲル, ニソリ®M, ヴィーン®D, ビカネイト®	K⁺が少ない (4 mEq/L)
1号液 (開始液)	1：1	77	（維持＋喪失＋欠乏）輸液 脱水症の輸液の開始液	ソリタ®-T1号, KN1号, ソルデム®1, デノサリン®1, リプラス®1号	K⁺を含まない
2号液 (脱水補給液)	1：2	51.3	（維持＋喪失or欠乏）輸液 細胞内電解質の補充	ソリタ®-T2号, KN2号, ソルデム®2	K⁺を含む (17～35 mEq/L)
3号液 (維持液)	1：3	38.5	維持輸液	ソリタ®-T3号, KN3号, ソルデム®3, フィジオゾール®3号, EL-3号, リプラス®3号	
4号液 (術後回復液)	1：4	30.8	高張性脱水治療（水分の補充）術後早期の輸液	ソリタ®-T4号, KN4号, ソルデム®6	K⁺を含まない

＜輸液処方3＞

KN1号の組成はNa⁺, Cl⁻ 77 mEq/L, ブドウ糖2.5 mg/dLであり, カリウムは含まれていないので7.5％KCL液40 mLを追加する（より厳密に行う場合にはKN1号1,000 mLあたり10％NaCl液4.3 mLを追加してNa⁺Cl⁻濃度を81.3 mEq/Lとするが今回は行わない）.

KN1号 4,500 mL ＋ 7.5％KCL液 40 mL

実際の輸液では, KN1号500 mLボトル9本を用意し, 各ボトルに7.5％KCL液4.4 mLを注入する.

memo 輸液剤の濃度

輸液剤はNa濃度により「1号液」～「4号液」まで4段階に分かれている（表5）.

これは生理食塩水（Na⁺・Cl⁻：154 mEq/L）をベースにし5％グルコース液または注射用蒸留水を用いて何倍に希釈したかが基準となっている. 例えば, 生理食塩水と5％グルコース液とを1対1の比率で混合した場合を「1号液」と呼び, このときのNa, Clの濃度は77 mEq/Lである. 同様に, 生理食塩水と5％グルコース液が1対2の場合は「2号液」（51 mEq/L）, 1対3の場合は「3号液」（38 mEq/L）, 1対4の場合は「4号液」（30 mEq/L）となる.

1）外科系診療での輸液

3. 簡便な輸液の組み立て方

　輸液組成を計算するには時間もかかり，緊急の場では困難なことが多い．その場合に役立つ簡便法を解説する．これは輸液の目的にあわせて，「1号液」～「4号液」を使い分ける方法である．

- 「3号液」は維持輸液用に開発されている．したがって，維持輸液には「3号液」を用いて必要量を輸液する．
- 維持輸液に加えて喪失輸液または欠乏輸液を行う場合には「2号液」を用いる．
- 維持輸液，喪失輸液，欠乏輸液のすべてを行う場合には「1号液」を用いるといった具合に，輸液の目的・用途に合わせて輸液組成を濃くしていく．
- ショック状態のときは「0号液」すなわち生理食塩水を用いる．
- 「4号液」は電解質の補正を必要としない水分補給を目的とした輸液の際に使用される．手術中に大量電解質が投与された場合で術後の輸液では電解質の量を少なくしたいとき，あるいは高張性脱水の治療に用いる．

　ここで注意が必要なのは，「2号液」，「3号液」にはカリウムが含まれていることである．必ず利尿がついていることを確認してから用いる．利尿がついていない場合には「1号液」（開始液ともいう）を用いて輸液を開始し，利尿がついたら目的に合わせて輸液を変更する．

　この方法はあくまでも簡便法であり，輸液プランをたてるための時間的余裕がない場合にとりあえず用いることを勧める．

輸液のスピード

　輸液の組成，投与量についてはすでに述べたが，次に考えなければならないのは輸液のスピードである．大量の輸液が必要な場合には24時間均等輸液が原則である．しかし，病態に応じて輸液スピードを調節しなければならないことも多い．ここでは輸液スピードの基準となる「2のべき乗の法則」を紹介する[2]．これは2^0，2^1，2^2，2^3，・・・と「2のべき乗」の数値を基準にして輸液スピードを考えるものである．「$2^0=1$」は1分間の輸液量を表している．つまり，1分間に1 mL（60 mL/時間）の点滴スピードであり，これを第0段階のスピードとする．同様に第1段階は「$2^1=2$」（120 mL/時間），第2段階は「$2^2=4$」（240 mL/時間），第3段階は「$2^3=8$」（ほぼ500 mL/時間），第4段階は「$2^4=16$」（ほぼ1,000 mL/時間），第5段階は「$2^5=32$」（ほぼ2,000 mL/時間）となる．

　第0段階のスピードは「非常にゆっくり」であり小児の輸液などに用いる．第1段階は「ゆっくり」であり，通常の輸液スピードである．維持輸液に用いる．第2段階は「中等度のスピード」であり，やや速く感じる．維持輸液に加えて喪失輸液または欠乏輸液を行うときに用いる．第3段階は「速いスピード」であり，維持輸液，喪失輸液，欠乏輸液をすべて行う場合に用いる．第4・5段階は「非常に速いスピード」でありショック状態など循環動態の改善のために用いる（表6）．

表6 ●輸液スピード

輸液速度（mL/分）	スピードの目安	1時間のおよその輸液量（mL）	適応
第0段階　$2^0=1$	非常にゆっくり	60	小児，高張液など
第1段階　$2^1=2$	ゆっくり	120	通常の輸液，維持輸液
第2段階　$2^2=4$	中等度	250	喪失輸液 維持輸液　＋ or 欠乏輸液
第3段階　$2^3=8$	速い	500	維持輸液＋喪失輸液＋欠乏輸液
第4段階　$2^4=16$	非常に速い	1,000	緊急輸液
第5段階　$2^5=32$	非常に速い	2,000	

文献・参考図書

1) 増刊レジデントノート Vol.15-No.2 「輸液スーパー指南塾」（長浜正彦/編），羊土社，2013
   ⇨ 臨床実践に即して輸液の基本をわかりやすく解説している．後半では臨床で遭遇することの多い輸液の課題を臨床問題形式で解説していて実践的である．

2) 「ドクター和田のプログラム演習　輸液の基礎知識　第3版」（和田孝雄/著），医歯薬出版，1998
   ⇨ 輸液の基礎をわかりやすく解説している．諸所に著者独特の輸液理論が展開されるが決して奇異ではなく，わかりやすい．こんな考え方もあるのだと感心させられる．特に輸液スピードについての「2のべき乗の法則」の考え方は独特で説得力がある．

3) 「チャートで学ぶ輸液療法の知識」（北岡建樹/著），南山堂，1995
   ⇨ 輸液を簡潔に説明しているオーソドックスな本である．チャート，イラストを多用しており，理解しやすい．

第3章 基本知識とトラブルシューティング

2 胃管の挿入と管理

森田孝夫

Point

- ▶ 胃管の挿入はつらいものであるのでできる限りジェントルにゆっくりと挿入する
- ▶ キシロカイン®ゼリーを十分量用い，十分な麻酔と潤滑を図る
- ▶ 挿入の長さは数値で決めるのではなく，実際の患者に胃管を合わせて（例えば，成人の場合は心窩部から前額部）長さを決める

　外科系医療においては，胃管の挿入は重要かつ基本的な手技であり，研修医であっても必ずマスターすることが望まれる．意識のある成人の患者に胃管を挿入することはさほど難しくないが，脳卒中で意識のない患者への挿入はきわめて困難であり，また，小児の場合にはより細やかな操作が必要とされる．

　ここではまず最初に，成人の意識のある患者への挿入の手順を説明し，次に，意識のない患者に挿入する際のコツについて述べる．

用意するもの

　手袋，キシロカイン®ゼリー，胃管（14Frまたは16Fr），注射器，ガーゼ，固定用テープ，排液バッグ，聴診器

挿入の基本的な手順

①患者に胃管を挿入する必要性と方法，胃管を挿入することにより得られる利点（表1，2）について説明し，同意を得る．

②左右どちらの鼻孔から胃管を挿入するのかを決定する．

　ほとんどの人で鼻中隔は湾曲しているので，鼻腔は左右対称ではない．したがって狭い方に挿入すると無理が生じ，鼻出血を起こしたり，鼻腔粘膜の圧迫壊死が起こりやすい．また，挿入する際の自由度が少ないために操作がしにくくなる．

　患者に片方の鼻孔を押さえて閉鎖し，口を閉じて鼻からフンと息を出してもらう．息を出しやすい方の鼻腔は広いのでこちらを用いる（図1）．

③挿入する長さを決定する．

　成人では45～50 cmといわれているが，実際には心窩部から前額部までの長さを目安とする．通常は胃管先端を心窩部に置き，頭側に伸ばして前額部にあたる位置にマークをつける．指で押さえてもよい（図2）．

表1 ● 胃管挿入の適応と禁忌

適応
①胃内容の吸引および減圧 　イレウス，麻酔時，意識障害時の嚥下性肺炎を防止するために嘔吐防止処置として行う．
②胃の洗浄 　薬物中毒，上部消化管出血時に行う．
③薬剤投与，経管栄養 　経口的に投与できない場合に行う．
④胃液検査

禁忌
①鼻出血，鼻炎，鼻中隔潰瘍など鼻腔・咽頭に疾患をもつ場合
②鼻腔・咽頭の手術の場合
③食道に通過障害がある場合

表2 ● 胃管挿入の合併症

①鼻出血 　無理な挿入により起こる．鼻腔の解剖学を熟知し，鼻腔の生理的湾曲に沿って挿入する．
②鼻翼・鼻中隔炎症・潰瘍 　挿入の状態が長期間に及んだとき，または，短時間であっても固定がきつく，鼻翼を強く圧迫した場合に生じる．
③食道潰瘍 　胃管留置が長期となった場合に生じる．
④胃出血・胃穿孔 　胃管チューブの先端が長期間胃壁の同じ部位を圧迫していた場合に生じる．
⑤気管内挿入 　意識障害者，嚥下反射が弱い患者で生じやすい．

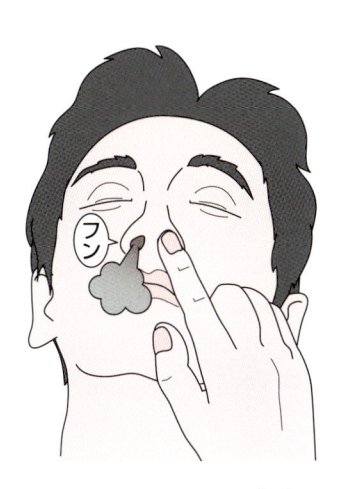

図1 ● 胃管を挿入する鼻腔の決定

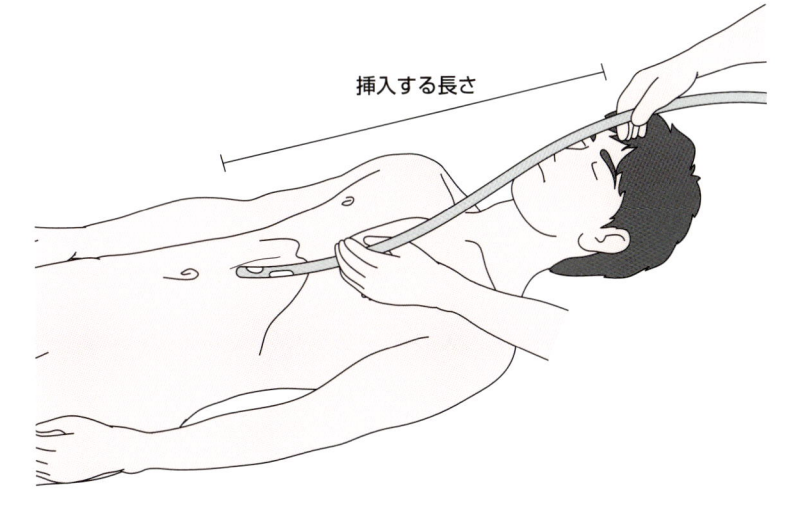

図2 ● 挿入する胃管の長さの決定
胃管の先端を心窩部に置き，頭側に伸ばして，前額部にあたる位置を指でおさえる

第3章 基本知識とトラブルシューティング

2）胃管の挿入と管理　233

④鼻孔内にキシロカイン®ゼリーを注入し，十分に麻酔をかけるとともに滑りやすくする．また，鼻管にもゼリーを塗る．

⬇

⑤**挿入時に胃管先端を曲げて湾曲をつける**（図3）．

すぐに直線に戻ってしまうように思えるが，手早く行えると意外に効果的である．湾曲を鼻腔に沿って進めるようにする．

⬇

⑥約15 cmで胃管の先端が食道入口部近くの下咽頭に達するが，このとき患者に**嚥下運動**をしてもらうと食道へと胃管を進めることができる．患者が咳をしたりむせるようであれば，気管内へ挿入される徴候なのでただちに抜去し，再度入れ直す．

⬇

⑦位置の確認

最初のマークの位置まで胃管を挿入でき，口腔内を見て胃管がトグロをまいていないようであれば位置の確認を行う．
- 注射器を胃管に装着して胃内容を吸引する．
- 胃部に聴診器を当て，注射器で適量（小児の場合には1〜2 mL）の空気を注入し，注入直後の気泡音を聴取する．

これらの操作で確認できない場合は，抜去し再挿入する．

⑧チューブの固定
- 絆創膏で他方の鼻孔をふさがないように固定する．
- チューブの挿入口部にマーキングし，挿入口から外にある長さを看護記録とカーデックスに記録する．

毎日の管理

- チューブによる鼻翼の同じ部位の長時間の圧迫を避けるため，チューブの向きを毎日変え，固定の絆創膏を張り替える．
- チューブは5〜7日ごとに交換する．

意識のない患者への胃管挿入のコツ

胃管を咽頭から食道へ挿入する際に患者の協力が得られないのが普通である．また，咽頭刺激に対しても反応が鈍くなっている．そこで**胃管を約15 cm挿入し，下咽頭の食道入口部に達した時点で胃管を捻り回転させるようにする**．先に述べたように胃管先端にわずかな湾曲をつくっておくと先端が下咽頭を刺激して嚥下運動を誘発できるので，この機をとらえて胃管を挿入する．やや捻りながら進めるとよい（図3）．

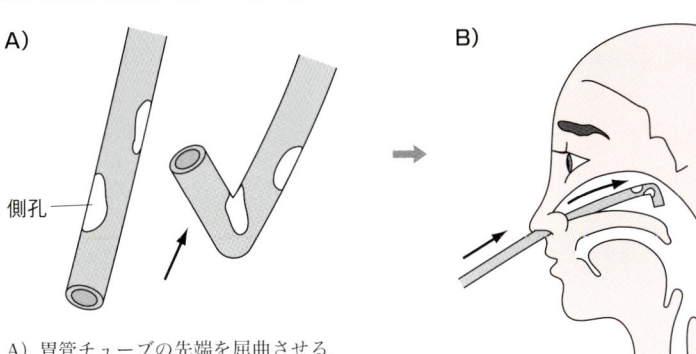

A) 胃管チューブの先端を屈曲させる．先端にある側孔を内側にして折り曲げるとうまくいく．わずかでも屈曲していると挿入が容易である

B) 屈曲した先端を鼻腔の背側（舌側）に向け，鼻腔から咽頭への湾曲に沿って挿入する．先端が屈曲していた方が，鼻腔粘膜への直接的な外力が軽減される

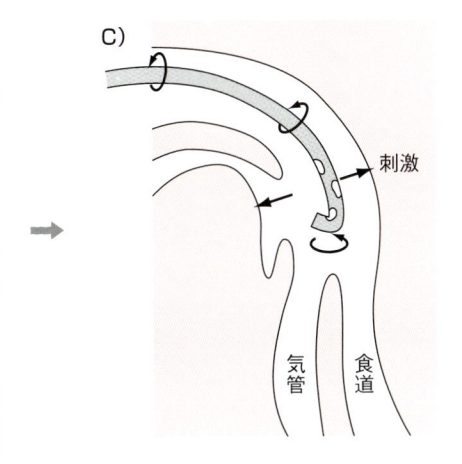

C) 胃管チューブ先端が下咽頭の食道入口部に達した時点で胃管チューブを捻じり，回転させる．チューブ先端が下咽頭に達したかどうかは，患者さんが呼気時に発する気道の音の変化で判断する．挿入されたチューブが下咽頭に達すると気道からの呼気の流出を妨げるので，音が変化するのである

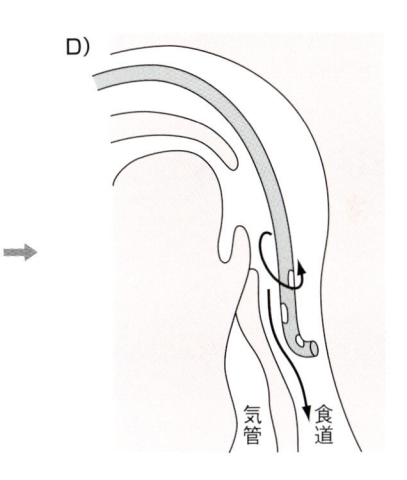

D) 嚥下運動が起こったらそれに合わせて胃管チューブを進める．このときもチューブをやや捻り気味にして進めるとうまく食道に挿入することができる

図3 ● 意識のない患者への胃管挿入の実際

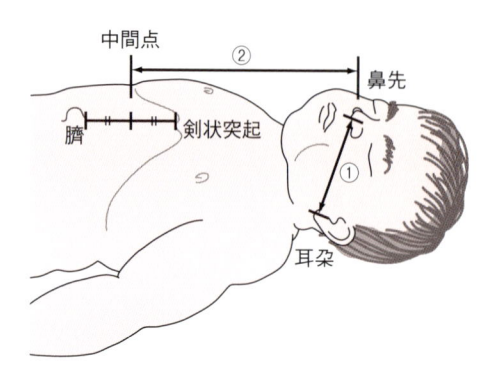

図4 ● 未熟児・新生児の胃管挿入の長さの決定方法
①耳朶から鼻先端までの距離
②鼻先端より剣状突起と臍との中間点までの距離
①＋②の距離が挿入する胃管の長さとなる

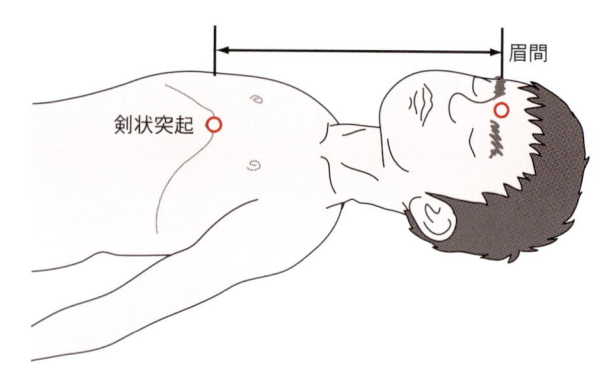

図5 ● 一般小児の胃管挿入の長さの決定方法

小児に挿入する場合の注意点

①柔らかい素材を用いてデリケートに行う．
②挿入する長さを決定する目安は次のとおりである．

- **未熟児・新生児**（図4）：耳朶から鼻先端の長さに鼻先端から剣状突起と臍との中間までの距離を加えた長さ[1]
- **一般の小児**（図5）：児の眉間から剣状突起までの長さ

文献・参考図書

1) 「小児のベッドサイド基本手技アトラス」（Michele C, et al/著，香坂隆夫，他/監），pp400-403，メディカル・サイエンス・インターナショナル，2001
◇ 「臨床研修イラストレイテッド第1巻　基本手技［一般処置］改訂第4版」（奈良信雄/編），羊土社，2011
◇ 「基礎臨床技能シリーズ5　身体診察と基本手技」（倉本 秋/編），メジカルビュー社，2005
◇ 増刊レジデントノートVol.14-No.17「外科の基本　手術前後の患者さんを診る」（畑 啓昭/編），羊土社，2013

第3章 基本知識とトラブルシューティング

3 胸腔ドレーンの挿入と管理

東条　尚

Point

▶ 胸腔穿刺・胸腔ドレナージの際には，胸壁の向こうに，肺，肝臓などの存在を考慮し損傷しないようにする
▶ ドレナージチューブは曲がったり，ねじれたりして閉塞しないように工夫する
▶ ドレナージの吸引圧は air leakage の程度や，排液の粘稠度に応じて変更する

ドレーン・チューブを用いた基本手技

1. 胸腔穿刺

　気胸や胸水貯留を胸部単純X線写真，CTなどで確認し（胸水の場合は貯留部位をエコーで確認しながら），胸腔穿刺を行う．局所麻酔を行いながら穿刺針を進めていく．コツとしては，肋骨を越えて胸腔内に進入する直前の胸膜付近で麻酔薬を追加しておくと痛みが少なく，pleural shock（血圧が 80 mmHg 程度に下がる）が起こりにくい．穿刺吸引し血液が吸引されると肝臓・脾臓・肋間動静脈を，airを吸引すると肺実質を（気胸の場合でも肺を穿刺することがある）穿刺したかもと考え，これらのフォローが必要である（図1）．

2. 胸腔ドレーンの挿入

　肺の虚脱率が 20〜30 % 以上の高度な気胸や胸水の大量貯留時には，胸腔内の空気や液体を排出するために，胸腔穿刺と同様に局所麻酔を行い肋間から胸腔ドレーンを挿入する（図2）．これにより肺虚脱からくる呼吸障害や循環抑制を防ぐことができ，しかも貯留液の検査（性状，細菌検査など）を行うことができる．

チューブ類の管理

1. ドレーンの閉塞

　胸部手術後（肺切除後）ドレーンが閉塞すると肺からの空気漏れ・排液が排出されなくなり，空気が皮下に漏れてきて皮下気腫となったり，排液がドレーン挿入部から漏れてきて衣類がびしょぬれ状態になってしまう．

- ドレーンの閉塞のチェックは排液の**呼吸性移動**をチェックする．呼吸性移動がなくなるとドレーンがフィブリン塊や血腫でつまっている可能性があるので注意する．呼吸性変動は胸腔内の空間の大きさ，肺のコンプライアンス，胸壁のコンプライアンスなどの要素により決まる．
- **チューブのねじれ**：ドレーン創入部のところでねじれて閉塞する場合がある．この部分はガー

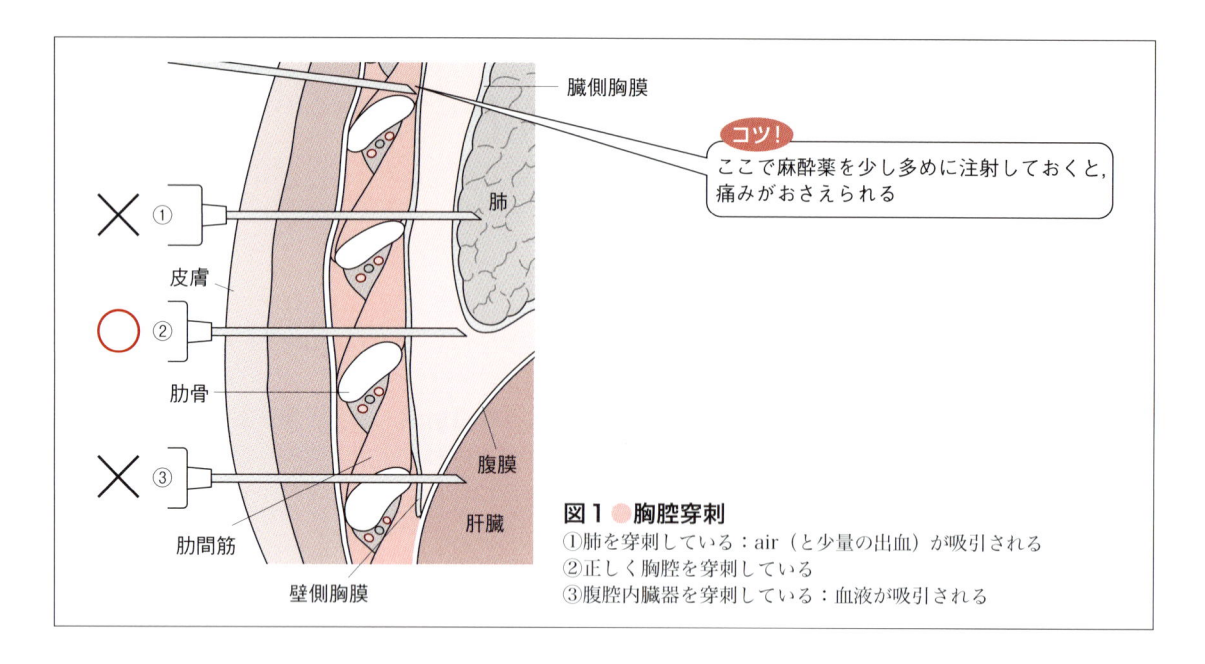

図1 ● 胸腔穿刺
①肺を穿刺している：air（と少量の出血）が吸引される
②正しく胸腔を穿刺している
③腹腔内臓器を穿刺している：血液が吸引される

コツ！ ここで麻酔薬を少し多めに注射しておくと，痛みがおさえられる

ぜなどで覆われていて見えないため注意する．またドレーンが患者の体の下に入り込み，ねじれたり下敷きになったりして閉塞する場合があるので注意する．

- ドレーンは自然抜去することがあるのでその固定は二重，三重にしっかり行う．ドレーンが抜けてきて側溝が体外に出た場合には，当然のことながらair leakageは持続性で大量となる．ドレーンが自然抜去した場合は，再挿入が必要となる．再挿入の場合，肺を損傷しないように（術後の肺はやわらかくなっているので容易に損傷する），胸部単純X線写真，CT，エコーなどでスペースを確認してから行う．

2. ドレーンからのair leakage

肺気腫が基礎にある場合にはair leakageが遷延することがある．

air leakageの原因が**気管支瘻**の場合には，瘻孔が大きいため胸水が気管内に逆流し肺炎をきたして致死的状態になったり，肺内，気管支内の細菌が胸腔内に入り込み膿胸に発展する可能性がある．気管支瘻はドレナージのみで閉鎖する症例は稀であるので，緊急手術で気管支瘻閉鎖が必要になる．術後は特にair leakageの量・間隔，ドレーン排液の性状（血液・膿・乳びなど）に常に注意しておく．

air leakageの原因が**肺胞瘻**の場合には次のような保存的治療で治癒することが多い．

* ドレーンの吸引圧は通常 $-8 \sim -10\,cmH_2O$ で行っており，air leakageが続く場合は吸引圧を $-3 \sim 0\,cmH_2O$ に下げて肺瘻部が閉鎖しやすくする．
* air leakageが遷延するときには胸腔内に胸膜癒着剤を注入し〔ミノサイクリン（ミノマイシン®），ピシバニール®，自己血，タルクなど〕，炎症を起こして肺瘻部の閉鎖を促進する．
* 難治性肺瘻には，その元の気管支に詰め物（Watanabe spigot® など）をして閉鎖することもある．
* それでもair leakageが遷延する場合には手術を考慮する．

① 肋骨
肋間筋
ドレーン挿入予定部位

挿入しようとする肋間の下方の肋骨上に皮膚切開を加える

② 皮膚を上方にずらして、ドレーンを肋間から挿入する

③ 皮膚をもとにもどすと、ドレーンは上向きに挿入される

図2 ドレーンの挿入方法
ドレーンを上方に挿入する場合

Column

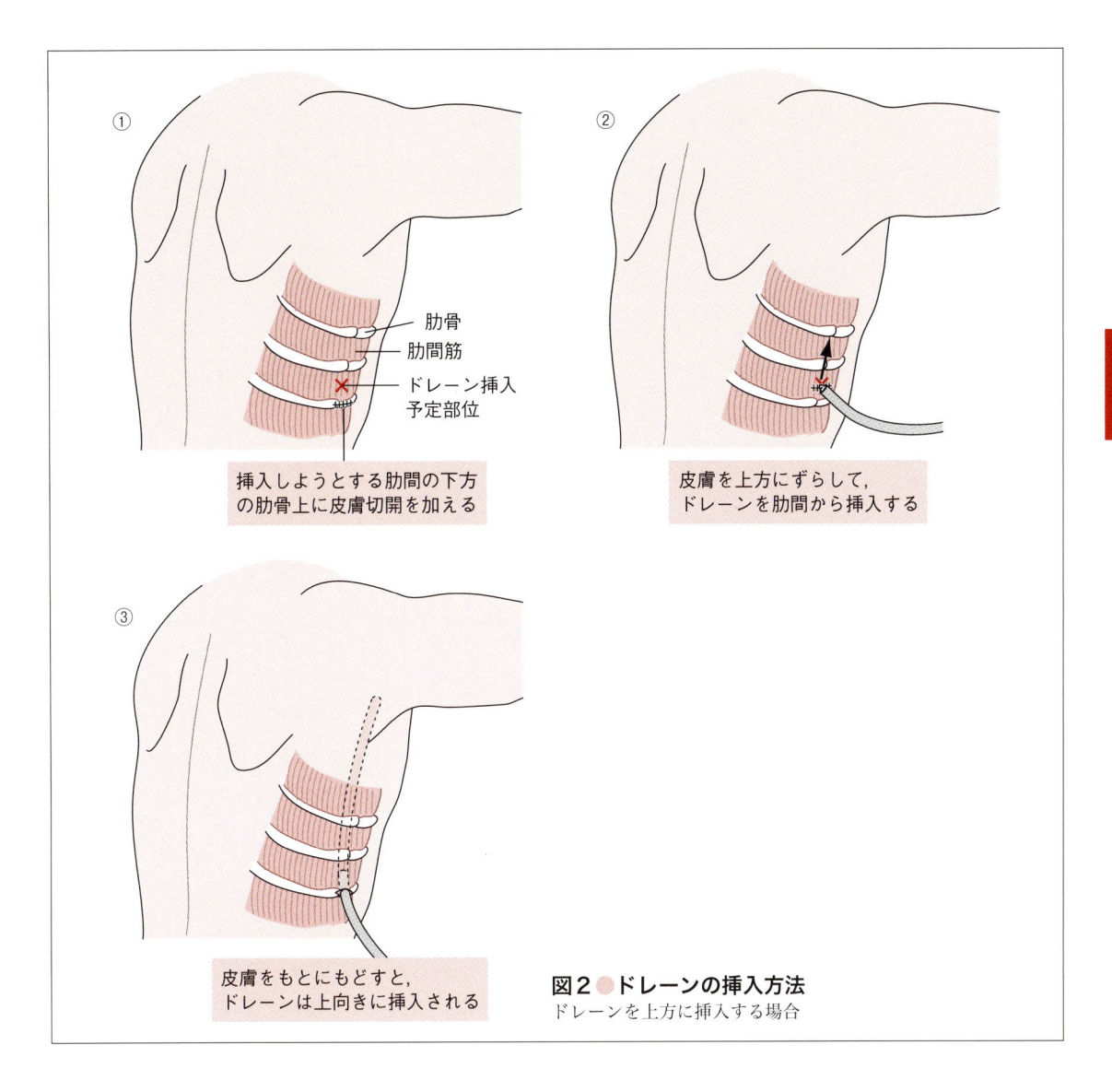

ドレーンはストレス？

　肺癌の患者さんで性格も穏やかでごく普通の方がおられました．手術は無事終わり術後もせん妄などなく問題なく経過しておりましたが急に行方不明になりました．まだ胸腔ドレーンが挿入されていますし，さあ大変と自宅や警察にも連絡することになってしまいました．結局自宅に帰ったと連絡があったのですが，ドレーンや点滴で繋がれていることが苦になったのか点滴を自己抜去し，たまたま持っておられたハサミでドレーンをちょん切って（今は刃物類を持っているかはチェックしますが…），体から出ている切ったドレーンの先を新聞紙でカバーして，激しい雨の中を歩いて自宅まで帰ってしまっていたのです．病院から自宅まで歩いて約30分の距離でした．

　ドレーンでつながれていて自由に動けないことがストレスであったようで，術後のせん妄状態になったようです．十分睡眠した後は正常になりました．

3）胸腔ドレーンの挿入と管理

第3章　基本知識とトラブルシューティング

4　創部とドレーン管理

森田孝夫

Point

- ▶ 創傷の汚染度に応じた治癒形式を理解しよう
- ▶ 創傷管理の基本は治癒を遷延させる要因をできる限り除くことである
- ▶ CDCの「SSI予防ガイドライン」に基づいた創傷管理を理解しよう
- ▶ 代表的な消毒薬の特徴と用途を理解し，使いこなそう
- ▶ ドレーンの種類と用途に応じた使い分けを理解しよう

　創傷管理・ドレーン管理は，外科術後管理の基本である．近年，外科学の進歩・技術革新によって新しい創傷管理の概念が生まれ[1]，また，CDC（Centers for Disease Control and Prevention）が提唱した「手術部位感染（surgical site infection：SSI）の予防ガイドライン」に沿った創傷管理・ドレーン管理が行われるようになり，一般化している．しかし，臨床現場には今でも従来の古い考え方に基づいた創傷管理・ドレーン管理が残っているのも現実であり，研修医諸氏を惑わすことがあるかもしれない．研修医諸氏には是非，新しい考え方を学んでいただき，日々の診療に生かしていただきたい．本稿では，創部，特に手術創の処置，ドレーン管理についての要点を述べる．

創傷管理に対する新しい考え方

　旧来の創傷管理の基本は，①閉創時には創部を消毒薬で十分に洗浄・消毒する，②創部の消毒，ガーゼ交換（包交）は抜糸まで毎日行う，③創面は開放して乾燥させるというものであった．これらの旧来の考え方に対する新しい考え方は次のようなものである．

1. 閉創時の創傷の洗浄と消毒

　閉創時に創部皮下を十分に洗浄することは異物や血液などを洗い流し，創を清潔に保つ意味で重要である．しかし，創面を消毒薬を用いて消毒すると，創傷治癒に関与する線維芽細胞や免疫担当細胞，上皮細胞を傷害し，**創傷治癒の遷延**を生じる可能性がある．よって開放創内の洗浄は消毒薬を用いることなく**生理食塩水**による洗浄を行うべきであり，**消毒は開放創周囲の皮膚にとどめるべき**である．

2. 湿潤療法

　皮膚が一次的に閉鎖された一次縫合創の治癒過程は，まず局所の好中球浸潤や免疫グロブリンを含む滲出液により創面が清浄化され，創傷治癒に適した環境が作られることから始まる．したがって，ガーゼにより滲出液を吸着して創部を乾燥した環境にするよりも，**湿潤な環境を残す**方が創傷治癒には有利である[2]．したがって，創傷は湿潤な環境を保てるドレッシング材を用いて被覆する「湿潤療法」を行うことが推奨される．

3. ドレッシングチェンジ

　縫合創はドレッシング材で被覆し，湿潤環境を作ってあるので毎日新しいものと交換する必要はない．一般的に一次縫合創は，縫合後48時間で皮膚の上皮化が完成するとされている[3]．つまり48時間経過した時点で創面は外界と完全に遮断されてしまうので，外部より細菌が侵入する可能性はほとんどない．したがって，48時間以後に行う創の消毒には意味はない．

　また，3日以降は抜糸まで，創部を被覆する必要はない．毎日創を観察し，創感染を認めたときは直ちに抜糸して膿汁のドレナージを行う．

創部の管理

1. 創傷の分類

　手術および外傷によって生じた創は部位，汚染度などにより治癒過程が異なり，創の状況に応じた適切な創傷管理が必要である．以下に創傷の分類を示す．

a）CDCによる手術創の汚染度による分類

①Class Ⅰ／清潔
- 炎症のない感染していない手術創
- 頭部，頸部，体幹，四肢の清潔手術の創（呼吸器・消化器・生殖器・尿路手術は除く）

②Class Ⅱ／準清潔
- 呼吸器・消化器・生殖器・尿路手術で感染のない手術創
- 腋窩，会陰部の手術創

③Class Ⅲ／汚染
- 外傷による新鮮な開放創
- 消化液の漏出，急性炎症のある創

④Class Ⅳ／不潔・感染
- 壊死物質が残る創
- 膿瘍形成のある創

b）創傷治癒過程による分類

①一次治癒
　皮膚縫合により創縁・創面を相互に接着して間隙を少なくし，早期の治癒を図る．創よりの分泌物（滲出液）は少ない．創縁の上皮化は48時間で完了し，表皮は連続する．

②二次治癒
　創を縫合することなく開放創のまま治癒させる．創の間隙は肉芽組織によって充填されて治癒する．治癒過程では創面からの多量の滲出液の管理が重要となる．

③三次治癒
　当初は開放創として処置し，創の清浄化を待って縫合して治癒に要する期間を短縮する．

2. 創傷管理の実際

　創傷管理の原則は，外傷（切開）により失った表皮の欠損をすみやかに修復し外界と遮断することである．

表1 ● 手術部位別にみたSSIの起炎菌

手術部位	主なSSI起炎菌
心臓・脳神経・乳腺・血管	黄色ブドウ球菌・CNS
眼	黄色ブドウ球菌・CNS・グラム陰性桿菌
頭頸部	黄色ブドウ球菌・連鎖球菌・嫌気性菌
肺	黄色ブドウ球菌・CNS・グラム陰性桿菌・肺炎球菌
胃・十二指腸	グラム陰性桿菌・連鎖球菌・嫌気性菌
下部消化管，胆道	CNS・嫌気性菌
産婦人科	グラム陰性桿菌・腸球菌・B型連鎖球菌・嫌気性菌
泌尿器科	グラム陰性桿菌

CNS：コアグラーゼ陰性ブドウ球菌

a）一次治療を図る場合

ClassⅠ（清潔）およびSSIの可能性が低いClassⅡ（準清潔）が適応となる．

◆初期治療

- 縫合によって皮膚が密着しているため，表皮形成がすみやかに起こる．創面をドレッシング材で被覆し，適度な湿潤環境を維持して表皮形成を促す．
  ドレッシング材：ハイドロコロイド・ドレッシング，ポリウレタンフィルム，ワセリン基材軟膏など
- 48時間はドレッシングチェンジおよび消毒を行わない．
- 表皮形成が完了する48時間以降は，細菌の侵入がないためドレッシング材を除き，創を開放（露出）する．以後は創部の観察のみとする．

◆SSIが疑われた場合

①SSIの起炎菌（表1）

手術部位によって主な起炎菌が異なることを念頭に置く．

②術後4日以内の発熱と創部よりの分泌液への対応

分泌液のグラム染色を行い，クロストリジウムまたは連鎖球菌が検出された場合は，創部のドレッシング材があれば除去し，抗菌薬（ペニシリンまたはクリンダマイシン）を投与する．

③術後4日以降の発熱と創部の発熱・硬化への対応

縫合糸の抜糸，創部の離開，ドレナージを行う．38.5℃以上の発熱，白血球増多など感染症の進行が認められた場合には抗菌薬を投与する．

- ClassⅠ（清潔）の手術ではセファゾリンを投与する．
- ClassⅡ（準清潔）の手術では塩酸シプロフロキサシンまたはレボフロキサシンまたはセフトリアキソンにメトロニダゾールを追加して投与する．
- MRSAの可能性がある場合はバンコマイシンやリネゾリド，ダプトマイシンを選択する．

b）二次治癒を図る場合

ClassⅢ（汚染），ClassⅣ（不潔・感染）が適応となる．創の間隙は肉芽組織の発育によって充填されて治癒するが，間隙が大きい場合には治癒までにかなりの時間を要する．その間，創面

から多量の滲出液・分泌物がみられ，これを除去して常に適切な湿潤環境におくことが求められる[4]．

①生理食塩水によって洗浄する

水道水でもよく，シャワーによる自己洗浄を行ってもよい．

②湿潤環境を整える

ハイドロコロイド・ドレッシングで被覆し，創面閉鎖と湿潤環境を作る．創からの滲出量が多い場合には，滲出液をよく吸収・保持するカルシウムアルギネート・ドレッシング材を用いて充填する．また，水蒸気透過性が高く，水分を蒸発させるハイドロファイバー®などで被覆する．

c）局所陰圧閉鎖療法（NPWT）

NPWT（negative pressure wound therapy）は新しい創傷治癒の方法として近年開発された．創傷を覆って閉鎖し，内部を陰圧にすることで創傷治癒の促進を図る物理的療法である．創傷部にかかる陰圧は，組織の浮腫を軽減し，血流を改善して，早期の肉芽増生をもたらすとされる．欧米では，以前よりNPWT専用の医療機器商品であるVAC®システム（KCL社，米国）が普及しているが，本邦においては2010年4月にこの商品の使用について健康保険収載がなされたばかりでまだ歴史が浅い．国内の各施設では代替品を用いて独自のNPWTを施行しているのが現状である．

NPWTは既存の保存的療法で治療効果の得られにくい難治性皮膚潰瘍，外傷，熱傷，糖尿病性潰瘍，褥瘡などの症例に効果が期待されており，新たな医療機器の開発とともに治療法としての確立が待たれる．

3. 創処置時における交叉感染予防

外科での創処置を行う際には手指消毒と手袋の着用が必須である．われわれ医療従事者は，肝炎・エイズなどの明らかな感染症から自己防衛を図ることはもちろんであるが，自らの行為が**交叉感染**の元凶になりうるということを常に念頭に置くべきである．「すべての患者の血液・分泌物は潜在性感染性物質として隔離する」というCDCスタンダードプリコーションの考え方から，創処置時には交叉感染予防を徹底する．また，清潔・不潔の概念に従った創傷処置の原則を身につけることが重要である．以下，外科処置時の要点について述べる．

- 処置の開始前に，まず**流水と石鹸にて衛生学的手洗い**を行い，手指の清浄化を図る．ベースン法やハンドタオルの使用は行わない．次に，**擦り込み式消毒薬にて手指消毒**し，ディスポーザブル手袋を着用する．
- 患者への処置および患者からの排出物で汚染されたガーゼなどの処理は，手袋を着用したスタッフのみが行う．包交車を担当する介助スタッフから処置担当者が器具・薬剤を受け取るときには清潔不潔に注意する（図1）．決して，介助スタッフの手または器具に触れないようにする．**処置実施者は不潔であり，包交車および介助者は清潔である**点を理解する．
- また，患者の創傷の処置は**清潔部位から開始**し，**不潔の部位へと移る原則**を理解する（図2，3，第1章-①-step2図1参照）．
- 包交車にて創処置を介助するスタッフは，清潔操作に徹して，汚染されたガーゼなどには触れないように注意する．
- 1人の患者の処置が終わった場合には，汚物と着用していた手袋を医療廃棄物用の収集容器に棄て，擦り込み式消毒薬にて手指を消毒し，次の処置へ移る．

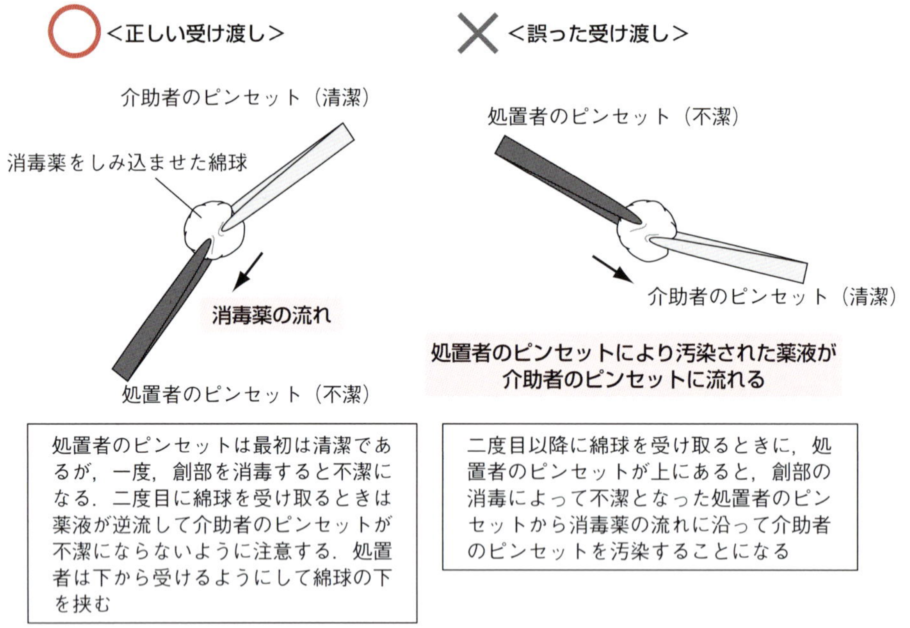

○ <正しい受け渡し>

介助者のピンセット（清潔）
消毒薬をしみ込ませた綿球
消毒薬の流れ
処置者のピンセット（不潔）

処置者のピンセットは最初は清潔であるが，一度，創部を消毒すると不潔になる．二度目に綿球を受け取るときは薬液が逆流して介助者のピンセットが不潔にならないように注意する．処置者は下から受けるようにして綿球の下を挟む

× <誤った受け渡し>

処置者のピンセット（不潔）
介助者のピンセット（清潔）

処置者のピンセットにより汚染された薬液が介助者のピンセットに流れる

二度目以降に綿球を受け取るときに，処置者のピンセットが上にあると，創部の消毒によって不潔となった処置者のピンセットから消毒薬の流れに沿って介助者のピンセットを汚染することになる

図1● 清潔・不潔の概念を考慮した介助者から実施者への消毒薬の受け渡し

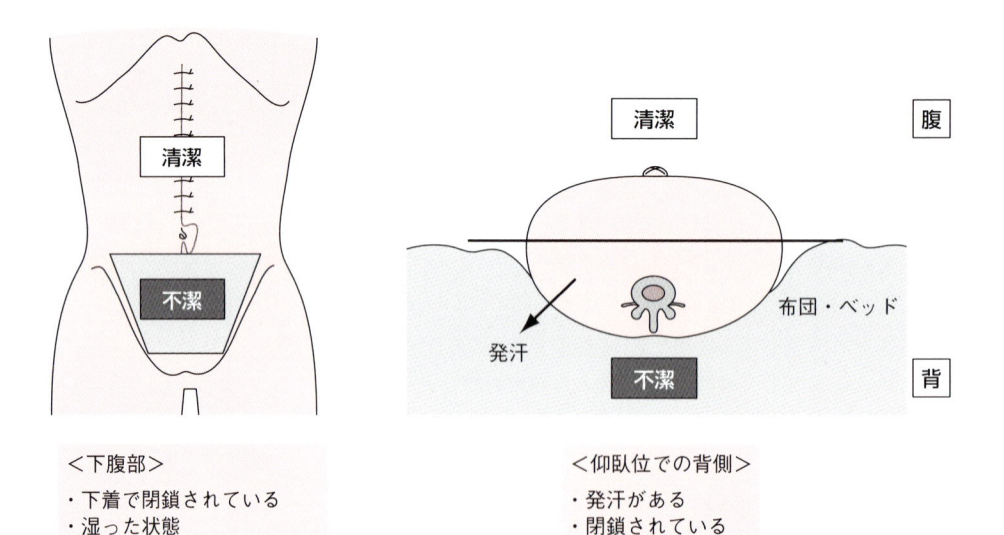

<下腹部>
・下着で閉鎖されている
・湿った状態
・汚染されやすい状態である

<仰臥位での背側>
・発汗がある
・閉鎖されている
・湿った状態である

図2● 腹部の清潔部位・不潔部位

4. 代表的な消毒薬の特徴と用途

滅菌とは，すべての微生物を殺滅または除去することである．一方，**消毒**は生存する微生物の数を感染症の生じないレベルに減らすことであり，必ずしも微生物をすべて殺滅したり，除去するものではない．以下，代表的な消毒薬とその用途について解説する．

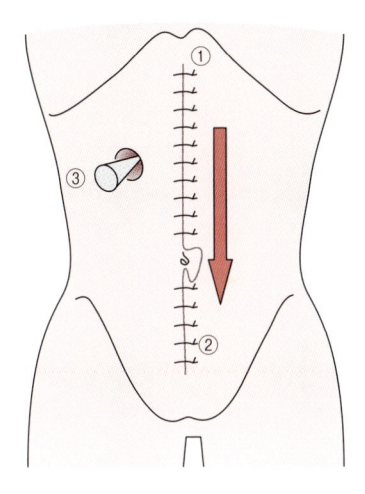

図3● 清潔・不潔を考慮した腹部創の消毒手順
清潔・不潔を考慮し，清潔な部位より消毒を開始し，次第に不潔な部位へ移行する．
正中創を上腹部①より下腹部②へ消毒し，次に側腹部③のドレーンを消毒する．

a) 皮膚の消毒

◆ポビドンヨード（イソジン®液）

特長：
- 広い抗微生物スペクトルを有し，生体への刺激性が低く，副作用も少ない優れた消毒薬である．
- 皮膚消毒の際，皮膚に被膜を形成させ，持続的な殺菌効果を発揮する．

<注意>
この被膜（褐色による着色）を医療者が手技がしにくいなどの理由でハイポアルコールを用いて脱色することがあるが，脱色は化学的な不活性化であり，消毒の効力を落とすので避けた方がよい．

用途：
- 手術部位の皮膚や皮膚の創傷部位をはじめ，口腔，腟などの粘膜にも適用が可能である．

短所：
- 比較的短時間のうちに揮発し失活するため，持続効果はクロルヘキシジンよりも劣る．
- ポビドンヨードにはヨウ素が含まれており，皮膚および粘膜より吸収される．甲状腺機能亢進症や広範熱傷の患者，粘膜，胸腔・腹腔内への使用はこれを考慮し慎重に行う．

◆グルコン酸クロルヘキシジン（ヒビテン®液，ステリクロン®液）

特長：
- 皮膚に対する刺激が少なく，強い殺菌力を発揮する．
- 皮膚に残留して持続的な抗菌作用を発揮する．

用途：
- 手術時手洗い，手術部位，創傷部位，血管カテーテル挿入部位など．

短所：
- 抗微生物スペクトルが狭い．グラム陽性菌，グラム陰性菌，真菌の一部，エンベロープを有するウイルスの一部に有効であるが，結核菌，多くのウイルス，芽胞には無効である．グラム陰性桿菌であるセラチアなどには一部抵抗性である．
- **粘膜への適用はショックを誘発するため禁忌である．**

◆エタノール

特長：
- 抗微生物スペクトルが広く，芽胞を除くほとんどすべての微生物に有効で，速効性がある．

用途：
- 注射部位の皮膚，手指などに塗布して消毒する．

短所：
- 粘膜には使用できない．

b）粘膜の消毒

外科の周術期に消毒を行う対象となる粘膜は，消化管粘膜，口腔，腟，尿道などがある．
一般に粘膜に対しては10％ポビドンヨード液が用いられる場合が多い．一方で，**クロルヘキシジンは粘膜への使用によるショック症状発現が報告されており，粘膜への使用が禁忌となっている**ので注意が必要である．

ドレーン管理

ドレナージは体内に貯留し生体に悪影響をおよぼす貯留物（体液・分泌物・膿，血液，消化液など）を体外へ誘導排除する操作をいう．ドレナージに際しては，挿入目的に応じた適切な種類と方法を選択しなければならない．

1. ドレナージの種類

a）目的による分類

◆治療的ドレナージ

体内に貯留した血液，膿，消化液などを体外に排出する．さらに洗浄，薬液注入などを行う．

◆予防的ドレナージ

死腔が形成されているか，またはその可能性がある場合，または手術に際して感染や縫合不全の危険性がある場合に行う．

◆情報的（インフォメーション）ドレナージ

術後出血，消化液漏出などを早期診断する．

b）構造による分類

◆フィルム型ドレーン
- 屈曲していても毛細管現象により排液ができる．柔らかく組織損傷が少ない．
- 粘度の高い排液には不向き．

◆チューブ型ドレーン
- 内径が大きく，屈曲しにくいので粘度が高い排液にも有効である．
- 組織損傷の可能性がある．

◆マルチスリット型ドレーン
- 内腔を持たず，深い側溝がついているのでつぶれにくい．効果的な排液が可能である．
- 材質が硬いので組織損傷の可能性がある．

c）ドレナージ方法による分類

◆閉鎖式ドレナージ
- 体外のドレーン末端が排液槽（バッグやボトルなど）に接続され，排液を回収する．
- 体腔内，ドレーン内および排液槽は外気と遮断されている．
- 閉鎖されているため逆行性感染を起こす可能性が低い．

1）受動的ドレナージ
- 排液は毛細管現象，圧差などにより自然流出する．
- 脳室ドレナージ，胆道ドレナージなどで用いる．

2）能動的ドレナージ（閉鎖式持続吸引ドレナージ）
- 持続吸引器や持続吸引バッグなどで陰圧をかけて能動的に排液する．
- 術後出血の排液，凝血塊による死腔形成を予防できる．
- 整形外科的手術，直腸切断術，乳房切断術，頸部の手術などで用いる．

◆開放式ドレナージ
- 体外のドレーン末端を開放し，排液を自然（落下）流出により回収する．
- 死腔が小さく，排液量が少ないときには滅菌ガーゼをあてて排液を回収する．
- 腹腔ドレナージ，縫合創の皮下ドレナージなどで用いる．

◆シールドドレナージ
- 胸腔内の持続吸引に用いる．
- 吸引を続けながら体腔内は常に閉鎖されている．

◆洗浄ドレナージ
- 体内の死腔に汚染や感染が生じたときに洗浄するために行う．

2. 治療部位とドレナージ

ドレナージは行う身体部位により目的，方法が異なる．脳室，胸腔，腹腔，胆道，整形外科的手術（その他，頸部，乳房，直腸手術など）に分けてその特徴を述べる（表2）．

3. ドレーン管理の留意点

a）ドレーン挿入による問題点
- 挿入部の疼痛，出血
- 主要血管圧迫による血流障害
- 材質の硬いドレーンによる組織損傷
- 挿入部の瘢痕および腹壁ヘルニア形成
- 逆行性感染

b）ドレーン固定後の管理

◆ドレーン観察

1日1回は必ず行い，ドレーンの閉塞・屈曲の有無，皮膚刺入部よりの出血や周囲の感染の膿をチェックする．

◆排液

排液量の増減および性状に注意する．

表2 ● ドレナージ部位とドレナージ方法

ドレナージ部位	目的	ドレナージの方法	観察・注意点
脳室	①脳室を減圧する ②髄液・出血を体外に排出する ③頭蓋内圧の測定と調節をする ④薬剤を注入する	脳室ドレナージ回路が付随した閉鎖式ドレナージ	①髄液の量・性状 ②髄液の呼吸性移動の有無 ③ドレナージ設定圧の確認 ④頭蓋内圧亢進症状の有無
胸腔	①胸腔内血液，滲出液，空気を排出する ②胸腔内の圧を正常に保ち，肺の再膨張を促す ③薬剤を注入する	ウォーターシールを用いたシールドドレナージ	①血液，滲出液，空気の排出状況 ②水封部呼吸性移動の有無
腹腔	①腹腔内の血液，滲出液，洗浄液を排出する ②必要な場合には持続的腹腔洗浄を行う	開放式ドレーンを用いて落差による自然排液ドレナージ（可能であれば閉鎖式が望ましい）	①排液量・性状 ②ドレーンの屈曲
胆道	①胆汁を体外へ排出する ②胆道の減圧を行う	T-チューブ，PTCDチューブを用いた閉鎖式ドレナージ	①排液量・性状 ②腹膜炎症状の有無 ③瘻孔形成後（3週間後）に抜去
整形外科的手術 頸部・乳房の手術 直腸切除術	①死腔内の血液，滲出液，空気を排出する ②死腔形成を予防する	持続吸引器などを用いた閉鎖式持続吸引ドレナージ	①排液量・性状 ②ドレーンの屈曲

PTCD：経皮経肝胆管ドレナージ（percutaneous transhepatic cholangio drainage）

◆刺入部の管理

- 開放式ドレナージでは清潔操作でドレーンおよび刺入部を清潔ガーゼで覆い，逆行性感染を起こさないように細心の注意を払う．
- 閉鎖式ドレナージでは逆行性感染の可能性は低いが，ドレーン外壁を伝った逆行性感染の可能性は残る．ドレーン刺入部は開放創と考えて感染防止に主眼を置く．手術直後は刺入部周囲からの滲出が多いので清潔なスリットガーゼで処置し，滲出液が少なくなった段階で透明フィルム（フィルムドレッシング）で保護する．

c）ドレーンの抜去

ドレーンの抜去時期についてはCDCガイドラインでも「可及的早期に抜去する」との記載にとどまっている．

◆インフォメーションドレーン

ドレーン留置（手術）から**24〜48時間**を経過すると逆行性感染の危険性が高まるため，それ以前に抜去する必要がある．

◆予防的ドレーン

異常がなければ**術後4日**までに抜去するのが望ましい．

◆治療的ドレーン

排液の量と性状を観察し，①**排液量が50mL/日以下である**，②**性状が感染性ではない**，③**死腔がない**，④**縫合不全がない**，の各条件を満たした時点ですみやかに抜去する．
T-チューブ（PTCDチューブ）では瘻孔形成が十分に行われてから抜去する（3週間後）．

文献・参考図書

1) 斉田芳久,他：術後一次縫合創管理．法に関するprospective randomized trialによる検討．日臨外会誌，63：1341-1345, 2002
2) Linsky CB, et al：The effect of dressing on wound inflammation and scar tissue. The Surgical Wound. (Dineen P, et al, eds.), pp191-205, Lea & Febiger, Philadelphia, 1981
3) Mulvihill SJ & Pallegrini CA：Postoperative care. Current Surgical Diagnosis and Treatment, 10th ed.(Way LW, ed), pp15-23, Appleton & Lange, Connecticut, 1994
4) 炭山嘉伸,中村陽一：術野の消毒と創管理の新しい考え方．消化器外科，28：955-960, 2005

◇「創傷治療の常識非常識」（夏井 睦/著），三輪書店，2003
  ⇨ Q&A方式で非常にわかりやすく書かれている．創傷処置に関する疑問に適切に答えており，研修医諸君にとっても有用な1冊である．

◇「改訂 ドレッシング 新しい創傷管理」（穴澤貞夫/監），ヘルス出版，2005
  ⇨ 本書には現在わが国で実施されているドレッシング材を用いた創傷管理について，ドレッシングの理論と実際がわかりやすく記述されている

◇「感染症・合併症ゼロをめざす創閉鎖—エビデンスと経験に基づく手術創，救急創傷の閉鎖・開放から創処置まで」（炭山嘉伸,有馬陽一/編），羊土社，2010
  ⇨ 手術創・救急創傷における創処理の実際を感染症・合併症予防に注目して解説した手技マニュアル．カラー写真で貴重な症例を多数掲載している．

第3章 基本知識とトラブルシューティング

5 切開・縫合

辻 美隆

> **Point**
> ▶ 処置に先立ち医療面接を十分に行い，局所麻酔薬アレルギーの有無や既往歴などを確認し，インフォームドコンセントを行う
> ▶ 外傷の場合は，受傷機転と創傷の状態の把握が重要である

A．基本とコツ

皮膚切開

1. 準備するもの
- 消毒薬（クロルヘキシジン：ヒビテン®，ポビドンヨード：イソジン®），綿球，無鉤摂子
- 滅菌覆布（ディスポーザブルの滅菌シーツが望ましい）
- 局所麻酔薬（1％キシロカイン®）
- 10 mLシリンジ，23 G注射針（局所注射用），18 G注射針（局所麻酔薬吸引用）
- メス（円刃刀：皮膚切開や軟部組織の切開に用いる．尖刃刀：小さな皮膚切開や細かい操作に用いる）

2. 手順
① 手洗い，ガウンテクニック，滅菌手袋装着（外来処置の際は滅菌手袋装着のみ）：清潔・不潔の区別が一連の手順で重要．
② 腫瘍摘出などの際には局所麻酔施行前にマーキングを行う（マジックインキペンなどを用いる）．
③ 消毒：切開予定部位を中心に十分広い範囲に対して2回以上行う．
④ 滅菌覆布（小さい切開なら穴開き）で処置する部位の周囲を覆う．
⑤ 局所麻酔を実施する（十分に浸潤させる）．
⑥ 切開：

  a. メスの刃が常に**皮膚と垂直**になるように．
  b. **Langer 皮膚割線**（図1）や皺に沿った**切開ライン**が望ましい．
  c. 左手指で**カウンタートラクション**をかけるとまっすぐ切開できる（図2）．

- メスの使い方（図3）：円刃刀はメス刃の腹で切り，尖刃刀は刃先で切る．
  a. バイオリン弓把持法：円刃刀で，薄く，繊細に切ろうとする場合
  b. テーブルナイフ把持法：円刃刀で，開腹する際の皮膚切開や硬い組織を切る場合（バイオ

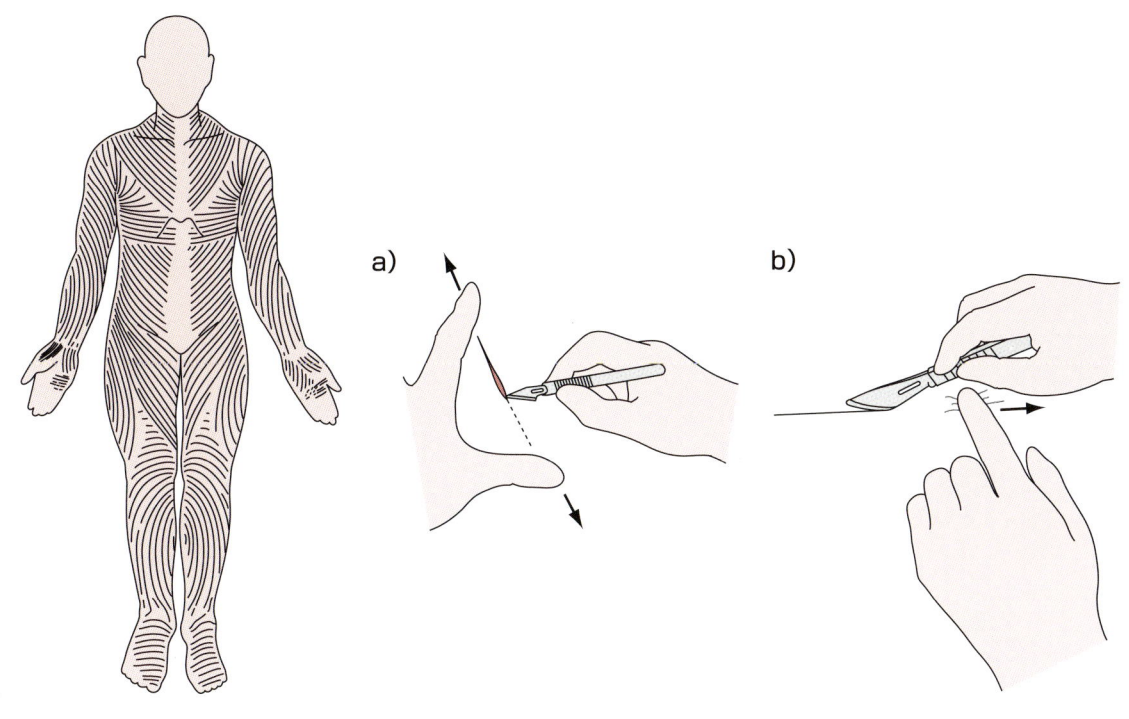

図1● Langer 皮膚割線
文献1を参考に作成

図2● カウンタートラクション
a) 小さい切開の場合は，左示指と拇指で両方向へカウンタートラクションをかける．
b) 大きい切開の場合は左示指や中指で切開進行方向にカウンタートラクションをかける．

a) バイオリン弓把持法　　b) テーブルナイフ把持法　　c) ペン・ホールディング法

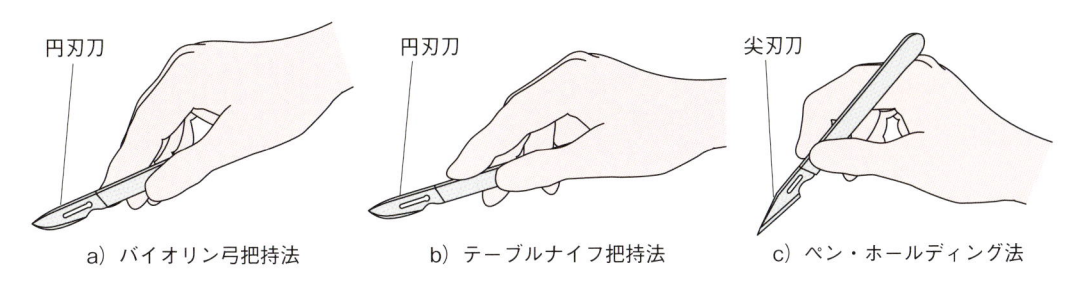

図3● メスの持ち方

リン弓把持法より強い力で切開できる）
c. **ペン・ホールディング法**：尖刃刀で細かい切開を行う．

皮膚縫合

1. 準備するもの

- 消毒薬（ヒビテン®，イソジン®），綿球，無鉤摂子
- 滅菌覆布
- 局所麻酔薬（1％キシロカイン®）
- 10 mL シリンジ，23 G 注射針（局所注射用），18 G 注射針（局所麻酔薬吸引用）

5）切開・縫合　251

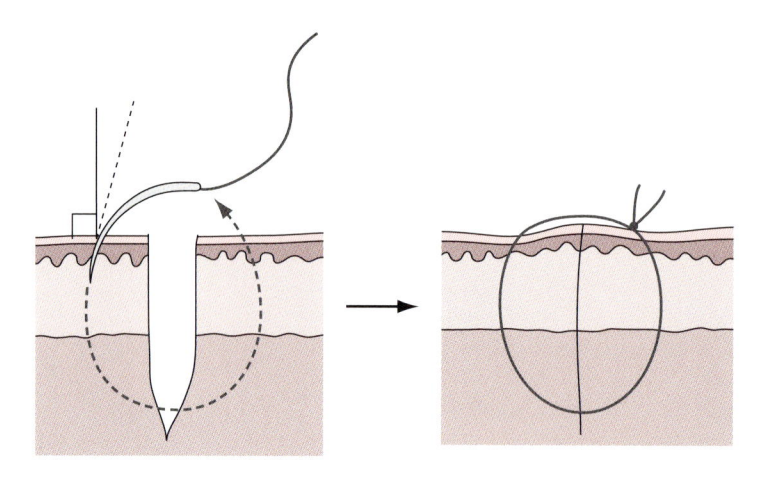

図4● 運針方法

- 有鉤摂子
- 持針器（Mathieu型：閉腹時など比較的大きな縫合の際, Hegar型：比較的小さな縫合の際）
- 縫合針（皮膚は原則として角針）, 縫合糸（比較的小さな創の場合, 針付ナイロンが多用される）
- はさみ（直剪刀）

2. 手順

- 手術切開創か外傷性創傷なのかによって, 以下の通り手順が異なる.

a) 手術切開創の場合

①切開（腫瘍摘出など）に引き続いての処置となる.
②止血を確認する.
③針は創縁に対して直角に刺入し, 針の湾曲に沿って針先を進める（図4）.
④できるだけ死腔をなくす.
⑤緩みなく, かつ緊張がかかり過ぎないように結紮する.

b) 外傷性創傷の場合

①汚染創や血液が創内にたまっている場合は, まず生理食塩水で十分に洗浄する（状況によっては局所麻酔を先に行う）.
②滅菌手袋を装着する.
③消毒を行う（創縁・周囲皮膚のみとし, 原則的に創内は消毒しない. 創内は生理食塩水で洗浄する）.
④滅菌覆布（小さい創なら穴開き）で処置する部位の周囲を覆う.
⑤局所麻酔を実施する（十分に浸潤させる）.
⑥汚染挫滅創の場合はデブリドマン（図5）を行う.
⑦以下, 手術切開創の処置と同様.

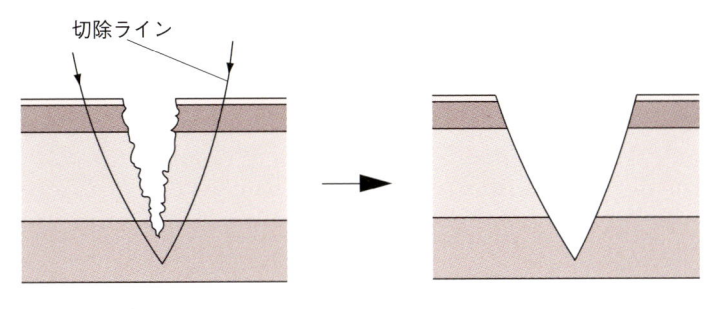

図5 ● デブリドマン
創縁から2～3mmの皮膚を切除し，メスで挫滅・汚染・壊死組織を切除する．

B. トラブルシューティング

1. 外傷性の創傷処置では，受傷機転と創傷の状態の把握が重要

- 受傷からの時間より，一期的縫合するかどうかを検討する．一応の目安として，「6時間から8時間」までが一期的縫合できる時間帯でそれ以降はしない方が望ましい．
- 受傷場所が屋外の場合 → 破傷風トキソイド注射するかどうか，砂などの異物の有無の確認と創洗浄の必要性を検討する．
- 動物咬傷の場合，室内飼育のみかどうかや狂犬病予防注射接種状況などを確認する．
- 動脈性出血の有無 → あれば，まず，ペアン鉗子で止血する．
- 知覚障害，骨折，運動障害の有無
 ⇒整形外科専門医にコンサルトするかどうかを判断する．

2. 既往歴のチェック

- 局所麻酔薬アレルギーの有無：歯科麻酔時に問題なかったかどうか
- 薬剤アレルギー，気管支喘息などの既往の有無

3. 創部の観察

- 出血により血腫形成の可能性がある場合や汚染創で滲出するような場合は，創内に皮下ドレーンを留置する．
- 汚染創は原則として一期的に縫合しない．

4. 止血は十分に行う

圧迫にても止血不能の場合はペアンでつまみ結紮止血するか，可能であれば電気メスで凝固する．

参考図書
1)「標準外科学 第13版」（加藤治文/監修）医学書院，2013
 ◇ 手術の基本 切開・縫合・吻合のすべて．外科診療，78巻 増刊，1998
 ◇ 小外科マニュアル．日本医師会雑誌臨時増刊号，99 (13)，1988

第3章 基本知識とトラブルシューティング

6 包帯法

若林真司

Point
▶ 包帯はきつくなく，ゆるくなく巻くこと．特にギプスはきつく巻かないこと．血行障害など重篤な合併症を起こしうるので十分に注意する
▶ ギプスは良肢位で巻くことが重要である．各関節に良肢位が決められているので覚えること

はじめに

整形外科において四肢の処置後の包帯，骨折・捻挫におけるギプス，スポーツにおけるテーピングなどの包帯法は欠かせない手技の1つにあげられる．本稿では一般的な包帯の使用法とともに使用頻度の高いギプス，スプリントについてその使用法と注意点を述べる．

A. 基本とコツ

包帯

1. 種類と使用例
① **伸縮包帯**：非常に伸張性に富み，縮れたような薄い包帯があり，これは**伸縮包帯**などと呼称されている．創傷部を被覆するガーゼをとめたりするために使用する．
② **弾力（弾性）包帯**：多少厚みがあり弾力性に優れた包帯もあり，これは**弾力包帯**や**弾性包帯**と呼ばれている．これは足関節や手関節周囲などの動きをわずかに制御できるため同部の捻挫や打撲後などの圧迫固定として用いることが多い．

2. 目的と注意点
① **救急の場合**：包帯法の目的は救急の現場では，**止血**や**固定**などがあげられる．四肢動脈からの出血を止めるためには局所の圧迫がまず行われるが，状況によってはそれより近位できつく巻くこともある．当然巻いたところより遠位の血行が阻害され神経麻痺も生じてくるため，損傷した血管に対する処置までの短時間にとどめるべきである．
② **通常の場合**：通常の包帯法は**創傷部位の被覆**が目的であることが多い．そのためなるべく清潔なものを用い，術者も清潔を心がける．上肢については三角布もよく使用するので包帯法の1つとして使用方法を覚えておくこと．

テーピング

スポーツ分野ではテーピングも重要な包帯法である．テーピングはそれ自体で確実な関節制御にはならないが，ある程度の関節可動域の制限と疼痛の軽減は図れるため有用である．

ギプス

1. 材料

過去には石膏でできたものが主流であったが，現在は水硬性樹脂でできた素材が主流となっている．特徴としては，石膏に比べて軽量であり通気性も良好でX線透過性もよいため，単純X線撮影も可能であることがあげられる．**水にぬらすことによりすぐに硬化が始まるため手早く巻くことが肝心である．**

2. 手技（図1）

① ストッキネットを患肢に通す
- ギプス用の下巻きチューブ包帯（ストッキネット）は化学繊維や綿でできたものがあるが，患者の皮膚状態などに合わせて選択する．
（化学繊維は撥水性，速乾性がよく，綿は肌当たりがよく吸湿性に優れる）
- この際ストッキネットにしわが寄らないように気をつける．しわが寄るとその部位で皮膚が圧迫されることがあるためである．特に屈曲した関節部でしわが寄りやすいので注意する．

② その上から下巻き包帯を巻く
- レーヨンやポリエステルなどの化学繊維でできた下巻き包帯は，綿状で手で容易にちぎれるため「ワタ包帯」と呼ばれることが多い．
- ワタ包帯を巻く際にはくれぐれもきつく巻かないように注意を要する．1/2程度が重なり合うように均一に1～2層になるように巻いていく．きつくなく，ゆるくなく，適度な厚さで巻くには経験を重ねる必要がある．

③ キャスティングテープを水につける
- ギプスに用いる水硬性樹脂素材のキャスティングテープは，十分に水につけて芯まで水を浸透させる．キャストは硬化すると粘着して取りにくくなるため必ずプラスチック手袋を使用し，また衣類などに付着しないように心掛ける．

④ 手早く水から出ししっかり絞ってワタ包帯の上から巻きつける
- 水硬性樹脂キャスティングテープはある程度の粘着力があるため，それにひかれてついきつく巻いてしまうことがあるため十分に注意を要する．1/2程度が重なり合うように巻いていく．特に関節部が頑丈に，しかし不必要に厚くならないように巻く．

⑤ 巻いた後は数分で硬化するのでしっかり患肢を支える
- 硬化時に熱を発するため小児などが驚くことがあるので気をつける．

患者の体型にもよるが上肢では2または3号，下肢では3または4号を使用する

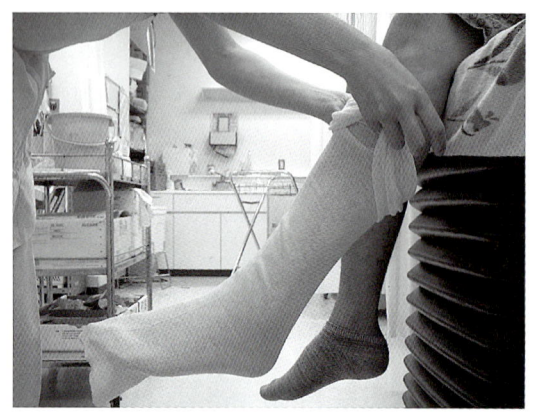

1. 左足関節外果骨折の場合：ストッキネットを患肢に通す

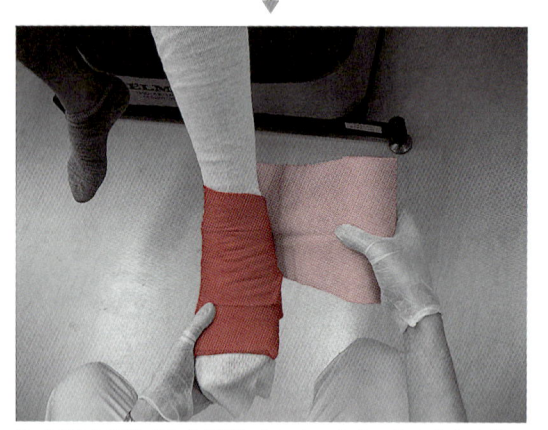

2. 下巻き包帯（ワタ包帯）をストッキネットの上から巻いていく

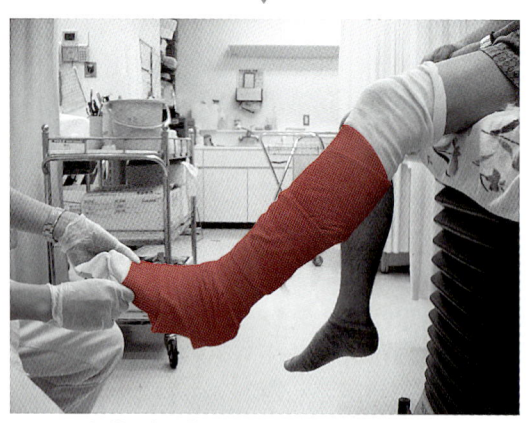

3. ワタ包帯を巻き終わったところ

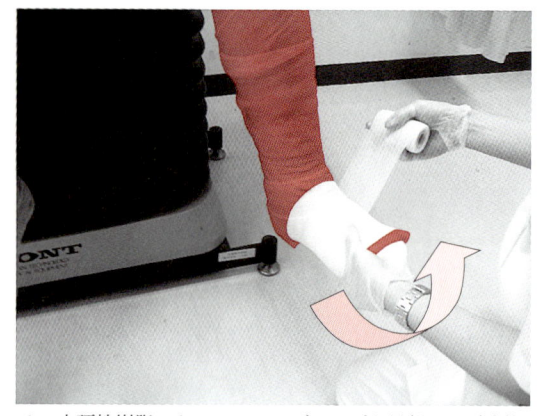

4. 水硬性樹脂のキャスティングテープを足部から（遠位から）下腿に（近位へ）かけて巻く．内側から外側にかけて巻き，足関節の内反を防止する

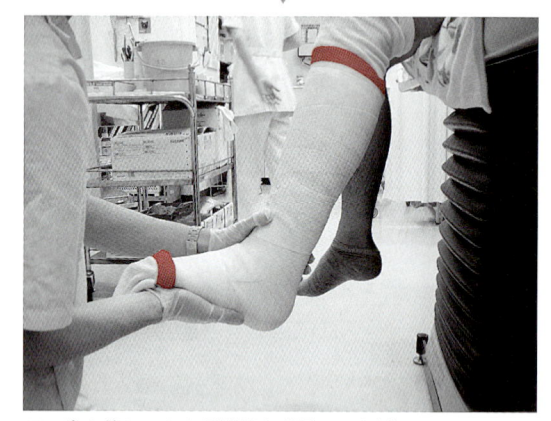

5. 巻き終わったら足関節を背屈0°で固定しキャスティングテープが固まるのを待つ

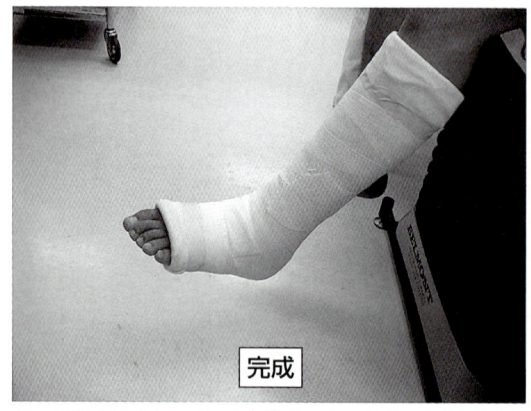

6. 近位と遠位の縁のワタ包帯とストッキネットを折り曲げ，皮膚にギプスの縁が直接あたらないようにしてできあがり

図1 ● 足関節のギプスの巻き方

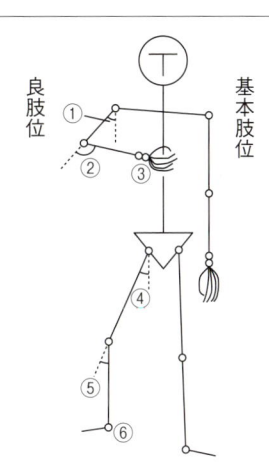

図2●ギプス固定の際の関節の良肢位
①肩関節：外転60〜80°（屈曲・回旋は手が顔にとどく角度）
②肘関節：屈曲90°，前腕：回内・回外中間位
③手関節：背屈10〜20°
④股関節：屈曲10〜30°，内転・外転中間位，外旋0〜10°
⑤膝関節：屈曲10〜30°
⑥足関節：背屈・底屈0°

スプリント（オルソグラス®）

1. 材料・用途

- オルソグラス®はシグマックス社製の商品であるが汎用されているためか，"スプリント"よりもその商品名で呼ばれることが多い．
- 芯材の水硬性樹脂キャスティングテープがフェルトパッドと一体型の構造となっており，下巻き不要で皮膚に直接当てることができ，使用時に必要な長さに切って患部の固定に使用される．
- 主に**捻挫や強固な固定を必要としない骨折**などに使用される．

2. 手技

①数種類の幅があり，患部の大きさに合わせて適当なものを選択する．
②必要な長さをホイルパックごとカットする．
③ホイルパックから取り出し水につける．
④水につけた後はしっかりと絞り，さらにタオルで包みきつく巻いて余分な水分を取り除く（フェルトからキャスティングテープのみ取り出して水につけたあと再びフェルト内に戻すことも可能）．
⑤患部に当てて形を整え，上から弾性包帯をしっかり巻きつける．
⑥モールディング（手のひらで包み込むようにして軽く患部に押し当て，形を整える）を行う．

部位ごとの注意

各関節とも良肢位が決まっている（図2）．

良肢位とは関節を外固定する場合に拘縮の発生が最も少なく，ADL上最も有用な肢位をいう．
- 足関節：尖足にならないように巻く．また内側から外側に巻いて内反しないように気をつける．
- 膝関節：10〜30°程度の屈曲位が良好な肢位である．
- 手関節：橈骨遠位端のColles骨折の場合，手関節屈曲位，やや尺屈させる．

　その他外傷の種類によって固定肢位は変わる．手関節の良肢位は軽度背屈位，野球ボールを軽くつかむような格好である．肘関節は90°屈曲位，前腕回内回外0°で固定することが多いが，外傷の種類によって多少固定肢位が変わる．股関節や肩関節のような体幹と連絡している関節はギプス治療の適応になりにくい．

B. トラブルシューティング

ギプスがきつい

- ギプスを巻いてしばらくして「ギプスがきつい」と患者が訴えることがあるので注意を要する．**特にギプス巻きをしたその晩は，患肢の腫脹を防止するために挙上したり安静を指導したりさまざまな対策をとる．**
- 初診時に腫脹が強いと判断したときはスプリント固定にして様子をみる．
- ギプス固定後の末梢手指，足趾の観察は重要である．
- 手指足趾にしびれや変色を生じたり，動きが鈍くなるなどの症状が現れた場合はギプスによる圧迫が考えられるので至急ギプスを除去することが必要となる．
- これらの注意点を患者に伝え，障害が出現すれば直ちに連絡をするように指示する．慎重を期すためには近日中の再診を指示することも必要である．

ギプスがゆるい

　ある程度の時間を過ぎるとギプスのゆるみを生じることがある．これは患部の腫脹の軽減や筋萎縮などによることが多い．気にならないようならよいが，ゆるみが高度で固定性が不良になったり，極端な例でギプスが抜けてしまったりするようであれば新しく巻きかえる．

Column

ギプス？ ギブス？

　ある有名な病院で「ギブス室」という看板を見たことがあるが，これは「ギプス室」の誤り．ギプス（Gips）はドイツ語で「石膏」という意味であり，石膏でできていなくても日本語ではギプス，というので何だか変である．英語で石膏はplasterであり，鋳型という意味のcastをつけて「石膏ギプス」はplaster castという．石膏でできていなければ単にcastである．現在主流のものは水硬性樹脂素材のキャスティングテープなので，普段使っているいわゆるギプスはキャストというのが適当なのだろうが，慣習でギプスと呼ばれることが多い．

付　録

付録

知っておくべき手術器具の名前

森田孝夫

いわゆる外科で用いる器具は星の数だけあるが，ここでは研修医のみなさんが最低限知っておくべき器具についてのみ厳選してご紹介しよう．

器具の主な役割は，大きく以下の4つに分かれる．

① 組織の切離（メス，剪刀など）　　② 組織の把持（ピンセット，鉗子など）
③ 組織の寄せ合わせ（針，持針器，糸など）　　④ その他（ゾンデなど）

これらの器具の特徴を知り，うまく使うと驚くほど処置が簡単になる．以下，器具の基本的な取り扱い方とそのコツについて解説する．

■ 外科用器具の一般的な構造

1. 有鈎と無鈎（図1a）

これは器具の先端部に付いている鈎（歯，爪）の有無のこと．組織を把持するための鑷子（ピンセット）や鉗子にはそれぞれ有鈎と無鈎の2種類がある．有鈎の器具は組織の把持に優れているが組織を損傷しやすいので，皮膚以外は無鈎を用いるのが無難．

2. 横溝と縦溝（図1b）

器具の接合面に作ってある溝の方向のことで，器具の長軸方向に対して直角に溝がついている（横）か，長軸方向についている（縦）かの差である．溝に対して直角方向のすべりを防止するのが目的．鑷子（ピンセット），鉗子で横溝と縦溝の2種類がある．

3. 直と曲（図1c）

器具の軸が真っすぐ（直）であるか，反り返っているか（曲）の差である．鉗子や剪刀（ハサミ）には直・曲の2種類がある．組織の切離など「器具の軸方向に真っすぐ」に作業する場合は直を，組織の剥離など「軸とは直角に横方向」に作業する場合は曲を用いる．

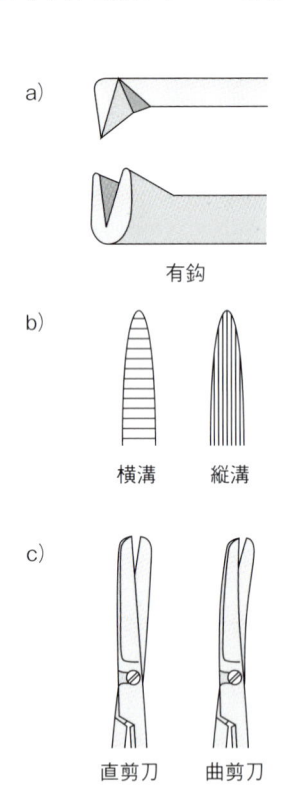

a) 有鈎／無鈎
b) 横溝／縦溝
c) 直剪刀／曲剪刀

図1 ● 外科器具の一般的な構造

■ メス

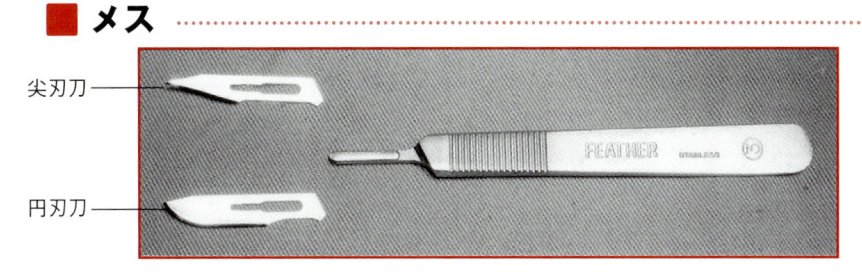

尖刃刀
円刃刀

図2 ● メスホルダーと替刃

メスには先端が丸くなっている円刃刀と尖った尖刃刀との2種類がある（図2）．

1. 円刃刀

円刃刀は主に皮膚切開に用いられる．バイオリン弓把持法（図3a）またはテーブルナイフ把持法（図3b）で把持し，刃の腹（湾曲部）を使って切開する（図3c）．

2. 尖刃刀

尖刃刀は小さな皮膚切開や，微細な切離操作に用いる．刃の先を使って切開する．

《使い方1》（図4a）：膿瘍の切開・排膿
① 尖刃刀の刃を外向きにしてペン・ホールディング法で把持し，尖刃刀を膿瘍の中心部に突き刺す
② 刃の方向に弧を描くように切り上げる

《使い方2》（図4b）：微細な切離操作
① 尖刃刀の刃を内向きにしてペン・ホールディング法で把持する，② 尖刃刀を皮膚に刺し入れる
③ のこぎりのように上下運動させながら切離を進める．基本的には押したとき（下方向に刺し入れるとき）に切る

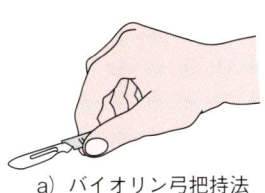

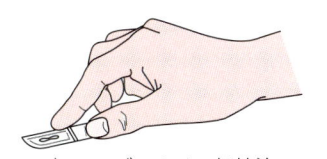

a) バイオリン弓把持法

b) テーブルナイフ把持法

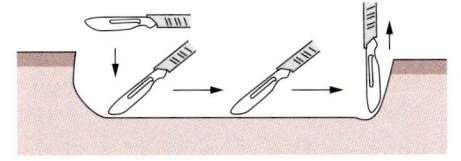

c) 円刃刀による皮膚切開

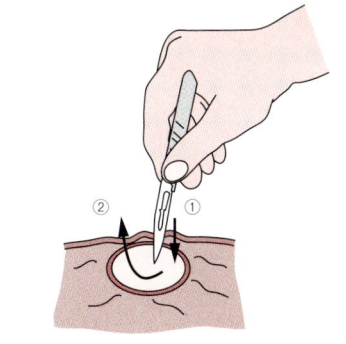

図3 ● 円刃刀の使い方

a) 尖刃刀による皮下膿瘍の切開（ペン・ホールディング法）

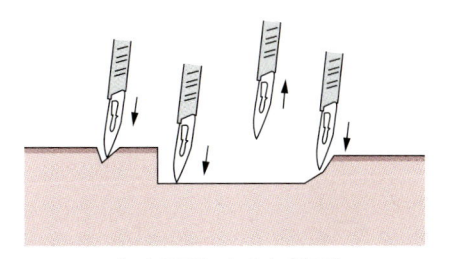

b) 尖刃刀による皮膚切開

図4 ● 尖刃刀の使い方

■ 剪刀（はさみ）

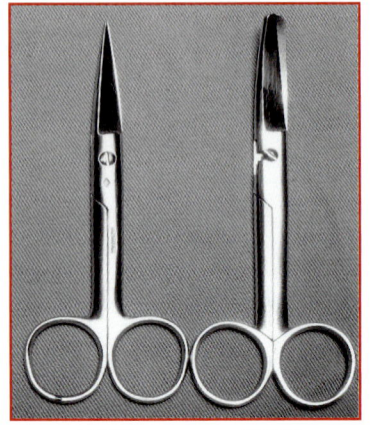

手術用の剪刀は単に組織を切離するためだけではなく，同時に組織を剥離するように工夫されているため，各専門科に特徴的なものが数多く開発されている（図5，6）．一般的にはクーパー剪刀，メーヨー剪刀などが用いられる．

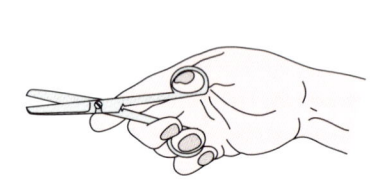

直剪刀　　曲剪刀　　図5●剪刀

a）剪刀の持ち方 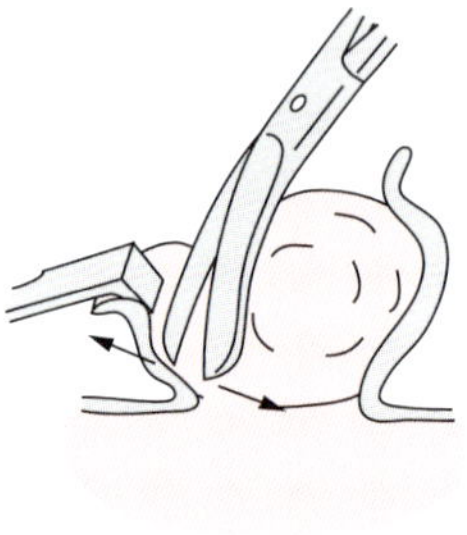　　b）曲剪刀による腫瘍の剥離

図6●剪刀の使い方

■ ピンセット（鑷子）

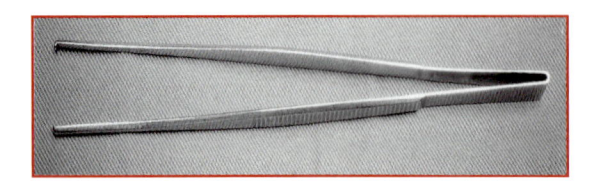

図7●ピンセット（有鈎）

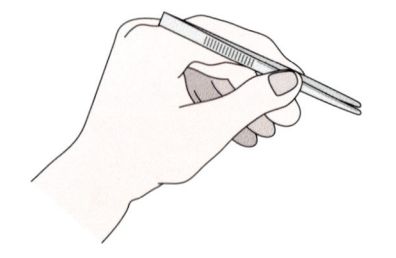

組織やガーゼなどを一時的に軽く把持する器具である（図7）．有鈎鑷子と無鈎鑷子がある．ペン・ホールディング法で把持する（図8）．皮膚は有鈎鑷子を用いたほうが把持しやすいが，それ以外の皮下組織などは損傷を避けるために無鈎鑷子を用いる方がよい．

図8●ピンセット（鑷子）の持ち方

■ 鉗子

鉗子は主に組織の把持，止血，組織の剥離のために用いられる器具である（図9）．コッヘル鉗子が一般に使用されている（図10a）．横溝であるが，直と湾曲，有鈎と無鈎とがある．コッヘル鉗子のミニ版ともいえる「モスキート鉗子」はごく細い血管の止血に用いられる（図10b）．「ペアン鉗子」という語がよく用いられているが，これは「無鈎のコッヘル鉗子」の通称である．リスター鉗子は縦溝が特徴であり，腸管などの管腔臓器の断端の閉鎖・把持に用いられる（図10c）．

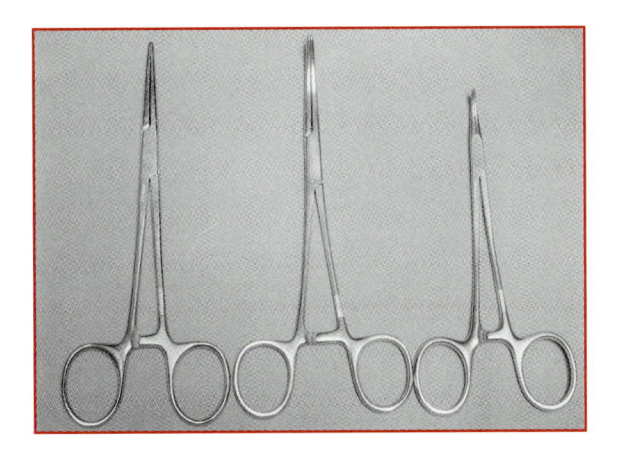

図9 ● 鉗子

図10 ● よく使われる鉗子
a) コッヘル鉗子　b) モスキート鉗子　c) リスター鉗子

● 止血操作（図11）

① 直のコッヘル鉗子（無鈎）を用いて出血点を把持する
② 湾曲のコッヘル鉗子（無鈎）を用いて，直のコッヘル鉗子でつかんだ出血点の根部をつかむ
③ 直のコッヘル鉗子をはずして止血を確認してから結紮する

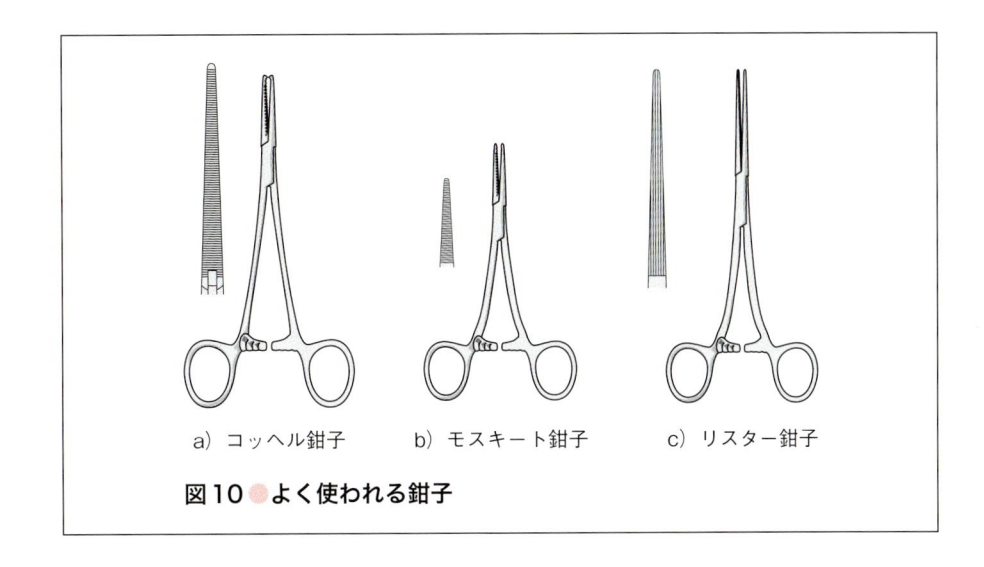

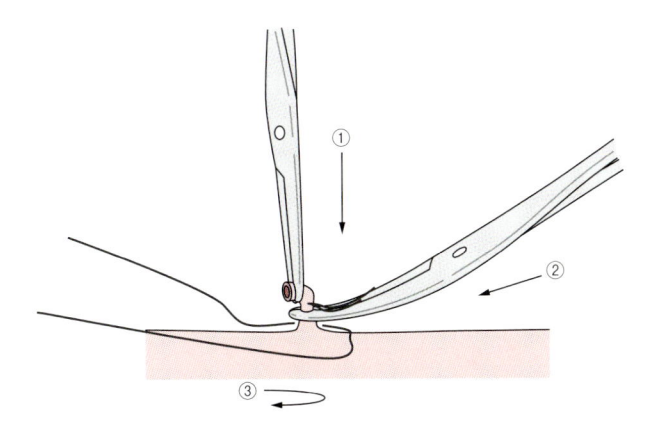

図11 ● コッヘル鉗子を用いた止血操作

■ 針

　針は形状から角針，丸針に，針穴から弾機穴，普通穴，無傷針（atraumatic needle）に分類される．角針は細長い三角錐を弧状に曲げたもので，角は刃になっているため，組織を切り分けて貫通する．丸針は細長い円錐を弧状に曲げたもので，組織を押し分けて貫通する．したがって，角針での運針で横振れした場合には，刃によって穴が切り裂かれ大きくなる可能性がある（図12）．皮膚は硬い組織なので角針が用いられるが，体内ではほとんど丸針が使用される．

　弾機（穴）針に糸を装着するのには少々コツがいるが，要するに針のお尻（弾機）に糸を押し当てて押し込むと穴に糸が落ち込む構造になっている（図13a，b）．無傷針ははじめから針に糸が装着されていて便利であるが高価である（図13c）．皮膚縫合を例に考えると，顔面の創を微細に縫合する場合や皮内連続縫合などで形成外科的に皮膚縫合する場合を除くと，使用する意味は少ない．通常の皮膚縫合は弾機（穴）針と絹糸で十分である．

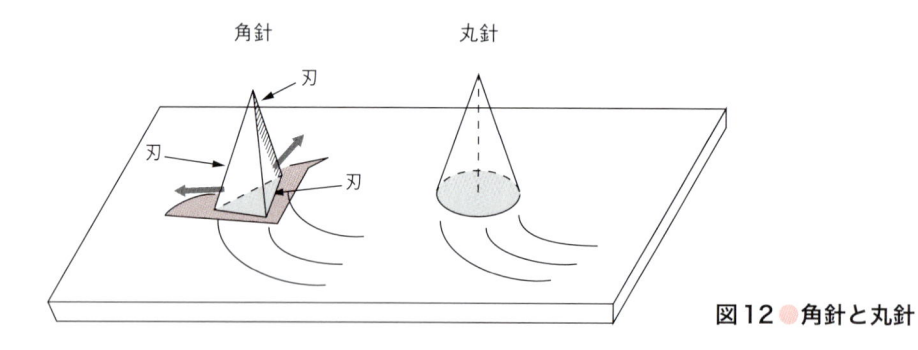

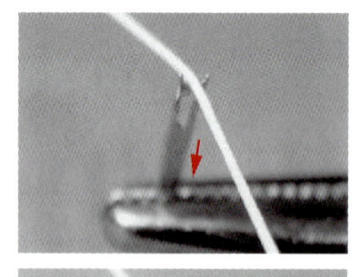

図12● 角針と丸針

a）弾機（穴）に糸を押し当てて強く押す

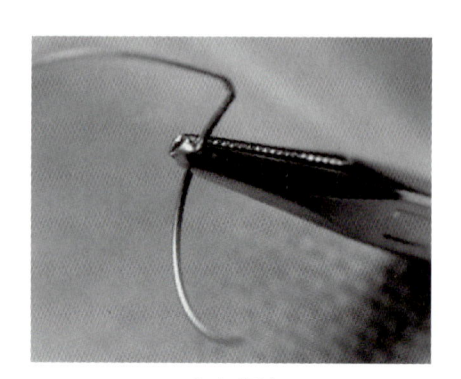

b）糸穴に糸が落ちる

c）無傷針

図13● 弾機（穴）針と無傷針

■ 持針器

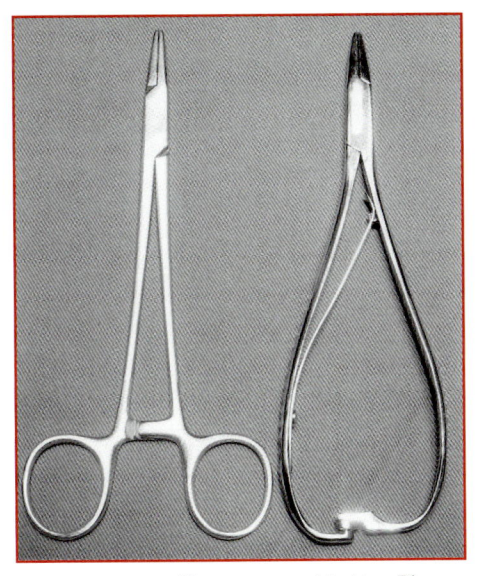

持針器はHegar型とMathieu型に大別される（図14）が，その構造からHegar型は小さな針を用いる体内での繊細な縫合操作に（図15a），Mathieu型は比較的大きな針を使用する皮膚などの縫合操作に用いられる．

持針器の手元にある留め金は3段階で操作される．1段階で針が固定され，2段階でさらに締まり，3段階で針が外れるように設計されている．運針操作では針を頻回につかみ外しをくり返す必要があるための工夫である（図15b）．

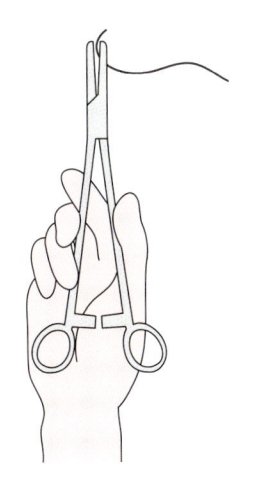

Hegar型　　Mathieu型

図14 ● 持針器

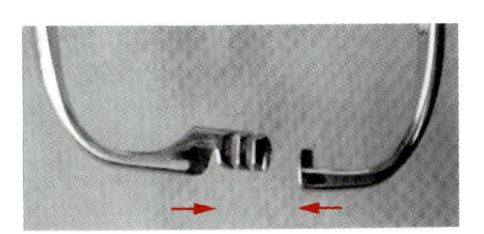

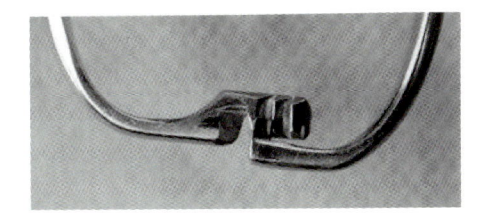

a）Hegar型持針器の持ち方　　b）持針器の留め金

図15 ● 持針器の使い方

■ 糸

縫合糸の役割は結紮による止血および縫合操作による組織の接着である．したがって理想的な縫合糸が満たすべき条件は，**しっかりと組織を支持してほどけないこと**が第1である．すなわち，**強い抗張力，しなやかさ，優れた結節保持性**が求められる．次に，**組織反応が少ない**こと，**吸収されて異物を残さないこと（吸収性），廉価であること（経済的）**が求められ，使用に当たってはこれらを考慮することが必要である．

1. 縫合糸の分類

縫合糸は素材（天然，合成），形態（単糸，編糸），吸収されるか否かで分類される（表1）．

表1 ● 縫合糸の分類

吸収性	素材	形態	材料	商品名
吸収性縫合糸	合成糸	モノフィラメント	ポリディオキサノン ポリグリコネート グリコーマ631 ポリグリカプロン25	PDS Ⅱ® マクソン® バイオシン® モノクリル®
		編み糸（ブレード）	ポリグラクチン910 ラクトマー ポリグリコール酸	コーテッドバイクリル®，バイクリルラピッド® ポリソープ® デキソンⅡ®，オペポリックスⅡ®
非吸収性縫合糸	天然糸	マルチフィラメント	絹糸	絹糸，シルク
	合成糸	モノフィラメント	ナイロン ポリプロピレン ポリブテステル ポリ2フッ化エチレン ポリ4フッ化エチレン	ダーマロン®，エチロン® ネスピレン®，サージリン®，プローリン®，サージプロ® ノバフィル® モノフレン®，アスフレックス®，プロノバ® ゴアテックススーチャー®
		編み糸（ブレード）	ナイロン ポリエステル	サージロン®，ニューロロン® タイクロン®，ネスポーレン®，エチボンド®
	金属ワイヤー	ステンレススチール	ステンレス	サージカルスチール®，ネスティール®

A）吸収性と素材

吸収糸はマクロファージによる貪食あるいは加水分解によってやがて吸収されるが，非吸収糸は半永久的に体内に残るため異物反応が問題となる．吸収糸，非吸収糸ともに天然のものと化学的に合成されたものがある．

i）吸収性縫合糸

天然吸収縫合糸はウシやヒツジなどの動物の小腸から精製されたコラーゲン繊維から作られており，**腸線（カットグット）** と呼ばれている．しかし，牛海綿状脳症（BSE）のために2000年末国内における製造が中止された．合成吸収縫合糸はポリグリコール酸，ポリグラクチンなどの重合体であり，組織反応が天然吸収糸に比較して弱い．

ii）非吸収性縫合糸

天然非吸収性縫合糸は蚕の繭を処理して得たフィブリンを編みこんで作った絹糸が主流である．合成のものはナイロン系，ポリエステル系，ポリプロピレン系，ポリエチレン系などが開発されている．また，金属ワイヤー（ステンレススチール，銀線）も用いられる．

---

memo　糸の抗張力と吸収されるまでの期間

吸収糸が体内で吸収されるまでの期間は糸によって異なるが，おおよその目安は次のとおりである．バイクリル®（40日），コーテッドバイクリル®（60日），マクソン®（180日）．しかし，**糸の抗張力は，2週間で50〜60％に低下する**ことを忘れてはならない．

B）形態

縫合糸には，単糸（モノフィラメント）でできたものと複数のフィラメントを編み込んだマルチフィラメントがある．モノフィラメントは組織通過性に優れ，糸送りがスムーズである．マルチフィラメントはしなやかであるため結び目が小さく緩みにくいという特徴がある（図16）．

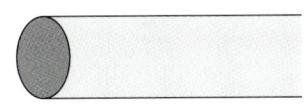

a）モノフィラメント

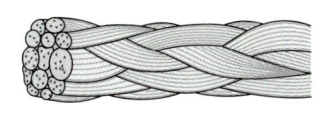

b）マルチフィラメント（編み糸）

図16　縫合糸の構造

2. 縫合糸のサイズ

　　縫合糸のサイズは糸の直径によって決まっている．糸のサイズの規格にはアメリカ薬局方の規格（United States Pharmacopoeia：USP）と日本工業規格（JIS）がある（表2）．いずれも数字が大きくなるほど糸の直径が大きくなる．糸の大部分が米国製であるためUSP規格での表示が一般的である．

表2 ● 糸のサイズ：USP規格とJIS規格

USPサイズ	縫合糸の最小直径(mm)	JISサイズ
5-0	0.10	1
4-0	0.15	2
3-0	0.20	3
2-0	0.30	4
1-0	0.35	5
1	0.40	6
2	0.50	7
3・4	0.60	8
5	0.70	9
6	0.80	10

memo

USP規格では，3-0, 2-0, 1-0, 1, 2, 3, 4, 5というようになっていて，「サイズ1」より細い糸の表示がわかりにくい．これはおそらく初期に開発された糸で一番細いサイズが「1」であり，ここから糸が太くなっていくのに従って，「2」，「3」・・・と番号を大きくしていったものと考えられる．技術革新によって「1」より細い糸が開発されるようになってそれを「0」（ゼロが1つ，1-0と表す）と表記し，さらに細い糸が開発されてそれを「00」（ゼロが2つ，2-0と表す），さらに細い糸に対して「000」（ゼロが3つ，3-0と表す）という具合に表記したと考えれば理解しやすい．

3. 適応

A) 吸収糸を用いる場合

組織を縫着支持するという縫合糸の役目が済んだ後には速やかに吸収されてなくなるのが理想である．したがって非吸収糸を用いる必要のある場合以外は吸収糸を用いるのがよいということになるが，ここで問題となるのがコストである．一般に**合成素材は天然素材に比べて1本あたりの単価が数倍高いが**，吸収糸ではこの傾向が顕著である．コストパフォーマンスも考慮して，糸を選択する必要がある．

消化管吻合，結石を生じる可能性のある部位（胆管，膵管，尿管など），縫合糸膿瘍を生じる可能性のある場合（腹膜炎，消化管穿孔など），抜糸が困難な場合に吸収糸が選択される．

B) 非吸収糸を用いる場合

半永久的に糸により組織を支持する必要がある場合には非吸収糸が必要となる．例えば，アキレス腱断裂後の腱縫合，人工血管，人工弁の縫着などである．また，皮膚縫合などの抜糸の可能な場合にも非吸収糸が選択される．

縫合糸の基本的な知識について解説したが，その種類は多彩であり，またメーカーも多い．各施設，外科医によって使い慣れた縫合糸を利用しているので，以上の基本的知識をもとに選択基準を整理することが外科研修を進めるうえで役立つであろう．

■ アドバイス・注意点

手術器具には似たようなものがたくさんあり，個人名のついた器具も多い．しかも，同じ器具であっても，施設によっては違う呼び名が使われていることもある．緊急の処置の場合には器具の名前などは気にすることなく，「爪の付いたピンセット」，「先の曲がったハサミ」，「縦に溝の付いた鉗子」，「針付の糸」，「細い針用の持針器」など使いたい器具を具体的に表現し，用意してもらおう．とにかく無事に処置を終えることが一番である．

文献・参考図書
- ◇ 手術に使用する器械マニュアル，消化器外科，23（5），へるす出版，2000
- ◇ 「当直で困らない小外科のコツ改訂版」（平出 敦/編），羊土社，2009
- ◇ 石 志紘，吉野肇一：糸．消化器外科，23：939-943，2000
- ◇ 「イラストでわかる外科手術基本テクニック」（幕内雅敏/監訳），エルゼビア・ジャパン，2005

索 引

数 字

2のべき乗の法則 230
3D-CT 147

欧 文

A～C

ACC/AHA ガイドライン 19
air fluid level 100
Akagi line 159
ALTA（aluminum potassium sulfate・tannic acid） 203, 204
appendectomy 194
ARDS（acute respiratory distress syndrome） 45
ASPEN 55, 57
ASPEN/SCCM の急性期栄養ガイドライン 58
BPS 51, 54
CABG（coronary artery bypass grafting） 140
catarrhal appendicitis 194
CCAB 141
CDC（Centers for Disease Control and Prevention） 240
Child-Pugh 分類 21
CPM 162
CPOT 50, 54

D～F

deficit therapy 222, 224
D ダイマー 162
EMR（endoscopic mucosal resection） 83, 91
ERAS（enhanced recovery after surgery） 55
ERAS プロトコール 56
ESD 91
ESPEN 55, 57
EST（endoscopic sphinctectomy） 111
Forrester 分類 23
free air 106

G～I

gangrenous appendicitis 194
Garden 分類 166
Goligher の臨床病期分類 203
Hegar 型 265
Hugh-Jones の分類 20
Hunt and Kosnik 分類 188
Infection Control and Hospital Epidemiology Guideline for Prevention of Surgical Site Infection（CDC） 61
Inlay patch 法 214

K～M

keyboard sign 100
Kugel 法 214
Langer 皮膚割線 250
late segmental collapse 167
Lichtenschtein 法 213
Love（変）法 175
maintenance therapy 220, 222, 223
Mathieu 型 265

MED 法 175
Mesh plug 法 213
MIPO 148
Moore らの理論 41
multimodal pain therapy 51

N～P

noninvasive ventilation 46
NPWT 243
NRS 51
NST（nutrition support team） 58
Onlay patch 法 214
OPCAB 141
PAD ガイドライン 48
PAO（phenol almond oil） 203, 204
PCA（patient controlled analgesia） 52, 53, 87, 160
phlegmonous appendicitis 194
PHS（prolene hernia system）法 214
plaster cast 258
postoperative pseudo-diabetes 35
PPH（procedure for prolapse and hemorrhoids） 203, 204
pre-emptive analgesia 53
pterional approach 190
PTH 製剤 171

R～T

replacement therapy 222, 223
RICE 手技 148

SERM製剤	171
SGA (subjective global assessment of nutrition status)	58
SIRS	55, 97, 100
SLR test	175
SSI (surgical site infection)	28, 61, 240
SSIサーベイランス	65
SSIに影響を及ぼす因子	63
SSIリスクインデックス	66
TAPP (trans-abdominal preperitoneal approach) 法	214
TEPP (totally extraperitoneal preperitoneal approach) 法	214
TKA	157
TNM分類	81
to and flow現象	100
transepicondylar axis	159
treatable dementia	180
Triple H療法	192

U〜Y

UKA	156
VAS	51
WFNS分類	188
Whiteside's line	159
YAM (young adult mean)	165

和文

あ

アダムキュービッツ動脈	132
アルコール製剤	30
安静度	15
イオノグラム	220
胃管	232
胃癌治療ガイドライン（第3版）	81
胃癌取扱い規約（第14版）	81
異形成	68
異型腺腫様過形成	125
維持輸液	220, 222, 223
胃出血	233
胃穿孔	233
胃全摘術	84
胃大網動脈	140
一般治療食	15
糸	266
インフォメーションドレナージ	246
運動障害	181
壊疽性虫垂炎	194
エビデンスに基づいた胆道癌診療ガイドライン	111
円刃刀	250, 261
エンドトキシン	102
汚染・感染手術	64

か

外痔核	202
外側型ヘルニア	174
開頭クリッピング術	188
ガイドライン	57
開腹下胆嚢摘出術	114
開腹虫垂切除術	198
開放式ドレナージ	247
カウンタートラクション	250
化学的腸管内洗浄	93
拡大手術	84
荷重軸	159
カタル性虫垂炎	194
化膿性・蜂窩織炎性虫垂炎	194
下腹壁動脈	141
間歇期虫垂切除術	196
鉗子	263
患者自己管理鎮痛法	52, 53, 87, 160
冠状動脈バイパス術	140
関節鏡視下デブリドマン	157
嵌頓痔核	202
嵌頓ヘルニア	210
器械出し看護師	29
機械的腸管内洗浄	93
偽関節	153
気管内挿入	233
気胸	119
機能回復	41
基本輸液剤	225
キャスティングテープ	255
逆行性虫垂切除術	200
逆行性尿路感染	41
吸収性縫合糸	267
急性呼吸窮迫症候群	45
急性虫垂炎	194
急性腹症	105
弓部大動脈瘤	135
胸腔鏡下手術	121
胸骨骨髄炎	138, 145
胸腹部大動脈瘤	136
胸部食道癌	72
局所陰圧閉鎖療法	243
局所麻酔法	36
禁煙指導	127
緊急・救急手術	26
緊張性気胸	119
空気駆血帯	151
クーパー剪刀	262
クリニカルパス	14, 169
グルコン酸クロルヘキシジン	245
クロルヘキシジン製剤	30
経腸栄養法	44
頸部骨折	165
頸部食道癌	72

血液型不規則抗体スクリーニング法	24
結紮切除法	204, 207
欠乏輸液	220, 222, 224
コイル塞栓術	189
高位脛骨骨切り術	157
抗凝固薬	158
抗血小板薬	158
交叉感染予防	243
高次機能障害	181
鋼線牽引	149
硬膜外血腫	176
硬膜外持続チューブ	160
硬膜外鎮痛法	52
肛門狭窄	209
絞扼性イレウス	99, 210
姑息的手術	26
骨粗鬆症	164
骨頭壊死	167
コッヘル鉗子	263
ゴム輪結紮療法	204
ゴリガーの臨床病期分類	203
根治的手術	26
コンビネーション法	214

さ

細気管支肺胞上皮癌	125
最大手術血液準備法	24
サイトカイン	102
視覚アナログスケール	51
持針器	265
自然気胸	121
持続牽引	149
湿潤療法	240
縦隔炎	138, 145
集学的鎮痛法	51
重症患者に対する急性期の栄養管理に関するガイドライン	55
主観的包括的評価	58
縮小手術	84
手術医療の実践ガイドライン	39, 61
手術血液準備量計算法	25
手術後の回復過程	41
手術侵襲	12, 18
手術創の汚染度	32, 64, 241
手術部位感染	28, 61, 240
手術野汚染の防止	64
術後回復力の強化	55
術後仮性糖尿病	35
術後管理	12
術後心房細動	137
術後の早期経腸栄養	55
術後腹腔出血・吻合部出血	89
術中迅速病理組織診断	107
準清潔手術（クラスⅡ）	64
消化管穿孔	105
小細胞肺癌	125
情報的ドレナージ	246
静脈血栓塞栓症のガイドライン	152
静脈鎮痛法	51
食道胃接合部癌	72
食道潰瘍	233
食道癌	68
食道癌診断・治療ガイドライン第3版	68
食道癌取扱い規約第10版	68
食道再建	72
除毛	159
シルビウス裂	190
神経因性膀胱	97
人工関節の弛緩	162
人工血管感染	138
人工肛門造設術	94, 107
人工膝関節全置換術	157
人工膝単顆置換術	156
人工心肺使用心停止下冠状動脈バイパス手術	141
伸縮包帯	254
心タンポナーデ	134, 138, 145
心嚢液貯留	138, 145
心拍動下冠状動脈バイパス手術	141
深部静脈血栓症	149, 152
深部切開創SSI	61, 62
膵液漏	89
髄膜刺激症状	187
数値評価スケール	51
スキントラクション	149
スクラブ法	29
頭痛	181
ステリクロン®液	245
ストッキネット	255
スパイナルドレナージ	191
スプリント	257
性機能障害	94
清潔手術（クラスⅠ）	64
清潔操作	32
脆弱性骨折	165
正常圧水頭症	193
生体反応	17, 41
整復操作	168
脊髄造影	173
石膏	258
鑷子	262
絶対安静	17
遷延癒合	153
前脛骨筋症候群	148
穿孔性虫垂炎	194
全身状態に関するアメリカ麻酔学会（ASA）分類	21
全身性炎症反応症候群	55, 97, 100
尖刃刀	250, 261
全身麻酔法	36

先制鎮痛	53	
尖足	258	
選択的神経根造影	173	
剪刀	262	
前頭側頭開頭	189	
前方アプローチ	213	
せん妄	169	
創外固定	148	
早期胃癌	83	
早期経腸栄養	44	
臓器・体腔SSI	61, 62	
早期離床	43, 46	
喪失輸液	220, 222, 223	
創傷治癒	41, 241	
創傷の分類	241	
相対的適応	26	
総胆管結石	113	
鼠径ヘルニア	210	
外回り看護師	29	

た

体液管理	38
体液区画	220
待機手術	26
体性痛	48, 49
大腿骨近位部骨折	165
大腿四頭筋訓練	155
大腸癌治療ガイドライン	90
大腸癌取扱い規約	90
大動脈解離	132
大動脈瘤	132
大伏在静脈	140
大網充填術	107
大網被覆術	107
たこつぼ心筋症	192
多剤カクテル注射	160
弾機穴	264
単純骨折	146
単純電解質剤	225
単純閉鎖	107

胆石症	111
胆嚢結石	112
弾力（弾性）包帯	254
中心静脈栄養法	44
虫垂切除術	194
超音波骨折治療法	153
腸管前処置	93
腸管免疫機能	55
腸閉塞	138
治療可能な認知症	180
治療的ドレナージ	246
鎮痛重視型鎮静	48
椎間板造影	173
対麻痺	132, 137, 138
定型手術	84
低酸素血症	169
テーピング	255
テーブルナイフ把持法	250
デノスマブ®	171
デブリドマン	252
転子部骨折	165
テンションフリー術式	210, 215
頭蓋内圧亢進症状	181
凍結療法	204
橈骨神経麻痺	149
橈骨動脈	141
動態撮影	173
疼痛管理	38
特別治療食	15
ドレーン	151
ドレッシングチェンジ	241

な

内胸動脈	140
内痔核	202
内視鏡下手術	172, 175
内視鏡的乳頭括約筋切開術	111
内視鏡的粘膜切除	83

内臓痛	48, 49
二次性の気胸	121
日常診療で推奨される治療法選択のアルゴリズム	82
ニボー	100
日本静脈経腸栄養学会	55
日本ヘルニア学会分類	211
脳血管攣縮	187
脳室ドレナージ	191
脳室腹腔短絡術	193
脳脊髄液	178
脳脊髄液ドレナージチューブ	132
脳分離体外循環	135
野口分類	125

は

バイオリン弓把持法	250
肺癌	125
排尿障害	94
バイパスグラフト機能不全	143
排便機能障害	94
廃用性障害	55
ハイリスク患者	25
バクテリアルトランスロケーション	55
はさみ	262
針	264
針刺し事故防止のCDCガイドライン	24
非吸収性縫合糸	267
腓骨神経麻痺	161
鼻出血	233
非小細胞肺癌	125
非侵襲的換気療法	46
ビスホスホネート	171
ヒビテン®液	245
表層切開創SSI	61, 62
病理診断	161

鼻翼・鼻中隔炎症・潰瘍 233	米国疾病管理予防センター（CDC）によるガイドライン 39	**や**
ピンセット 262		有鈎鑷子 262
フェノールアーモンドオイル 203, 204	米国静脈経腸栄養学会 55	幽門側胃切除術 84
フォルクマン拘縮 148	閉鎖式ドレナージ 247	幽門保存胃切除術 84
腹腔鏡下アプローチ 214	ベッド上安静 17	癒着性イレウス 99
腹腔鏡下手術 215	変形性膝関節症 155	腰椎椎間板ヘルニア 172
腹腔鏡下胆囊摘出術 111, 115	ペン・ホールディング法 251	ヨーロッパ静脈経腸栄養学会 55
腹腔鏡下虫垂切除術 199	縫合不全 89, 97	予防的抗菌薬 31, 64
複雑骨折 146	ポケット形成 209	予防的ドレナージ 246
腹部大動脈瘤 136	補助化学療法 97, 98	
腹膜前アプローチ 214	ポビドンヨード 30, 245	**ら**
不顕性骨折 165	ポリペクトミー 91	ラビング法 29
不全骨折 147		リスクファクター 15, 18
普通穴 264	**ま**	リスター鉗子 263
ブラ 120	末梢静脈栄養法 44	硫酸アルミニウムカリウム・タンニン酸水溶液 203, 204
ブレブ 120	慢性硬膜下血腫 180	良肢位 254
ブロック療法 175	無鈎鑷子 262	レーザー療法 204
吻合部狭窄 89	無傷針 264	
噴門側胃切除術 84	メーヨー剪刀 262	**わ**
米国医療安全ネットワーク 61	メス 261	ワタ包帯 255
	モスキート鉗子 263	

執筆者一覧

編　集

森田孝夫	元 奈良県立医科大学教育開発センター
東条　尚	奈良県立医科大学胸部・心臓血管外科学教室

執筆者（掲載順）

森田孝夫	元 奈良県立医科大学教育開発センター
岡村維摩	岡村記念クリニック／埼玉医科大学
辻　美隆	埼玉医科大学医学教育センター／総合医療センター消化管一般外科
東条　尚	奈良県立医科大学胸部・心臓血管外科学教室
多林伸起	奈良県立医科大学胸部・心臓血管外科学教室
若林真司	国立病院機構まつもと医療センター中信松本病院整形外科
中瀬裕之	奈良県立医科大学脳神経外科学教室
中川一郎	奈良県立医科大学脳神経外科学教室

◆ 編者紹介

森田孝夫（もりた　たかお）　元奈良県立医科大学教育開発センター教授，元日本医学教育学会理事

- 1977年　信州大学医学部卒
- 1986年　埼玉医科大学第二外科講師
- 2001年　埼玉医科大学医学教育学室助教授（同第二外科助教授兼担）
- 2004年　奈良県立医科大学医学教育センター教授（2010年退職）

専門は一般消化器外科，小児外科，医学教育．

一貫した大学勤務で，教育部門では主に臨床実習生，研修医の教育を担当し，「若き外科医」の育成に取り組んだ．日本で初めてとなる2カ月間の本格的な外科クリニカル・クラークシップを実施し，その取り組みが高く評価され1997年度日本医学教育賞を受賞した．

「教育学は実用の学である」をモットーに医学教育全般を教育理論から解析し，新しい医学教育システムの研究開発に取り組む一方，臨床研修指導医の養成にも力を入れている．

東条　尚（とうじょう　たかし）　奈良県立医科大学胸部・心臓血管外科准教授

- 1985年　奈良県立医科大学卒
- 2004年　奈良県立医科大学胸部・心臓血管外科講師
- 2006年　奈良県立医科大学胸部・心臓血管外科准教授

専門は呼吸器外科．早くから胸腔鏡手術に取り組んでおり，侵襲の少ない手術・痛くない手術を実現．肺気腫などの低肺機能症例に対する手術，進行肺癌・縦隔腫瘍に対する集学的治療も積極的に施行．気道狭窄に対するステント治療にも先駆的役割を果たしてきた．

本書は『入院から退院までの外科必修マニュアル』（2006年発行）に加筆修正を加えた改訂版です

研修医のための外科の周術期管理ズバリおまかせ！

『入院から退院までの外科必修マニュアル』として	
2006年 3月 1日　第1刷発行	
2009年 3月25日　第2刷発行	
『研修医のための外科の周術期管理 ズバリおまかせ！』へ改題	
2015年 7月 1日　第1刷発行	
2020年 3月25日　第3刷発行	

編　集	森田孝夫，東条　尚
発行人	一戸裕子
発行所	株式会社 羊 土 社
	〒101-0052
	東京都千代田区神田小川町2-5-1
	TEL　　 03（5282）1211
	FAX　　 03（5282）1212
	E-mail　eigyo@yodosha.co.jp
	URL　　www.yodosha.co.jp/
装　幀	Malpu Design（渡邉雄哉＋宮崎萌美）
カバーイラスト	秋葉あきこ
印刷所	広研印刷株式会社

© YODOSHA CO., LTD. 2015
Printed in Japan

ISBN978-4-7581-1773-9

本書に掲載する著作物の複製権，上映権，譲渡権，公衆送信権（送信可能化権を含む）は（株）羊土社が保有します．
本書を無断で複製する行為（コピー，スキャン，デジタルデータ化など）は，著作権法上での限られた例外（「私的使用のための複製」など）を除き禁じられています．研究活動，診療を含む業務上使用する目的で上記の行為を行うことは大学，病院，企業などにおける内部的な利用であっても，私的使用には該当せず，違法です．また私的使用のためであっても，代行業者等の第三者に依頼して上記の行為を行うことは違法となります．

JCOPY　＜（社）出版者著作権管理機構 委託出版物＞
本書の無断複写は著作権法上での例外を除き禁じられています．複写される場合は，そのつど事前に，（社）出版者著作権管理機構（TEL 03-5244-5088，FAX 03-5244-5089，e-mail：info@jcopy.or.jp）の許諾を得てください．

memo

羊土社のオススメ書籍

レジデントノート別冊
研修医になったら必ずこの手技を身につけてください。

消毒、注射、穿刺、気道管理、鎮静、エコーなどの方法を解剖とあわせて教えます

上嶋浩順，森本康裕／編

消毒，注射，採血，穿刺，気道管理，処置時の鎮静，エコー，除細動など，研修医がまず身につけたい手技について，現場のコツをお伝えします．最初に基本をしっかりおさえておくのが，できる研修医への近道です！

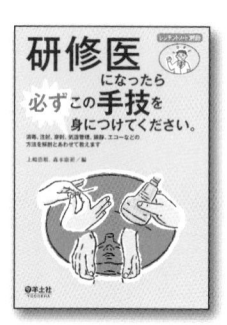

- 定価（本体3,800円＋税）　■ B5判
- 246頁　■ ISBN 978-4-7581-1808-8

研修医になったら必ず読んでください。

診療の基本と必須手技、臨床的思考法からプレゼン術まで

岸本暢将，岡田正人，徳田安春／著

心構えから，臨床的な考え方，患者さんとの接し方，病歴聴取・身体診察のコツ，必須手技，プレゼン術や学会発表まで〜臨床医として一人前になるために，これだけは知っておきたいエッセンスを達人が教えてくれます！

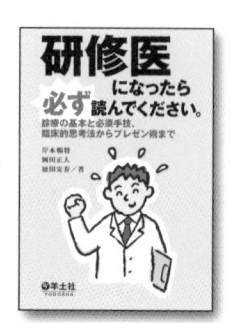

- 定価（本体3,000円＋税）　■ A5判
- 253頁　■ ISBN 978-4-7581-1748-7

教えて！救急 整形外科疾患のミカタ

初期診療の見逃し回避から適切なコンサルテーションまで

斉藤　究／編

救急外来で整形外科疾患に悩む研修医の強い味方！よく出会う外傷や見落としやすい疾患を網羅し，各疾患の診療における重要点が一目でわかって見逃しを回避できる！さらに，悩ましいコンサルの判断もこれでばっちり！

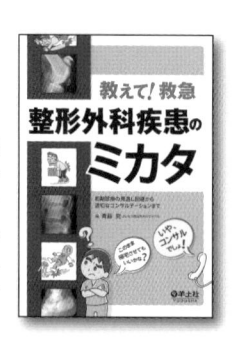

- 定価（本体4,300円＋税）　■ B5判
- 287頁　■ ISBN 978-4-7581-1759-3

ERでの創処置 縫合・治療のスタンダード 原著第4版

Alexander T. Trott／原著
岡 正二郎／監訳

創傷，裂傷，熱傷など，救急外来で出会うさまざまな軽症外傷について，初期対応や縫合法，アフターケアを平易な表現と豊富なイラストで解説．これが世界のスタンダード！【書籍購入特典】電子版を無料で閲覧できます

- 定価（本体10,000円＋税）　■ B5判
- 324頁　■ ISBN 978-4-7581-1856-9

発行　羊土社 YODOSHA
〒101-0052　東京都千代田区神田小川町2-5-1　TEL 03(5282)1211　FAX 03(5282)1212
E-mail：eigyo@yodosha.co.jp
URL：www.yodosha.co.jp/

ご注文は最寄りの書店，または小社営業部まで

羊土社のオススメ書籍

研修医のための 見える・わかる 外科手術

「どんな手術？ 何をするの？」
基本と手順がイラスト300点でイメージできる

畑 啓昭／編

研修で出会いうる50の外科手術について，初期研修医向けに解説した1冊！所要時間・出血量などの基本情報や手術の手順を，イラストを用いて噛みくだいて解説．これを読めば，手術がイメージできるようになる！

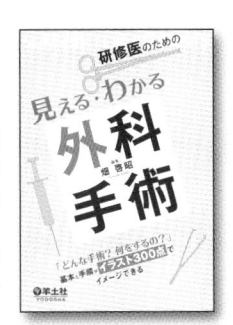

- 定価(本体4,200円+税) ■ A5判
- 367頁 ■ ISBN 978-4-7581-1780-7

研修医に絶対必要な 器具・器械 がわかる本。

使い方と使い分けマスターガイド

野村 悠，田中 拓，箕輪良行／編

同じような器具だけど，どう違う？どう使う？日常診療，救急，手術の現場でよく使う器具の特徴や，意外と知らない同じ用途の器具同士の違いと使い分けがよくわかる！研修医の手技上達の近道となる1冊！

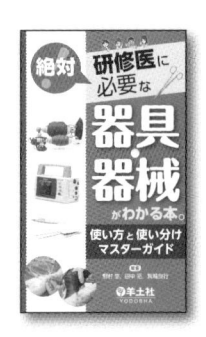

- 定価(本体2,900円+税) ■ B6変型判
- 237頁 ■ ISBN 978-4-7581-1775-3

ステップ ビヨンド レジデント シリーズ　林 寛之／著　■B5判

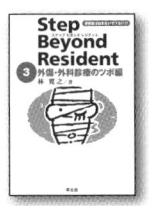

3 外傷・外科診療のツボ編

愛の指導はまだまだ続く！研修医指導虎の巻「Step Beyond Resident」の単行本化第3弾！！各種外傷・救急ガイドラインを上級医にふさわしく臨機応変に使いこなすためのワザを伝授します．

- 定価(本体4,300円+税) ■ 214頁 ■ ISBN 978-4-7581-0608-5

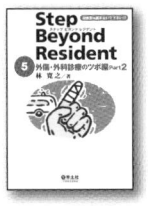

5 外傷・外科診療のツボ編 Part2

ルーチンにとらわれないで自分の頭を使いましょ！研修医指導虎の巻「Step Beyond Resident」第5弾！重症外傷からギックリ腰まで，臨機応変にきちんと患者を診られる最新知見＆コツが満載．

- 定価(本体4,300円+税) ■ 220頁 ■ ISBN 978-4-7581-0653-5

1 救急診療のキホン編
- 定価(本体4,300円+税) ■ 244頁 ■ ISBN 978-4-7581-0606-1

2 救急で必ず出合う疾患編
- 定価(本体4,300円+税) ■ 238頁 ■ ISBN 978-4-7581-0607-8

4 救急で必ず出合う疾患編 Part 2
- 定価(本体4,300円+税) ■ 222頁 ■ ISBN 978-4-7581-0645-0

6 救急で必ず出合う疾患編 Part 3
- 定価(本体4,300円+税) ■ 222頁 ■ ISBN 978-4-7581-0698-6

7 救急診療のキホン編 Part2
- 定価(本体4,300円+税) ■ 248頁 ■ ISBN 978-4-7581-1750-0

発行　羊土社 YODOSHA　〒101-0052　東京都千代田区神田小川町2-5-1　TEL 03(5282)1211　FAX 03(5282)1212
E-mail：eigyo@yodosha.co.jp
URL：www.yodosha.co.jp/

ご注文は最寄りの書店，または小社営業部まで

レジデントノート

プライマリケアと救急を中心とした総合誌

月刊 毎月1日発行　B5判　定価（本体2,000円＋税）

日常診療を徹底サポート！

医療現場での実践に役立つ
研修医のための必読誌！

特徴
1. 医師となって**最初に必要となる"基本"や"困ること"**をとりあげ、ていねいに解説！
2. **画像診断、手技、薬の使い方**など、すぐに使える内容！日常の疑問を解決できる
3. 先輩の経験や進路選択に役立つ情報も読める！

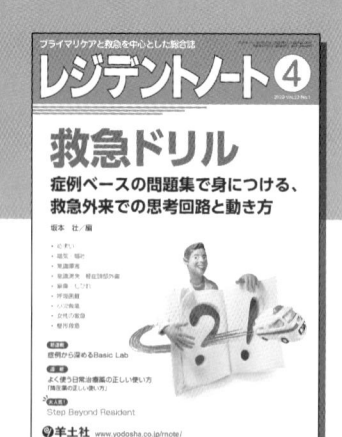

研修医指導にも役立つ！

詳細はコチラ ▶ www.yodosha.co.jp/rnote/

□ 年間定期購読料（国内送料サービス）
- 通常号（月刊）　　　　　　　　　：定価（本体24,000円＋税）
- 通常号（月刊）＋WEB版（月刊）　：定価（本体27,600円＋税）
- 通常号（月刊）＋増刊　　　　　　：定価（本体52,200円＋税）
- 通常号（月刊）＋WEB版（月刊）＋増刊：定価（本体55,800円＋税）

増刊 レジデントノート
1つのテーマをより広くより深く

□ 年6冊発行　　□ B5判

レジデントノート Vol.21 No.17 増刊
骨折を救急で見逃さない！
難易度別の症例画像で上がる診断力
小淵岳恒／著　　定価（本体4,700円＋税）

レジデントノート Vol.21 No.14 増刊
集中治療の基本、まずはここから！
臓器別の評価のしかたと重症患者管理のポイントがわかる
瀬尾龍太郎／編　　定価（本体4,700円＋税）

レジデントノート Vol.21 No.11 増刊
臨床写真図鑑ーコモンな疾患編　集まれ！よくみる疾患の注目所見
あらゆる科で役立つ、知識・経験・着眼点をシェアする81症例
忽那賢志／編　　定価（本体4,700円＋税）

発行　羊土社　YODOSHA
〒101-0052　東京都千代田区神田小川町2-5-1　TEL 03(5282)1211　FAX 03(5282)1212
E-mail：eigyo@yodosha.co.jp
URL：www.yodosha.co.jp/

ご注文は最寄りの書店、または小社営業部まで

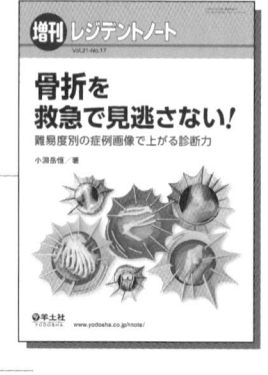